W0268036

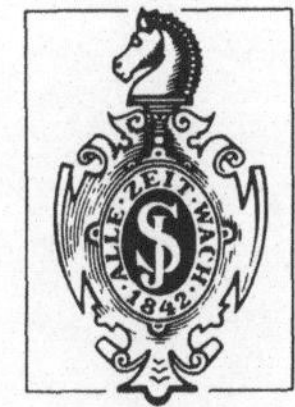
ALLE ZEIT WACH
1842

Ralf H. Gahr (Hrsg.)

Entwicklungen in der Unfallchirurgie

Rückblick – Ausblick

3. Dortmunder Unfall-Chirurgie-Tagung

Mit 210 Abbildungen und 51 Tabellen

Springer-Verlag
Berlin Heidelberg New York
London Paris Tokyo
Hong Kong Barcelona
Budapest

Dr. med. Ralf H. Gahr

Chefarzt der Klinik für Unfall- und
Wiederherstellungschirurgie
am Städtischen Klinikum St. Georg
Delitzscher Straße 141

04129 Leipzig

ISBN-13: 978-3-540-56743-1 e-ISBN-13: 978-3-642-78246-6
DOI: 10.1007/ 978-3-642-78246-6

Die Deutsche Bibliothek – CIP-Einheitsaufnahme. Entwicklungen in der Unfallchirurgie: Rückblicke – Ausblicke; mit 51 Tabellen / 3. Dortmunder Unfallchirurgie-Tagung. Ralf H. Gahr (Hrsg.) – Berlin; Heidelberg; New York; London; Paris; Tokyo; Hong Kong; Barcelona; Budapest: Springer, 1993
NE: Gahr, Ralf H. [Hrsg.]; Dortmunder Unfallchirurgie-Tagung <03, 1993>

Reproduktionen der Abbildungen: Gustav Dreher GmbH, Stuttgart
Satz: RTS, Wiesenbach
Druck und Bindearbeiten: Beltz, Hemsbach
24/3130 – 543210 – Gedruckt auf säurefreiem Papier

Vorwort

> Geheimnisvoll am lichten Tag
> Läßt sich Natur des Schleiers nicht berauben,
> Und was sie deinem Geist nicht offenbaren mag,
> Das zwingst du ihr nicht ab mit Hebeln und mit Schrauben.
>
> J.W.v. Goethe, Faust I, 672–75

Anlaß für die diesjährige Veranstaltung ist der 65. Geburtstag unseres verehrten Chefs, Herrn Dr. G. Kramer, der seit mehr als 35 Jahren an der Unfall- und Chirurgischen Klinik der Städtischen Kliniken Dortmund tätig ist und in dieser Zeit die stürmische Entwicklung der Unfallchirurgie miterlebt und mitgeprägt hat.

Leitgedanke der Tagung ist daher auch der Versuch, verschiedene Teilaspekte der Unfallchirurgie im Kontext der historischen Entwicklung darzustellen, den heutigen Standard zu definieren und Ansatzpunkte für die weitere Forschung zu skizzieren.

Fünf Themenbereiche machen den Fortschritt der letzten Jahre besonders deutlich. Weiterentwickelte Biomaterialien und Implantate, neue Erkenntnisse über pathophysiologische Vorgänge im Rahmen des traumatischen Schocks – z. B. beim polytraumatisierten und beim schwerstbrandverletzten Patienten – oder im Rahmen der Wundheilung, sowie die zunehmende Verbreitung mikrochirurgischer Techniken haben die Möglichkeiten unfallchirurgischen Arbeitens richtungsweisend erweitert und lassen auf weitere Innovationen in der nahen Zukunft hoffen.

Dortmund/Leipzig
Juni 1993

R. H. Gahr

Inhaltsverzeichnis

Teil I. Rekonstruktive Knochen- und Weichteilchirurgie

Rekonstruktive Knochen- und Weichteilchirurgie nach Extremitätenverletzung im Spiegel der letzten 30 Jahre – Entwicklungstendenzen
L.Kinzl und W. Fleischmann 3

Rekonstruktive Gesichtschirurgie nach Verletzungen im Spiegel der letzten 30 Jahre – Entwicklungstendenzen
R. Maerker 11

Ortsständige Gewebelappen in der Behandlung traumatischer Weichteilschäden
R. Neugebauer 17

Deckung von Unterschenkeldefekten mit mikrochirurgischen Lappentransplantaten
G. Germann 30

Die operative Behandlung von Dekubitalulzera
U. Bötel 38

Aktueller Stand in der Behandlung osteochondraler Schäden
H. G. Laprell 46

Rekonstruktion des vorderen Kreuzbandes mittels kunststoffaugmentierter gedoppelter Semitendinosussehne
U. Schneider-May 53

Hydroxylapatitkeramik zum subchondralen Knochenersatz – Eine tierexperimentelle polarisationsoptische Studie
N. M. Meenen und M. Dallek 60

Teil II. Die präklinische und klinische Erstversorgung Polytraumatisierter und Schwerstbrandverletzter

Unfallrettung im Spiegel der letzten 30 Jahre – Entwicklungstendenzen
H. Tscherne und C. J. Kant 67

Präklinische Brandverletztenversorgung im Spiegel der letzten 30 Jahre – Entwicklungstendenzen
G. Zellweger ... 72

Die Bedeutung biochemischer Faktoren des traumatisch-hämorrhagischen Schocks für die Erstversorgung Schwerverletzter
D. Nast-Kolb ... 76

Klinische Erstversorgungsstrategie bei Brandverletzungen
P. Müller-Lange ... 86

Der Stellenwert des Thoraxtraumas beim Schwerverletzten
P. Hoffmann ... 89

Bedeutung des Thoraxtraumas
G. Irlich ... 97

Der Stellenwert des Oberschenkel- und Beckentraumas beim Schwerverletzten
W. Fleischmann, W. Strecker und L. Kinzl ... 102

Diagnostik und Erstversorgung bei Beckenfrakturen
H.-U. Langendorff ... 105

Besonderheiten beim polytraumatisierten Kind
H. Meier ... 112

Teil III. Endoprothetische Verfahren in der Unfallchirurgie

Endoprothetischer Hüftgelenkersatz in der Traumatologie im Spiegel der letzten 30 Jahre – Entwicklungstendenzen
G. Hierholzer und G. Böhmer ... 121

Differenzierte Indikationsstellung zum primären Kniegelenkersatz nach Trauma
C. Lütten und A. Benthien ... 128

Differenzierte Indikation zum primären Hüftgelenkersatz
F. Henning ... 138

Differenzierte Indikationsstellung zum primären Schultergelenkersatz nach Trauma
Th. Pfeifer ... 141

Der Stellenwert der intrafemoralen Druckerhöhung für die sog. Fettembolie
Chr. Ulrich ... 144

Wandel und Ergebnisse der endoprothetischen Versorgung hüftgelenknaher Oberschenkelfrakturen von 1970 bis 1991
W. Stock, W. Schwenk und S. Krebs 149

Tierexperimentelle und klinische Ergebnisse mit der Hohlraumschafthüftendoprothese
B. Rischke 157

Teil IV. Gewebeersatz – Biomaterialien in der Unfallchirurgie

Der Ersatz verlorenen Knochengewebes durch Fremdmaterialien – Entwicklungstendenzen
A. Dávid, G. Muhr und M. P. Hahn 167

Resorbierbares Schrauben- und Bandersatzmaterial im Spiegel der letzten 10 Jahre – Entwicklungstendenzen
H. J. Helling und K. E. Rehm 176

Bioresorbierbare Schrauben: Möglichkeiten und Grenzen bioresorbierbarer Osteosynthesen
H. Gerngroß und H. P. Becker 188

Bioresorbierbare Pins in der Behandlung distaler Radiusfrakturen
R. Hoffmann 191

Osteosynthese bei Sprunggelenkfrakturen – eine prospektiv randomisierte Studie – AO gegen Biofix® – mit funktioneller Nachbehandlung
J. Stötzer und W. Ruf 198

Kultivierte Keratinozyten in einer Fibrinklebermatrix zur Deckung von Verbrennungswunden
G. B. Stark, J. Kopp und H. W. Kaiser 206

Gentamycin-Kollagen in der Behandlung infizierter Knochen- und Weichteilschäden
P. Eckert 214

Biomechanische Untersuchungen zur Einheilung einer augmentierten Hydroxylapatitkeramik in einen Tibiasegmentdefekt beim Schaf
B. Wippermann, P. Junge, H. Zwipp und H. Tscherne 219

Anwendung der Hydroxylapatitkeramik Endobon® – ein Erfahrungsbericht (1991–1993)
L. Pohl, U. Brehsan und W. Senst 223

Teil V. Intramedulläre Osteosynthesen

Intramedulläre Osteosyntheseverfahren im Spiegel der letzten 30 Jahre – Entwicklungstendenzen
E. Brug ... 231

Grenzen der intramedullären Osteosyntheseverfahren
H.-W. Stedtfeld ... 237

Erfahrungen mit dem Gammanagel in der Behandlung der proximalen Oberschenkelfrakturen
T. Gelis ... 247

Probleme und Komplikationen bei der Osteosynthese mit dem Gammanagel und ihre Bewältigung
L. Schroeder und R. Müller ... 253

Der Stellenwert der Bündelnagelung
S. Winckler ... 255

Experimentelle Untersuchungen zur Knochenheilung nach unterschiedlichen Techniken der Verriegelungsnagelung
M. Runkel ... 265

Biologische Osteosynthese langer Röhrenknochen durch die Endo-Helix
R. Labitzke ... 270

Die intramedulläre Schienung von Frakturen im Wachstumsalter
H.W. Keller und K. E. Rehm ... 273

Die Behandlung von Komplikationen nach intramedullärer Osteosynthese
R. Schnettler und K. Klemm ... 278

Mitarbeiterverzeichnis

Dr. U. Bötel
BG-Krankenanstalten,
„Bergmannsheil Bochum“ Universitätsklinik,
Gilsingstr. 14, 44789 Bochum

Prof. Dr. E. Brug
Klinik für Unfall- und Handchirurgie,
Universität Münster,
Jungeblodtplatz 1, 48149 Münster

PD Dr. A. Dávid
BG-Krankenanstalten,
„Bergmannsheil Bochum“, Universitätsklinik,
Gilsingstr. 14, 44789 Bochum

Prof. Dr. P. Eckert
Plast.-Chir. Abteilung,
Univ.-Kliniken im Luitpoldkrankenhaus,
Josef-Schneider Str. 2, 97080 Würzburg

Dr. W. Fleischmann
Abteilung für Unfallchirurgie,
Chirurgische Universitätsklinik,
Steinhövelstr. 9, 89075 Ulm

Dr. T. Gelis
Unfallchirurgische Abteilung,
Allgemein. Krankenhaus Hagen,
Grünstr. 35, 58095 Hagen

PD Dr. G. Germann
BG-Krankenanstalten,
„Bergmannsheil Bochum“, Universitätsklinik,
Gilsingstr. 14, 44789 Bochum

PD Dr. H. Gerngroß
BWK Ulm, Abteilung II Chirurgie,
Oberer Eselsberg 40, 89081 Ulm

Dr. H.J. Helling
Klinik und Poliklinik für Unfallchirurgie
der Universität Köln,
Joseph-Stelzmann-Str. 9, 50931 Köln

PD Dr. F. Henning
Abteilung für Unfallchirurgie, AK Altona,
Paul-Ehrlich-Str. 1, 22763 Hamburg

Prof. Dr. G. Hierholzer
BG-Unfallklinik Duisburg-Buchholz,
Großenbaumer Allee 250, 47249 Duisburg

Dr. P. Hoffmann
Abteilung für Anästhesiologie, AK Barmbek,
Rübenkamp 148, 22307 Hamburg

Dr. R. Hoffmann
Universitätsklinikum Rudolf Virchow,
Augustenburger Platz 1, 13353 Berlin

Dr. G. Irlich
Klinik Ambrock,
Ambrocker Weg 60, 58091 Hagen

PD Dr. H.W. Keller
Klinik & Poliklinik für Chirurgie,
Joseph-Stelzmann-Str. 9, 50931 Köln

Prof. Dr. L. Kinzl
Abteilung für Unfallchirurgie,
Chirurgische Universitätsklinik,
Steinhövelstr. 9, 89075 Ulm

Prof. Dr. R. Labitzke
Chirurgische Klinik der Univ. Witten
am Ev. Krankenhaus Schwerte,
Schützenstr. 9, 58239 Schwerte

Prof. Dr. H.U. Langendorff
Abt. f. Unfall-, Hand- und
Wiederherstellungschirurgie,
Universitätskrankenhaus Eppendorf,
Martinistr. 52, 20251 Hamburg

Dr. H.G. Laprell
Lubinus-Klinik,
Steenbeker Weg 25, 24106 Kiel

PD Dr. C. Lütten
Parkklinik Mannhagen,
Sieker Landstr. 19, 22927 Großhansdorf

Prof. Dr. R. Maerker
Klinik für MKG-Chirurgie,
Städt. Kliniken Dortmund,
Münsterstr. 240, 44145 Dortmund

Dr. N. M. Meenen
Abt. f. Unfall-, Hand- und Wiederherstellungschirurgie,
Universitätskrankenhaus Eppendorf,
Martinistr. 52, 20251 Hamburg

Prof. Dr. H. Meier,
Klinik für Kinderchirurgie
am Ev. Krankenhaus Oberhausen,
Virchowstr. 20, 46047 Oberhausen

Dr. P. Müller-Lange
Unfallklinik, Städt. Kliniken Dortmund,
Münsterstr. 240, 44145 Dortmund

PD Dr. D. Nast-Kolb
Chirurg. Klinik Innenstadt, LMU München,
Nußbaumstr. 20, 80336 München

Prof. Dr. R. Neugebauer
Unfallchir. Klinik,
Krankenhaus der Barmherzigen Brüder,
Prüfeninger Str. 86, 93049 Regensburg

Dr. Th. Pfeifer
Chirurgische Klinik,
Kliniken der Stadt Köln,
Ostmerheimer Str. 200, 51107 Köln

DM L. Pohl
Klinikum Frankfurt,
Müllroser Chaussee 7,
15236 Frankfurt-Markendorf

Dr. B. Rischke
Unfallchirurgische Abteilung,
KKH Pinneberg,
Fahltskamp 74, 25421 Pinneberg

Dr. M. Runkel
Johannes Gutenberg-Universität Mainz,
Klinik u. Poliklinik für Unfallchirurgie,
Langenbeckstr. 1, 55131 Mainz

Dr. U. Schneider-May
Chirurgische Abteilung,
Ev. Krankenhaus Dortmund-Lütgendortmund,
Volksgartenstr. 40, 44388 Dortmund

Dr. Dr. R. Schnettler
BG Unfallklinik, Friedberger Landstr. 430,
60389 Frankfurt/Main 60

PD Dr. L. Schroeder
Martin-Luther-Krankenhaus,
Lutherstr. 22, 24837 Schleswig

PD Dr. G.B. Stark
Klinik für Plastische Chirurgie,
Wiederherstellungschirurgie und
Handchirurgie,
Schwerstverbranntenzentrum,
Kliniken der Stadt Köln,
Ostmerheimer Straße 200,
51107 Köln

PD Dr. H.-W. Stedtfeld
Klinikum Nürnberg Zentrum Chirurgie,
Unfallchirurgische Klinik,
Flurstr. 17, 90491 Nürnberg

Prof. Dr. W. Stock
Chirurgische Abteilung, Marien-Hospital,
Rochusstr. 2, 40479 Düsseldorf

J. Stötzer
Gevelsberger Str. 65,
45549 Sprockhövel

Prof. Dr. H. Tscherne
Medizinische Hochschule Hannover,
Unfallchirurgische Klinik,
Konstanty-Gutschow-Str. 8,
30625 Hannover

PD Dr. Chr. Ulrich
Unfallchirurgische Klinik,
Klinik am Eichert,
Eichertstr., 73035 Göppingen

PD Dr. S. Winckler
Klinik für Unfall- und Handchirurgie,
Universität Münster,
Jungeblodtplatz 1, 48149 Münster

Dr. B. Wippermann
Medizinische Hochschule Hannover,
Unfallchirurgische Klinik,
Konstanty-Gutschow-Str. 8,
30625 Hannover

PD Dr. G. Zellweger
Universitätsspital Zürich, Dept. Chirurgie,
Rämistr. 100, CH-8091 Schweiz

Teil I
Rekonstruktive Knochen- und Weichteilchirurgie

Rekonstruktive Knochen- und Weichteilchirurgie nach Extremitätenverletzung im Spiegel der letzten 30 Jahre – Entwicklungstendenzen

L.Kinzl und W. Fleischmann

Einleitung und Historie

Die Geschichte rekonstruktiver Knochenbruchbehandlung ist untrennbar mit den Fortschritten der allgemeinen Wundbehandlung und Asepsis verbunden.

Konzentrierten sich die therapeutischen Bemühungen bis zur Jahrhundertwende auf den Lebenserhalt, vornehmlich durch ablative Extremitäteneingriffe, so reduzierte das sich während der beiden Weltkriege durchsetzende Wunddébridement die Amputationsrate entscheidend.

Mit Einführung und Verbreitung der Antibiotika wurde der bis dahin gefürchtete schwere Infekt mit seinem vitalen Risiko beherrschbarer, wobei allerdings oft durch die rein konservative Frakturbehandlung fistelnde Osteitiden und/oder Pseudarthrosen mit nachfolgender Invalidität zurückblieben.

Beeinflußt durch

- die Pauwelssche Hypothese, daß Scherkräfte durch Mikrobewegungen die Frakturheilung be- bzw. verhindern,
- die Erkenntnis, daß effektive Frakturstabilisation die wesentliche Voraussetzung für die Sanierung von Weichteilen darstellt sowie
- die Entwicklung verschiedenster Osteosyntheseformen

ergaben sich günstige Einflußnahmen auf das Schicksal der betroffenen Patienten.

Im Zuge der Erfolge operativer Frakturbehandlung begann seit Anfang der 60er Jahre eine Phase des Funktionserhaltes selbst bei schwersten Extremitätenverletzungen, die einmal charakterisiert waren durch Implantatweiterentwicklungen und neue Implantationstechniken, andererseits aber auch durch die grundlegende Erforschung pathophysiologischer Vorgänge von Weichteil- und Knochenverletzungen sowie die Bemühungen, den neuzeitlichen Patientenansprüchen mit ihrer hohen Erwartungshaltung gerecht zu werden.

Selbst nach extremen Schädigungen fordert der Verletzte heute nicht nur deren störungsfreie Heilung, sondern beansprucht, oft sogar juristisch gestützt, die funktionell vollwertig wiederhergestellte Extremität.

Vor diesem Hintergrund werden derzeit leider oft mit differenziertesten teueren und langwierigen Behandlungsmethoden schwerst traumatisierte Extremitäten zu erhalten versucht, um dann letztlich in einer sekundären Amputation zu münden oder bei Polytraumatisierten den letalen Ausgang zu begünstigen, ein Umstand, den Hansen vor kurzem folgendermaßen kommentierte [7]:

„Die Sinnlosigkeit des Extremitätenerhaltes bestimmter Formen von Unterschenkelfrakturen wird in den letzten Jahren zunehmend deutlich...

Die Entscheidung, solche Extremitäten zu erhalten, ist ein falscher Dienst...

Mit den differenzierten Stabilisierungsmethoden denken zwar viele, jede Extremität könne erhalten werden...

doch erscheint das Endergebnis oft marginal oder sogar schlechter als nach einer Amputation...

Das Leben dieser Betroffenen verändere sich oft dramatisch, sie seien demoralisiert, geschieden und zerstört."

Aktuelle chirurgische Aufgabe muß es daher sein, klare, präzise und akzeptable Kriterien zu erarbeiten, welche schwerste Extremitätenverletzungen bezüglich ihrer Prognose beurteilbar machen.

Pathophysiologie des kombinierten Knochen-Weichteil-Schadens

Entsprechend der einwirkenden kinetischen Energie $E = \frac{m}{2} \cdot v^2$ entstehen am Bewegungsapparat Schädigungen, die neben ossären Strukturen v. a. den Weichteilmantel betreffen.

Als Reaktion führt das Gewebetrauma zur Freisetzung einer Vielzahl von Mediatoren, deren Funktion zum einen in der Blutstillung und zum anderen in der Infektabwehr liegen.

Glukokortikoide, Katecholamine und aus Thrombozyten freigesetzte Amine wirken vasokonstriktorisch und verschließen einerseits zusammen mit aggregierten Plättchen läsionierte Gefäße, führen aber andererseits im traumatisierten Gewebe belastend zu lokaler Hypoxie und Azidose.

Die parallel einhergehende Invasion von Makrophagen in das Wundgebiet dient der Hemmung und Abtötung eingedrungener Bakterien sowie der Beseitigung geschädigter oder zerstörter Zellentrümmer.

Da diese Abbauvorgänge auf aeroben aktiven Stoffwechselleistungen der Makrophagen beruhen, potenziert sich zwangsläufig die lokale Hypoxie, was zusammen nach Ausschüttung weiterer vielfältiger Entzündungsmediatoren rasch die ka-

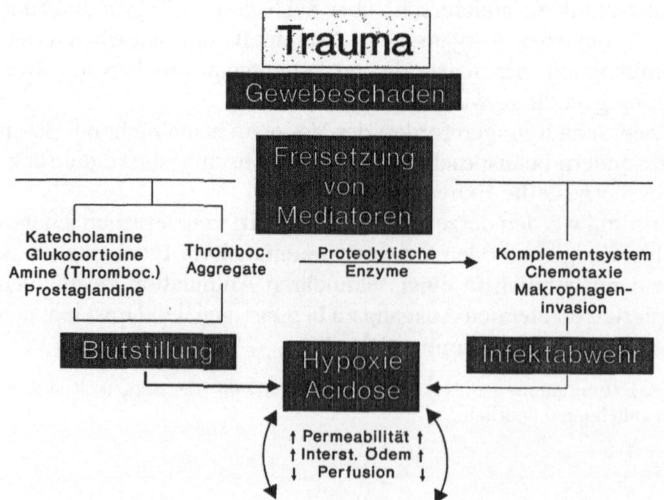

Abb. 1. Pathophysiologie des Weichteilschadens

pilläre Permeabilität stört, ein interstitielles Ödem induziert und über eine Gewebinnendrucksteigerung Gefäße und Nerven komprimiert (Abb.1) [2].

Sämtliche dargestellten Pathomechanismen begünstigen bei verletzungsbedingter exogener Kontamination den Anstieg der Infektrate im traumatisierten Gewebe. Zudem hat die Phagozytose-Aufnahmekapazität der Makrophagen zeitlich wie quantitativ als begrenzt zu gelten, was bei einem Zuviel an nekrotischem Gewebe deren antimikrobielle Abwehr deutlich vermindert [9].

Als rationaler Therapieansatz muß sich daraus die Forderung nach einem radikalen Débridement unter strikter Einhaltung zeitlicher Limits ergeben.

Die Beurteilung der Verletzungsschwere erfordert allerdings vom behandelnden Chirurgen ein hohes Maß an Erfahrung und die Berücksichtigung weiterer Einflußgrößen, wie

- Frakturmechanismus
- Frakturart,
- Ausmaß der Kontamination sowie
- Schwere des Weichteilschadens.

Klassifikation

Frühzeitig ergab sich daher die Notwendigkeit, Verletzungsklassifikationen zu konzipieren, um therapeutische wie prognostische Probleme besser bewältigen zu können.

Die anfänglich gebräuchlichen Einteilungen ließen allerdings die erwähnten Einflußgrößen weitgehend unberücksichtigt.

So wurde nach Allgöwer [1] Ende der 60er Jahre die offene Fraktur eingestuft in Brüche 1., 2. und 3. Grades.

Bei erstgradig offenen Frakturen durchspießten Frakturfragmente Haut und Weichteile, die zweitgradig offene Fraktur beinhaltete mehr oder weniger stark ausgeprägte Gewebekontusionen, und die drittgradig offene Fraktur zeichnete sich aus durch ausgedehnte Zerstörung von Haut, Muskeln, Gefäßen, Nerven und Sehnen.

Gustilo u. Anderson [6] klassifizierten 1976 wiederum in 3 Schweregrade wobei das Ausmaß der Hautverletzung zugrundegelegt wurde.

Grad I umfaßte eine offene Fraktur mit einer Wunde, die kleiner als 1 cm war, Grad II beschrieb Frakturen mit ausgedehnteren Hautverletzungen, die allerdings keine zusätzlichen Weichteilschädigungen aufwiesen. Die Grad-III-Frakturen beinhalteten alle offenen Segmentfrakturen sowie Brüche mit ausgedehntem Weichteilschaden oder einer traumatischen Amputation.

1982 haben dann Tscherne u. Oestern nach Auswertung von mehr als 1000 offenen Frakturen ihr Einteilungsschema von offenen und geschlossenen Frakturen in 4 Schweregraden vorgestellt und dieses in der Folge zu einem umfassenden Scoresystem weiterentwickelt.

So berücksichtigt diese Fracture scale heute jede Einzelverletzung des Extremitätenschadens in Abhängigkeit ihrer Bedeutung. Im einzelnen werden bewertet: der Frakturtyp nach der AO-Klassifikation, die Weichteile, die Durchblutung, der Nervenschaden, das Kompartmentsyndrom, der Kontaminationsgrad sowie in bestimmten Fällen der Zeitfaktor (Tabelle 1)

Tabelle 1. Hannover Fracture Scale

Grad	Haut (offen +)	Weichteilschaden	Fakturtyp	Kontamination
O I	+	+	+ – ++	+
O II	+	++	+ – +++	++
O III	+	+++	+ – +++	+++
O IV	+	+++	+ – +++	+ – +++
G O	–	–	+	–
G I	–	+	+ – ++	–
G II	–	++	+ – +++	–
G III	–	+++	+ – +++	(+)

leicht +, mittel ++, stark +++

Behandlungsprinzipien

Die sich stetig verbessernde Quantifizierbarkeit von Knochen- und Weichteilschädigungen verlief parallel zu einer Standardisierung und optimierung des therapeutischen Managements offener Frakturen.

Nach Maatz et al [8] bestand 1963 noch das Ziel in der vorrangigen Umwandlung des offenen Bruches in einen geschlossenen durch schnellstmöglichen Wundverschluß. Unter dem Aspekt potentieller Kontamination forderten sie, „der Fraktur die größtmögliche Ruhe zukommen zu lassen".

„So verlangen offene Schaftfrakturen, welche geschlossen mit einem Streckverband allein ausreichend versorgt wären, der zusätzlichen Ruhigstellung im Gipsverband. Osteosynthesen kämen nur dann zum Einsatz, wenn sie sich durch besondere Stabilität auszeichneten."

Im Gegensatz hierzu ist unser heutiges Vorgehen vorrangig auf die Bedürfnisse des Weichteilschadens ausgerichtet, wobei behandlungstaktisch die primäre von einer sekundären, mehr rekonstruktiv ausgelegten Behandlungsphase abzugrenzen ist (Tabelle 2).

Die mittlerweile obligatorischen Maßnahmen zur Infektprophylaxe am Unfallort bestehen in sofortiger Frakturreposition zur Sicherstellung der lokalen Durchblutung und der unverzüglichen Wundabdeckung mit sterilem Verband.

Antibiotikagabe und Tetanusprophylaxe sind anzuschließen.

Die endgültige Inspektion der Wunde erfolgt unter aseptischen Kautelen nach Narkoseeinleitung im Operationssaal.

Die Keimzahlreduktion in der Wunde erfordert ein ausgedehntes, sorgfältiges Débridement an Weichteilen wie Knochen unter großzügiger Verwendung von Spülflüssigkeit.

Bei zweifelhafter Vitalität zurückbleibenden Gewebes ist die Revision als „second look" für die nachfolgenden Tage einzuplanen.

Nach Abschluß der primären Wundausschneidung werden alle Instrumente abgegeben, die Operationskleidung gewechselt und das Operationsfeld erneut abgewaschen und steril abgedeckt.

Erst danach erfolgt die Frakturstabilisation, deren günstiger Einfluß auf die Heilungsbedingungen an schwerst geschädigten Weichteilen schon sehr früh allgemeine Akzeptanz fand.

Tabelle 2. Phasen der Weichteilbehandlung

Phase	Stufe	Maßnahmen	Tendenz
Primär	• lebenserhaltende Maßnahmen		
	• Verletzungs-klassifizierung	Weichteile knöcherner Status Gefäßstatus neurol. Status	
	• Débridement	Primär radikal evtl. second look prophyl. Antibiotika	
	• Stabilisierung des Knochens	(intern) – extern bio – logisch	MN unaufgebohrt (Ring Fixateur)
	• Hautverschluß	primär freier Transfer Verzögert synth. Hautersatz Vakuumversiegelung	
Sekundär	• Weichteil rekonstruktion	Sekundärnaht Meshgraft lokale Lappen freier Gewebetransfer	
	• knöcherne Rekonstruktion	Spongiosatranspl. Segment Transfer	
	• frühfunktionelle Nachbehandlung		

Daß sich hingegen die mechanischen Bedingungen einer Osteosynthese den biologischen Erfordernissen einer Fraktur (Fragmentvitalität!) unterzuordnen haben, war erstaunlicherweise eine relativ späte Erkenntnis und findet neuerdings ihren Niederschlag im Konzept der „biologischen Osteosynthese" [3].

In Abhängigkeit von Bruchlokalisation und Weichteilschaden haben sich unterschiedliche Stabilisierungsverfahren etabliert (Tabelle 3) wobei derzeit nicht das rein doktrinäre Vorgehen dominiert, sondern die dem Einzelfall angepaßte Flexibilität.

Durch Reposition und Retention dislozierter Frakturen gelingt es meist, eine Verbesserung der kompressionsbedingten Perfusionsstörung zu erreichen. Der progrediente ischämische Gewebeuntergang wird gestoppt und die hämatogen vermittelte immunologische Abwehrkraft wiederhergestellt.

Das nach Débridement und Frakturstabilisation bestehende therapeutische Dilemma ergibt sich oft bei der Weiterbehandlung der kontusionsgeschädigten und aufgequollenen Weichteile bzw. ausgedehnten Weichteildefekten.

Je nach Schädigungsausmaß hat man sich zu entscheiden für
- den primären Wundverschluß,
- den lokalen oder freien Lappentransfer bzw.
- die offene Wundbehandlung.

Tabelle 3. Stabilisierungsverfahren. Lokalisation – Weichteilschaden

<table>
<tr><th></th><th>Femur</th><th>Tibia</th><th>Humerus</th><th>Unterarm</th></tr>
<tr><td>Fr. OI</td><td rowspan="2">VMN
(Platte)
(Plattenfixateur)</td><td>MN
VMN
Platte
Fix. externe</td><td rowspan="2">Platte VMN</td><td>Platte
(intramed. elast.
Nägel)</td></tr>
<tr><td>FR. OII</td><td rowspan="2">unaufgebohrter
MN

Fix. externe</td><td rowspan="2">Fix. externe
Ringfixateur</td></tr>
<tr><td>FR. OIII</td><td>unaufgebohrter
MN
Fix. externe
Ringfiateur
(Platte)</td><td>Fix. externe
(Ringfixatuer)</td></tr>
</table>

Der primäre Wundverschluß kann nur zulässig sein, wenn vitale Weichteile vorliegen und die Wunde spannungsfrei unter Mitberücksichtigung der postoperativen Schwellung verschlossen werden kann.

Sind diese Kriterien nicht erfüllt, so wird in der Regel der verzögerte Wundverschluß unabdingbar oder aber die an hochspezialisierten Zentren mit großem Aufwand betriebenen Rekonstruktionstechniken des freien, mikrovaskulären Gewebetransfers.

So hat Godina [5] aus Ljubljana in einer eindrucksvollen Studie über 532 Patienten berichtet, bei denen direkt nach dem Wunddébridement in 80 % der Fälle die sofortige mikrochirurgische Weichteilrekonstruktion erfolgte. Der direkte Gewebetransfer führte nur bei einem Patienten, bei 20 Patienten mit verzögerter Transplantation und bei 22 Patienten aus der Gruppe mit verspätet durchgeführtem Gewebetransfer nicht zum Erfolg.

Er schloß daraus, daß die verbesserten Überlebenschancen transplantierter Hautlappen in der frühen Gruppe der fehlenden Fibrosierung, die die Mikroanastomosen weniger risikoreich mache, zuzuschreiben sei. So war es verständlich, daß er sich, seit er nach Belieben große Gewebeanteile frei transplantieren konnte, über die Größe des beim Wunddébridement entstehenden Defektes weniger sorgte als ein Chirurg, dem weniger effiziente Mittel der Rekonstruktion zur Verfügung stehen.

Seine Wundausschneidung war deshalb, ähnlich einer Tumorexzision, außerordentlich aggressiv, was seine erstaunlich niedrige Infektrate von nur 1,5 % in der „sofort transplantierten" Gruppe erklärt.

Die höhere Infektrate von 17,5 % bei der Gruppe mit einer verzögerten freien Transplantation schrieb er dem infizierten Granulationsgewebe zu, das in Wundtaschen verborgene, nekrotische Gewebereste bedeckte.

Da die Mehrzahl der weniger spezialisierten traumatologischen Einrichtungen weder über das geschulte Personal noch die Infrastruktur für die routinemäßige Durchführung eines primären Gewebetransfers verfügt, verbleibt alternativ der Weg des verzögerten Wundverschlusses.

Zur Vermeidung sekundärer Infektionen kann der bestehende Hautdefekt durch synthetischen Hautersatz evtl. in Kombination mit der Vakuumversiegelung geschützt werden.

Dabei stellt die Vakuumversiegelung eine neue Entwicklungstendenz [4] dar und ist mit Hilfe von Redon-Drainagen, einem granulationsfördernden alloplastischen Gewebeersatz aus Polyvinyl-Hydroschaum sowie transparenter Polyurethan-Verbandsfolie, die wasserdampfpermeabel, aber bakterienundurchlässig ist, einfach und kostengünstig durchführbar.

Die technische Durchführung der Versiegelung ist für ihren Erfolg ausschlaggebend.

Ein klaffender Hautschnitt oder Gewebedefekt werden einschließlich bestehender Taschen locker mit Lagen von Polyvinyl-Schaumstoff aufgefüllt. Mehrere 16er Redon-Drainagen liegen zwischen benachbarten Schaumstofflagen oder werden direkt in das Schaumstoffmaterial eingebettet.

Haut und Schaumstofflagen werden anschließend mit der transparenten Folie versiegelt und ein kontinuierlicher Sog über Redon-Flaschen aufgebaut.

Die korrekte Versiegelung zeigt sich in einer konkaven Einziehung der Folie an die poröse Oberfläche des Schaumstoffes.

Solange ein effizienter Sog vorhanden ist, die Wundränder keine Entzündungszeichen aufweisen und der Patient frei von septischen Erscheinungen ist, kann 1–2 Wochen abgewartet werden bis der günstigste Zeitpunkt für eine Sekundärnaht, Hauttransplantation oder einen freien Gewebetransfer eingetreten ist.

Durch die Aufrechterhaltung eines kontinuierlichen Druckgradienten zwischen Wundrand und Schaumstoff wird ein gerichteter Strom von Gewebeflüssigkeit, Blut, Zellen und Detritus aus der Wunde in den Schaumstoff erzeugt und über die Drainage abgeleitet.

Der Sog verteilt sich flächig über die Schaumstoffoberfläche, so daß Wundtaschenbildung und schwerkraftbedingte Retention von Flüssigkeiten und Bakterien entfallen. Es entsteht ein enger Kontakt an der Grenzfläche zwischen Schaumstoff und Wundgrund, was eine extensive Proliferation des Granulationsgewebes zur Folge hat.

Durch die Textur des Polyvinyl-Schaumstoffs entsteht ein gleichmäßig strukturierter Granulationsrasen, der sich qualitativ deutlich von den bei alleiniger offener Wundbehandlung zu beobachtenden pilzförmigen, schwammigen Entzündungsgranulationen unterscheidet.

Auch auf Muskelnekrosen und devitalisierten oder schlecht durchbluteten Fragmenten wächst eine fest anha .4ftende, dichte Schicht neugebildeten Gewebes, was letztlich den einfachen Wundverschluß durch Hauttransplantation (Mesh) etwa 8–10 Tage nach dem Unfall oder durch frühsekundäre freie Lappenplastik möglich macht.

Schlußfolgerungen

Oberstes Ziel bei der Behandlung von Frakturen mit Weichteilschädigung ist die Infektverhütung.

Die konsequente Aufarbeitung der Dynamik von Knocheninfektionen während der zurückliegenden 30 Jahre erlaubte die Erstellung logischer Behandlungskonzepte.

So stellen Frakturen mit Weichteilschäden chirurgische Notfälle dar und sind als solche heute nach folgenden Grundsätzen zu versorgen:

1. Vermeidung kompressionsbedingter Durchblutungsstörungen durch frühestmögliche Reposition dislozierter Frakturen sowie Eindämmung weiterer Kontamination durch sterile Verbände.
2. Gründliche mechanische Reinigung der Wunde mit nachfolgendem sorgfältiger Débridement.
3. Stabilisation der Fraktur durch gewebeschonende externe sowie unter günstigen Bedingungen biologisch angelegte interne Fixation.
4. Offenhalten aller nicht spannungsfrei zu verschließender Wunden, ggf. mit wiederholtem Débridement und anschließender Versiegelung bis zur definitiven Deckung mit Spalthaut oder Geweb transfer.
5. Die Optimierung derzeitiger Behandlungsergebnisse kann künftig erreichbar sein durch exaktere Definition der Kriterien für den Extremitätenerhalt, durch noch großzügigeren Einsatz aller zur Verfügung stehenden plastischen Maßnahmen sowie die konsequente Weiterentwicklung biologischer Osteosynthesen.

Literatur

1. Allgöwer M (1971) Weichteilprobleme und Infektrisiken der Ostesynthese. Langenbecks Arch Chir 329:1127
2. Behrens F (1992) Fractures with soft tissue injuries. In: Browner BD et al. (eds) Skeletal trauma. Saunders, Philadelphia
3. Claudi B F (1991) Biologische Osteosynthesen. Chirurgie 62:367–377
4. Fleischmann W, Suger G, Kinzl L (1992) Treatment of bone and soft tissue defects in infected non-unions. Acta Orthop Belg [Suppö 1]
5. Godina M (1986) Early microsurgical reconstruction of complex trauma of the extremities. Plast Reconstr. Surg 783:285–292
6. Gustilo RB, Anderson JT (1976) Prevention of infection in the treatment of one thousand and twenty-five open fractures of long bones. J Bone Joint Surg [Am] 58/4:453–458
7. Hansen ST (1987) The typ III-C tibial fracture. Salvage or amputation. J. Bone Joint Surg [Am] 69/6:799
8. Maatz R, Wanke R, Junge H, Lentz W (1962) Knochenbrüche und Verrenkungen. Urban & Schwarzenberg, München Berlin
9. Südkamp N (1991) Fraktur und Weichteilschaden. Habilitationsschrift, Medizinische Hochschule Hannover
10. Tscherne H, Oestern HJ (1982) Die Klassifizierung des Weichteilschadens bei offenen und geschlossenen Frakturen. Unfallheilkunde 85/3:111–115

Rekonstruktive Gesichtschirurgie nach Verletzungen im Spiegel der letzten 30 Jahre – Entwicklungstendenzen

R. Maerker

Die historischen Wurzeln der Mund-, Kiefer- und Gesichtschirurgie liegen sowohl in der Zahn-, Mund- und Kieferheilkunde als auch in der allgemeinen Chirurgie mit ihren beiden über 100 Jahre alten wissenschaftlichen Gesellschaften. Aufgrund der zunehmenden Spezialisierung in der allgemeinen Chirurgie und der besonderen traumatologischen Anforderungen im Mund-, Kiefer- und Gesichtsbereich in und nach zwei Weltkriegen zählen zu den Pionieren unseres Faches so namhafte Chirurgen wie von Graefe, Dieffenbach, von Langenbeck, Esser, Joseph, Lexer, Kirschner und viele andere. Die ersten doppelapprobierten Mund-, Kiefer- und Gesichtschirurgen waren u.a. Pichler, Wassmund, Hofer, Schuchardt, Trauner, Reichenbach und Ritter.

Neben der Chirurgie der embryonalen Fehlbildungen, der Onkologie, der Nerven- und Gefäßchirurgie, der septischen Chirurgie, der dentoalveolären und präprothetischen Chirurgie, der kieferorthopädischen Chirurgie, der Gelenkchirurgie sowie der regionalen plastischen und Wiederherstellungschirurgie gehört die Traumatologie des Mund-, Kiefer- und Gesichtsbereiches zu den klassischen Arbeitsgebieten unseres Faches. Während die Kieferchirurgengeneration um Wassmund und Reichenbach (zitiert nach [9]) das Prinzip der prothetisch-orthopädischen Kieferbruchbehandlung entwickelt und verfolgt hatte, erfuhr die mund-, kiefer- und gesichtschirurgische Traumatologie nach dem Krieg ebenso wie die gesamte Unfallchirurgie einen großen Umbruch. Wesentlichen Anteil daran hatten Entwicklungen:

1. Die rasche Entwicklung der Anästhesiologie, welche nach Einführung der Intubationsnarkose durch Verwendung immer schonenderer Narkotika sowie durch differenzierte postoperative Intensivbehandlung günstigere Operationsbedingungen geschaffen hat, die es ermöglichten, auch langdauernde Versorgungen unmittelbar posttraumatisch primär und definitiv durchzuführen. Neben dem oropharyngealen Zugang für die endotracheale Intubation wurde bei ausgedehnten Kombinationsverletzungen des Kiefer-Gesichts Schädels für die primäre Versorgung in jüngster Zeit der submandibuläre Zugang eingeführt, um dem Patienten eine Tracheotomie zu ersparen, wenn von einer nur kurzzeitigen Intubationsdauer ausgegangen werden kann.
2. Eine weitere Voraussetzung war der verbesserte Infektionsschutz durch die fortlaufende Entwicklung neuer Antibiotika mit breitem Keimspektrum. Jede Verletzung mit Eröffnung des oro- bzw. nasopharyngealen Raumes wird durch die Wundsetzung selbst oder durch Keimwanderung kontaminiert. Der Wert einer perioperativen Antibiotikagabe bei Kiefer-Gesichtsverletzungen ist in mehreren Studien nachgewiesen worden. Bei der Auswahl des Antibiotikums ist die Kenntnis des möglichen Erregerspektrums von besonderer Bedeutung.

Bei der vielfach vorherrschenden Mischflora erscheinen Breitspektrumpenizilline, evtl. in Kombination mit Oxacillin oder Cephalosporine, besonders geeignet.
3. Die Entwicklung neuer bildgebender Untersuchungsverfahren - v. a. die Computertomographie und die Magnetresonanztomographie – ermöglicht bei der Diagnostik von Knochen- und Weichteilverletzungen genaueste Operationsplanungen.
4. Schließlich hat die Einführung und Entwicklung der Mikrochirurgie neue Dimensionen beim Ersatz verlorengegangenen Gewebes durch freien Gewebetransfer über mikrosvaskuläre Anastomosen sowie für die Aufrechterhaltung und Wiederherstellung nervaler Funktionen durch die Mikronervchirurgie eröffnet.

Verletzungen im Mund-, Kiefer- und Gesichtsbereich betreffen die zahntragenden Kieferkämme von Ober- und Unterkiefer, Unterkieferkörper und Kiefergelenk, Ober- und Mittelgesicht sowie die Schleimhäute der Mundhöhle und die bedeckenden Gesichtsweichteile.

Bei unkomplizierten Kieferbrüchen und Zahnverletzungen hat die konservative Versorgung mit dentalen Schienenverbänden ihre Bedeutung behalten. Noch heute gewährleistet die Drahtbogenkunststoffschiene nach Schuchardt optimistischer Ansicht Schienenstabilität und Schonung der Gingiva. Das Prinzip dieser einfachen Schienung besteht in der Adaptierung eines Drahtbogens durch interdentale Drahtligaturen und Versteifung durch Kunststoff. Die intermaxilläre Immobilisation in regelrechter Okklusion erfolgt durch Drahtligaturen über an der Schiene angebrachte Häkchen. Auf diese Weise können z.B. Frakturen in der geschlossenen Zahnreihe nach Reposition für eine Zeitdauer von 4 Wochen ausreichend ruhiggestellt werden. Äußere Schienenverbände als Vorgänger des Fixateur externe gehören der Vergangenheit an oder werden als solche nur in seltenen Ausnahmen verwendet.

Nicht oder gering dislozierte Gelenkfortsatzfrakturen werden meist ebenfalls konservativ, ggf. unter Benutzung eines sog. Hypomochlions, funktionell behandelt. Dabei wird distal zwischen den Zahnreihen ein Kunststoffaufbiß interponiert, so daß durch Verschnürung der Front eine Extension auf das Gelenk einwirkt.

Frakturierte Zähne können durch Einführung differenzierter endodontischer Schrauben und Stiftsysteme verschraubt oder transdental fixiert, luxierte Zähne replantiert oder durch dentale Sofortimplantate ersetzt werden.

Bei der Immobilisation der Fragmente des Unterkiefers durch konservative Schienungsbehandlung herrscht keine absolute Ruhe im Frakturspalt. Dieser wird daher zunächst durch Kallus überbrückt. Über die Bildung von Faserknochen erfolgt erst sekundär der funktionelle Umbau zu lamellärem Knochen. Neben dem Arbeitskreis um Müller, Allgöwer und Willenegger [8] hat gleichzeitig auf unserem Fachgebiet zuerst Luhr [5] 1968 in Tierversuchen mittels histologischer Untersuchungen und Sequenzmarkierung festgestellt, daß durch funktionsstabile Ruhigstellung und Kompression der Fragmentenden eine primäre Ossifikation möglich ist, also die direkte Neubildung von lamellärem Knochen ohne Umweg über Kallus und Faserknochen.

Zur funktionsstabilen Kompressionsosteosynthese von Unterkieferfrakturen wurden in der Folgezeit verschiedene Plattensysteme entwickelt, so nach Luhr [5, 6] später von Spiessl und Schroll [11], Schilli u. Niederdellmann sowie Becker u. Machtens [1]. Dabei wurde bei dem von Luhr entwickelten Mandibular Compression System (MCS) die Kompression durch exzentrische Bohrung, bei den Dynamic Compression Plates (DCP) der AO durch eine schräge Gleitlochbohrung bewirkt. Die Verwendung hochwertiger Metallegierungen (Vitallium) oder anderer Metallarten (Titanium) sowie die technische Verbesserung des Plattendesigns haben zu einer optimalen Verträglichkeit und Adaptationsfähigkeit des Osteosynthesematerials geführt. Die höhere Variabilität der Plattenformen durch verschiedene Systeme machten eine individuelle Verwendung, insbesondere bei Trümmerfrakturen, möglich. Besondere Beachtung sollte der biodynami schen Forderung einer achsengerechten Zuggurtung auf der Gegenseite der Kompression geschenkt werden. Hierfür dient bei bezahntem Kiefer die dentale Drahtbogenkunststoffschiene, bei unbezahnten Kieferabschnitten muß eine weitere sog. Zuggurtungsplatte angebracht werden oder die Kompressionswirkung durch entsprechende Anordnung der Bohrlöcher gewährleistet sein (Abb. 1).

Aber auch Verschraubungen und Nagelungen haben ebenso wie im übrigen Skelettsystem ihren festen Platz in der Fakturbehandlung. Insbesondere bei der Behandlung von Kiefergelenkfrakturen wird die Fixierung des reponierten Kiefergelenkkopfes zunehmend durch geeignete Schrauben- und Plattensysteme vorgenommen. Bei Luxationsfrakturen hat die operative Behandlung die noch vor 10 Jahren fast dogmatisch verfochtene konservative Funktionstherapie nach Reichenbach (zitiert nach [9] verdrängt. Während wir uns bei Kindern auf die operative anatomische Reposition beschränken, erfolgt die Fixation des reponierten Gelenkfortsatzes bei Jugendlichen und Erwachsenen durch ein spezielles Schraubensytem [3] (Abb. 2).

Durch die Verwendung ausgefeilter transkutaner Adaptationssysteme sowie von Winkelschraubenziehern ist heute der extraorale Zugangsweg für die operative Versorgung von Unterkieferfrakturen durch den intraoralen Zugangsweg verdrängt. Dadurch werden sichtbare Narben und Läsionen des R. marginalis des N. facialis vermieden. Die bereits erwähnte perioperative Antibiotikaprophylaxe hat postoperative Infektionen auf eine ebenso niedrige Rate wie bei extraoralen Zugängen gesenkt. Abweichend vom intraoralen Zugang wird bei der Reposition und Fixation von Gelenkfortsatzfrakturen von uns allerdings fast ausschließlich der submandibuläre Zugang unterhalb des Kieferwinkels gewählt. Bei exakter Präparation und atraumatischer Wundversorgung überwiegt er u. E. gegenüber der bei der funktionellen Gelenkchirurgie verwendeten präaurikulären oder gar intraoralen Schnittführung.

Zum Problem des „Zahnes im Bruchspalt,". Dieser gilt und galt als erhaltungsbedroht und infektionsgefährdend. Während die Unterlassung der Extraktion noch vor wenigen Jahren als fehlerhaft galt, haben jüngere Untersuchungen gezeigt, daß durch funktionsstabile Kompressionsosteosynthese der Erhalt im Bruchspalt stehender fester vitaler Zähne unter perioperativer Antibiotikaprophylaxe verantwortet werden kann [4]. Eine Ausnahme bilden selbstverständlich gelockerte oder devitale Zähne und Wurzelreste. Sie können – insbesondere bei fehlender Immobilisation – zu Bruchspaltinfektionen und Abszessen mit Pseudarthrose und Osteomyelitis führen.

Auch die Techniken und Methoden für die Fixierung und Immobilisierung des abgesprengten Oberkiefers haben sich grundlegend geändert. Sogenannte Kopfgipsverbände mit Gestängen zur extraoralen Fixierung des gebrochenen Oberkiefers

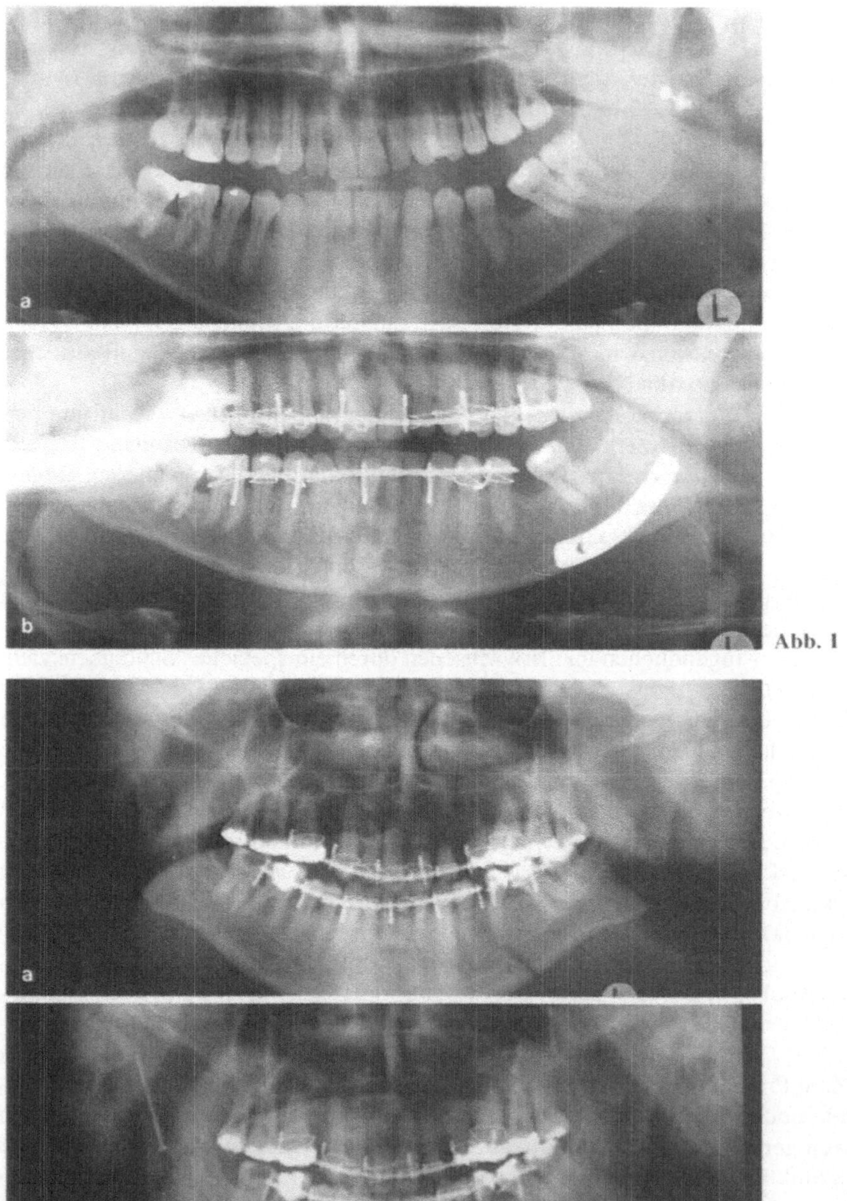

Abb. 1

Abb. 2

Abb. 1 a,b. Kieferwinkelfraktur links mit Zahn 38 im Bruchspalt (prä- und postoperativ)
Abb. 2 a,b. Frakturen am Collum rechts und am horizontalen Unterkieferast links (prä- und Postoperativ)

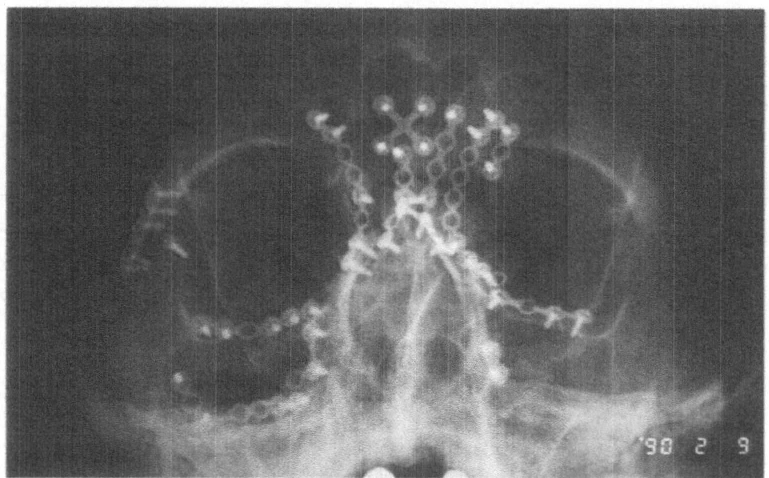

Abb. 3. Zustand nach operativer Versorgung komplexer Mittelgesichtfrakturen

(Stenzel-Bügel) gehören der Vergangenheit an. Für bestimmte Indikationen, wie extrem imprimierte Mittelgesichtsfragmente, kann jedoch auf die Extension mittels des Haloframes nicht verzichtet werden. Nach Sicherung einer einwandfreien Okklusion durch dentale Schienenverbände und intermaxilläre Immobilisation wurden früher zur Fixierung des abgesprengten Oberkiefers Drahtaufhängungen am Jochbogen oder Os frontale als sog. kraniofaziale Aufhängung verwendet, heute wird die lagestabile Osteosynthese fast ausschließlich durch Miniplatten bewirkt. Dies gilt besonders für Frakturen zwischen Mittelgesicht und frontobasaler Schädelbasis, bei deren Versorgung durch die Verwendung gezielter Plattengrößen und Plattenformen gegenüber einer einfachen Drahtosteosynthese eine „mehrdimensionale Stabilität" erreicht wird (Abb. 3).

Bei der Versorgung von Periorbitalfrakturen und Frakturen der Stirnhöhlenwände, Nasenbeinfrakturen sowie Schädelkalottenfrakturen finden Kleinstausführungen als sog. Mikroplatten mit großem Erfolg und breiter Variationsmöglichkeit Verwendung. Orbitawand- und -bodenfrakturen bergen posttraumatisch die Gefahr von Doppelbildern, sie bedürfen einer zusätzlichen Stabilisierung und Wiederherstellung durch alloplastische, homo- oder autologe Materialien wie PDS-Folie, lyophilisierte Dura oder Knochen. Speziell für den Orbitaboden wurden dünne Gitter aus Titan entwickelt.

Die Versorgung periorbitaler und Stirnbeinfrakturen mit Beteiligung der Rhinobasis erfolgt heute nicht mehr durch direkte Schnittführungen, sondern über einen bikrronalen Zugang mit den Vorteilen des optimalen Überblickes und der unsichtbaren Narbenbildung im behaarten Kopfbereich. Liquorfisteln müssen sofort gedeckt werden, in der Regel durch Dura oder autologe Faszie sowie Gewebekleber.

Bei der Versorgung von Weichteilverletzungen im Gesicht gelten die Prinzipien der chirurgischen Behandlung nach Friedrich (zitiert nach [9]) nur noch bedingt. Wenn die Wundränder weder gequetscht noch verschmutzt oder gar nekrotisiert sind, wird auf eine Wundrandexzision verzichtet und eine primäre Versorgung mit atraumatischer Naht durchgeführt. Das Wassmundsche Prinzip der „Versorgung von innen nach außen“ gilt bei gleichzeitigen Gesichtsschädelfrakturen unverändert. Bei Verletzungen von Ästen des N facialis ohne Substanzverlust erfolgt durch mikrochirurgische Faszikelnähte die Wiedervereinigung der Nervenstümpfe. Defekte werden auf gleiche Weise mit einem freien autologen Nerventransplantat (meist N suralis) überbrückt. Auch sensible Nerven (N alveolaris inferior, N lingualis) werden auf gleiche Weise versorgt. Amputierte Gesichtsweichteile können bei günstigen Voraussetzungen durch mikrochirurgische Anastomose replantiert und gerettet werden. ohne Zweifel sind die Resultate nach primärer Versorgung denen nach sekundärerüberlegen. Jedoch auch Korrekturen von Unfallnarben führen im Gesicht mit Hilfe unterschiedlicher Schnittmuster unter Orientierung an Spannungs- und Faltenlinien zu ästhetisch unauffälligen Resultaten.

Verletzungen im Mund-, Kiefer- und Gesichtsbereich werden häufig von denen anderer Organe und Körperteile begleitet. Unabdingbare Voraussetzung bei der Versorgung solcher polytraumatisierter Patienten ist daher die interdisziplinäre Zusammenarbeit zwischen Radiologen, Anästhesisten, Neurochirurgen, Neurologen, Augenärzten, Hals-Nasen-Ohren-Ärzten und ganz besonders Unfallchirurgen. Die Möglichkeit und Gewährleistung eben dieser Zusammenarbeit habe ich seit Eröffnung unserer Klinik vor 4 Jahren bei der Versorgung unserer mund-, kiefer- gesichtschirurgischen Patienten in ganz besonderem Maße erfahren dürfen.

Literatur

1. Becker R, Machtens E (1973) Druckplattenosteosynthese zur Frakturbehandlung und bei orthopädisch-chirurgischen Maßnahmen am Gesichtsschädel. Osteo News (Schweiz) 19:112
2. Fries R (1975) Technik und Indikation der offenen axialen Marktdrahtung bei Unterkieferfrakturen. Fortschr Kiefer Gesichtschir XIX:108
3. Krenkel Ch (1991) Die bikonkave Unterlegscheibe mit dynamischer Axialer Zugschraube zur Versorgung der Unterkiefer-Kollumfraktur. Hefte Unfallchir Plast Wiederherstellungschir (im Druck)
4. Krenkel Ch, Grunert J (1987) Der Zahn im und am Bruchspalt bei Unterkieferfrakturen, versorgt mit Silcadraht-Klebeschienen. Dtsch Z Mund Kiefer Gesichtschir 11:208
5. Luhr HG (1968) Zur stabilen Osteosynthese bei Unterkieferfrakturen. Dtsch Zahnärztl Z 23:754
6. Luhr HG (1972) Die Kompressionsosteosynthese bei Unterkieferfrakturen. Hanser, München
7. Machtens E (1987) Das frontale Trauma – Diagnostik und Behanldungsablauf aus der Sicht des Mund-, Kiefer- und Gesichtschirurgen. Fortschr Kiefer Gesichtschir XXXII:221
8. Müller ME, Allgöwer M, Willenegger H (1969) Manual der Osteosynthese. Springer, Berlin Heidelberg New York
9. Pfeifer G (1983) Chirurgie im Wandel der Zeit 1945–1983. Springer, Berlin Heidelberg New York
10. Schilli W, Niederdellmann H (1973) Zur Plattenosteosynthese bei Unterkieferfrakturen. Dtsch Zahnärztl. Z 28:637
11. Spiessl B, Schroll K (1972) Spezielle Frakturen- und Luxationslhere. In: Nigst H (Hrsg) Gesichtsschädel Bd I/1. Thieme, Stuttgart

Ortsständige Gewebelappen in der Behandlung traumatischer Weichteilschäden

R. Neugebauer

Die Behandlung posttraumatischer Weichteilschäden stellte an die Chirurgen eine hohe Anforderung, die viel Geschick und das Wissen über die Möglichkeiten der plastischen Chirurgie erfordert. Ein gut durchbluteter stabiler Weichteilmantel ist nicht nur eine gute Voraussetzung für die Heilung von Frakturen, sondern auch für die erfolgreiche Behandlung von posttraumatischen Zuständen, wie Pseudarthrosen und Osteitis. Während bei den Frakturen die Begleitverletzung mit Zerstörung der Weichteilgewebe einhergeht, ist es bei posttraumatischen Zuständen die Vernarbung, die zu schlecht durchblutetem Integument führt und letztendlich in Bildung von instabilen Narben mit häufigen Verletzungen endet. In der Behandlung der Osteitis kommen als erschwerender Faktor die häufigen Eingriffe hinzu. Die Folgen sind schlecht heilende Weichteile mit Fistelbildung und das Rezidiv. Neben der Wiederherstellung des Knochengerüstes ist es deshalb notwendig, den Weichteilmantel möglichst frühzeitig wieder herzustellen, um günstigere Voraussetzungen für das Heilen von Frakturen bzw. Einheilen von Knochentransplantaten zu schaffen [1, 2].

Zur Stabilisierung der Knochen hat sich in der Frakturbehandlung mit ausgedehnten Weichteilschäden die Anwendung des Fixateur externe bestens bewährt. Die dabei erreichte Stabilität ist für die Heilung der Weichteile ebenfalls entscheidend. Eine zusätzliche operative Schädigung der Weichteile reduziert sich auf ein Minimum. Mit Einschränkung trifft dies auch für posttraumatische Zustände zu. Der große Vorteil besteht v. a. darin, daß eine stabile Osteosynthese fernab vom betroffenen Herd angebracht werden kann.

Aufgrund des dünnen Weichteilmantels tritt am Unterschenkel als Problem bei offenen Frakturen der Knocheninfekt am häufigsten auf. Die Komplikationsrate ist nach einem knochenchirurgischen Eingriff am höchsten. Wenn Weichteildefekte über der ventromedialen Tibia durch einfachen Wundverschluß nicht mehr sicher gedeckt werden können, treten Probleme auf, die zur plastischen Versorgung zwingen [3, 6].

Zur Wiederherstellung des Weichteilmantels sind verschiedene Verfahren möglich. Sie können 3 Gruppen zugeordnet werden:

1. Ortsständige Lappen, als axiale, kutane, fasziokutane oder myokutane Verschiebelappen, sowie als Muskellappen mit Spalthautdeckung
2. Gestielte Fernlappen als Cross-leg-flap, Türflügelplastik als Rundstielwanderlappen, oder als Bauchhaut- oder Leistenlappen für die obere Extremität
3. Freie Fernlappenplastiken als mikrovaskulär angeschlossener freier Gewebetransfer.

Schulten führte bereits 1897 die gestielten muskulären Lappen zum Auffüllen von osteitischen Defekthöhlen als Therapieprinzip ein, aber erst Stark griff 1946 diese Idee wieder auf [11, 12,]. Die letzten Jahre haben insbesondere in der Behandlung des traumatischen Weichteilschadens die ortsständigen Muskellappenplastiken wieder entdeckt und ihnen als relativ einfache Deckungsform in der Behandlung ihren Platz zugeordnet.

Durch die autochthone Muskulatur wird vitales Gewebe in den Bereich der Fraktur bzw. des Infektherdes gebracht; somit können isolierte Fragmente der übertragenen Knochen in ein gut durchblutetes Transplantatlager revaskularisiert werden [4, 10].

Indikation und Prinzipien der Weichteildefektdeckung

Freiliegender Knochen bei offenen Frakturen bzw. bei osteitischen Herden muß möglichst rasch gedeckt werden, um geschlossene Verhältnisse herzustellen. Ein frühzeitiger Wundverschluß ist anzustreben, um eine gestörte Heilung der Fraktur einzuleiten bzw. eine Durchblutung des freiliegenden Knochens optimal zu gewährleisten. Grundsätzlich sollen zur Defektdeckung die einfachen und schnellen Verfahren den aufwendigen und risikoreichen vorgezogen werden. Es darf keinesfalls ein Wundverschluß unter Spannung erzwungen werden, da es durch die nachfolgende Ischämie zur Wundnekrose mit Sekundärheilung kommt (Abb. 1).

leicht
–
+++
schwierig
direkter Wundverschluß
Spalthaut
axiale fasziokutane Lappen
autochoner Muskellappen
myokutaner Lappen
mikrovaskulärer freier Gewebetransfer

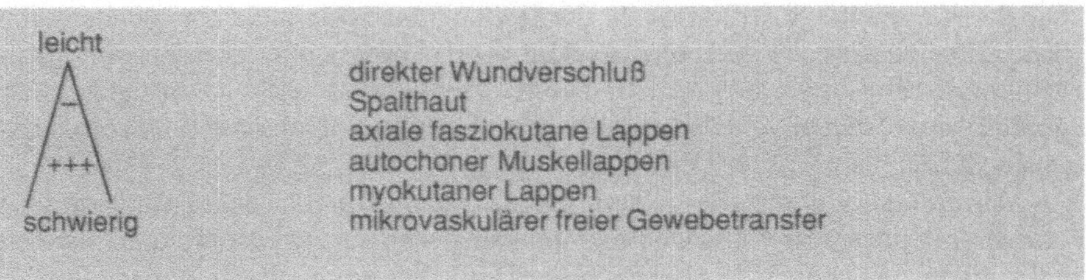

Abb. 1. Beurteilung der Schwierigkeit bei plastischen Deckungsverfahren

Durch die chirurgisch notwendigen Maßnahmen, wie Wundreinigung und Exzision, kann sich der primär kleine Weichgewebedefekt erheblich ausweiten. Sie lassen sich auch schon primär durch Nah- oder Fernlappenplastiken endgültig versorgen. Es besteht jedoch die Notwendigkeit der entsprechenden persönlichen Erfahrung oder die Zusammenarbeit mit einem plastischen Chirurgen. Unnötige Komplikationen lassen sich dadurch vermeiden und spätere Deckungsmöglichkeiten werden nicht vergeben.

Eine Reihe von Faktoren, deren Abklärung zu Beginn notwendig ist, beeinflußt die Defektdeckung, wie Art, Ausmaß und Lokalisation des Weichteil- und Knochendefektes, Begleitverletzungen, allgemeiner Gesundheitszustand und Alter, ebenso Schwere des Traumas, zusätzliche Narkosebelastbarkeit, periphere Durchblutungsstörungen und Infektion. Ebenso hat die Art der Frakturbehandlung durch die verschiedenen konservativen und operativen Methode, wie Gipsbehandlung, intrameduläre Kraftträger, Schrauben- und Plattenosteosynthesen oder die Anwendung des Fixateur externe, Einfluß auf die Form der Defektdeckung. Für den Einzelfall wird nur der mit den Methoden der plastischen Defektdeckung vertraute Chirurg das für den jeweiligen Fall günstigste Verfahren sicher auswählen können.

Abklärungspflichtige Parameter vor Beginn einer ausgedehnten plastischen Weichteildeckung von Gewebedefekten

Lokal:

- Art und Ausmaß des Weichteil- bzw. Knochendefektes
- Lokalisation
- Schädigung des umgebenden Weichgewebes
- Durchblutungssituation
- Infektion

Allgemein:

- Begleitverletzungen
- Alter und Mobilität des Patienten
- Allgemeine Zusatzrisiken (z. B. Diabetes etc.)
- Narkosebelastbarkeit
- Allgemeine Abwehrsituation
- Durchblutungsstörungen zentral und peripher

Axiale, kutane und fasziokutane Lappen

Dabei handelt es sich um Hautlappen, die um einen ernährenden axialen Gefäßstiel und wenn immer möglich, mit einem Hautnerven mit der begleitenden Sensibilität geschwenkt werden.

Die Ausbreitung der Gefäße findet vorwiegend in der Subkutis statt. Es empfiehlt sich daher, insbesondere bei ausgedehnter Traumatisierung mit nicht ganz sicheren Durchblutungsverhältnissen des Integumentes, die jeweilige Faszie mit in den Lappen einzuschließen [5, 8]. Man erleichtert sich dadurch auch die Präparation, sie wird dadurch sicherer (Abb. 2). Im Extremfall kann auf jegliche Hautbrücke verzichtet werden, und der Hautlappen wird nur an seinem Gefäß und Nervenstiel als sog. neurovaskulärer Insellappen in den Defekt eingeschwenkt (Abb. 3). Dadurch können gut durchblutete Hautareale in fern abgelegene Defekte gebracht werden; man wird beweglicher. Gerade in der jüngsten Literatur ist durch das Studium der anatomischen Gefäßverteilung in und unter der Haut eine Reihe von Möglichkeiten mit brauchbaren axialen Hautlappen gefunden worden, wobei der Lappenstiel auch distal, mit Umkehr der Blutflußrichtung, gewählt werden kann. Eine sichere Deckungsmöglichkeit für die distalen Abschnitte der unteren Extremität wird z. B. im Dorsalis-pedis-Lappen gesehen.

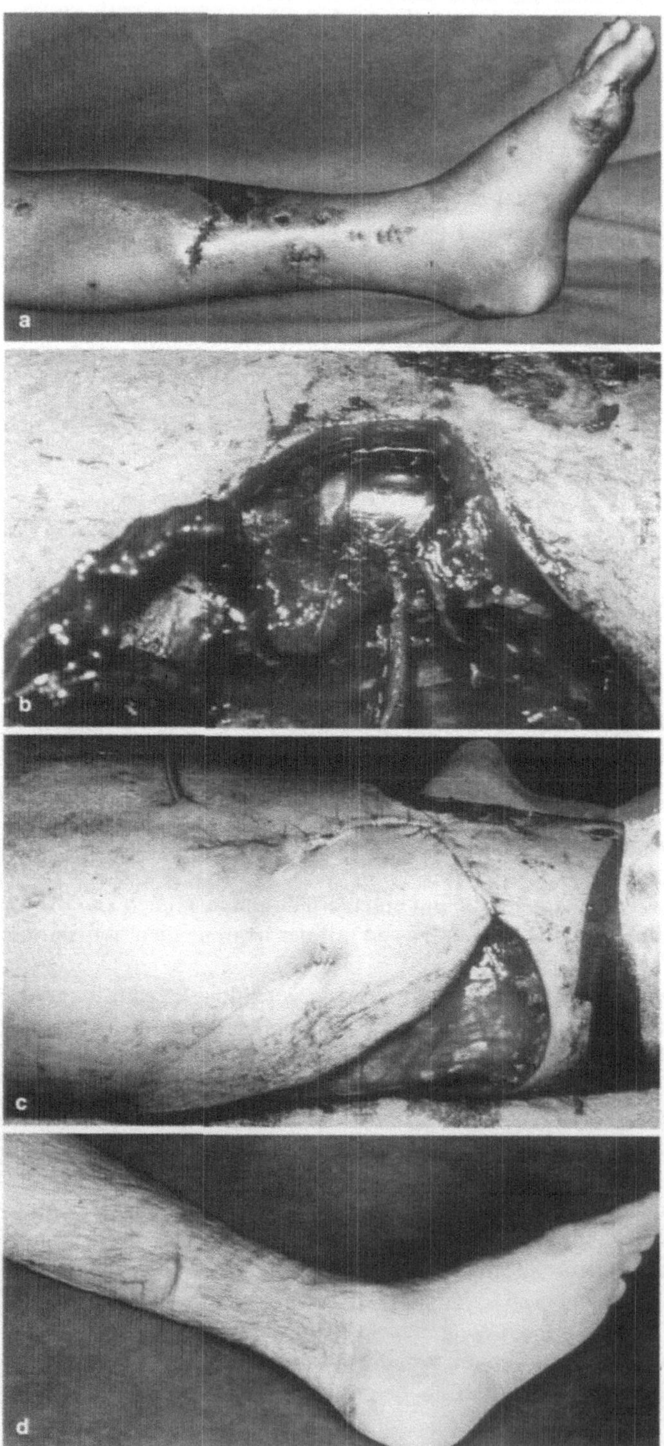

Abb. 2 a–d. 20jähriger Patient mit posttraumatischem Weichteilschaden nach II° offener Fraktur und Defekt (Zustand nach Fixateur externe und Umsteigeosteosynthese zum Verriegelungsmarknagel) (**a**); Weichteildébridement und fasziokutane Lappenpräparation (**b**); Einschwenken in den Defekt (**c**); Ergebnis nach Ausheilung mit Spalthautdeckung des Hebedefektes (**d**)

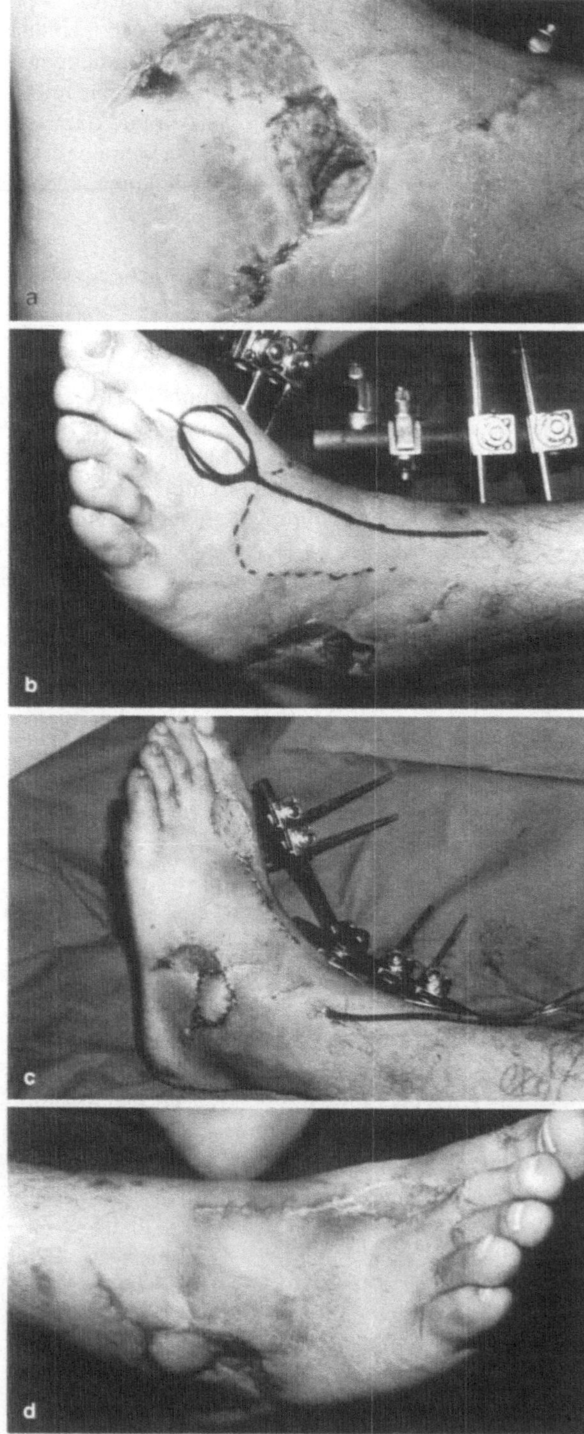

Abb. 3 a–d. Zustand nach offener Talusluxationsfraktur und tiefem Weichteildefekt lateral (**a**); präoperative Planung eines gestielten fasziokutanen Insellappens (**b**); Einbringen mit Gefäßstiel in den Defekt (**c**); Zustand nach Einheilung und Spalthautdeckung des Hebedefektes (**d**)

Die Anwendbarkeit dieser relativ sicheren Lappenform wird jedoch insbesondere an der unteren Extremität eingeschränkt, so daß in Einzelfällen auf herkömmliche Verschiebe- oder Schwenklappoen zurückgegriffen werden muß. Wegen ihres Zufallsgefäßmusters können diese jedoch nur relativ breit und kurz im Verhältnis von 1:2, max. 2:1, geschnitten werden und damit ist mit entsprechender Behinderung des Schwenkbereichs zu rechnen. Gerade für die untere Extremität gilt deshalb besondere Zurückhaltung in der Anwendung solcher Deckungsmöglichkeiten.

Indikation zur ortsständigen Lappenplastik

Die autochthone Muskellappenplastik eignet sich überall dort, wo ein nicht ausgedehnter Weichteilverlust eingetreten ist und wo durch vitales Muskelgewebe die Durchblutung verbessert werden kann. Die differenzierte Anwendung eines myokutanen bzw. myogenen Lappens hängt von der Lage des Defektes und der Möglichkeit des Schwenkbereiches ab. Myokutane Lappen ergeben zwar kosmetisch gute Ergebnisse, haben aber den Nachteil eines tiefen Hebedefektes und v. a. eine erhebliche Einschränkung des Schwenkbereiches, was ihre Anwendbarkeit erheblich einschränkt (Abb. 4). Dagegen können insbesondere axial versorgte Muskel um ihren Gefäßstiel weit gedreht und sicher in den Defekt eingebracht werden. Die Deckung des Muskels erfolgt mit Spalthaut, was bei sicherer Durchblutung einen guten Wundverschluß gewährleistet. Die Indikation besteht beim posttraumatischen Weichteildefekt, bei instabilen Narben, posttraumatischer Osteitis mit ausgedehnten Fisteln und Narbenbildung sowie bei Weichteilverlust bei Tumorresektionen. Am Oberschenkel und Hüftgelenk können Muskellappenplastiken notwendig werden, um die Durchblutung für geeignetes Transplantatlager zu verbessern oder osteitische Höhlen aufzufüllen (wie z. B. nach Entfernung eines infizierten Kunstgelenkes). Dazu eignen sich, je nach Lokalisation des Herdes, der M. sartorius, M. gracilis, der M. vastus lateralis und M. tensor fasciae latae, der gestielt als muskulokutaner Lappen neben dem Glutaeus maximus als Deckungsmaterial bei Defekten am Trochanter und Sitzbeinbereich geeignet ist. In Kniegelenknähe und im oberen Tibiadrittel findet der M. gastrocnemius Verwendung, während Defekte im mittleren und unteren Unterschenkelbereich v. a. durch den M. soleus erreicht werden können. Kombinationsplastiken mit beiden Muskeln sind je nach Größe und Lokalisation des Defektes möglich. Für die Deckung kleinerer Weichteilverluste stehen Teile des M. tibialis anterior und des M. flexor digitorum communis zur Verfügung [7]. Im Knöchel- und Fußbereich ist die Muskulatur des Fußes geeignet, es ist jedoch auf die Durchblutungsverhältnisse zu achten; häufig ist der sicherere Weg durch die Anwendung von Fernlappenplastiken gegeben.

Voraussetzungen bei der Verwendung von autochthonen Muskellappenplastiken ist eine sichere Beurteilung der Weichteil- und Gefäßsituation. Eventuell muß eine angiographische Abklärung erfolgen; die dopplersonographische Erfassung der Durchblutungsverhältnisse am Unterschenkel läßt sich perkutan durchführen und gibt häufig genügend Information. Insbesondere bei älteren Patienten, bei welchen arterielle Verschlußerkrankungen vorliegen können.

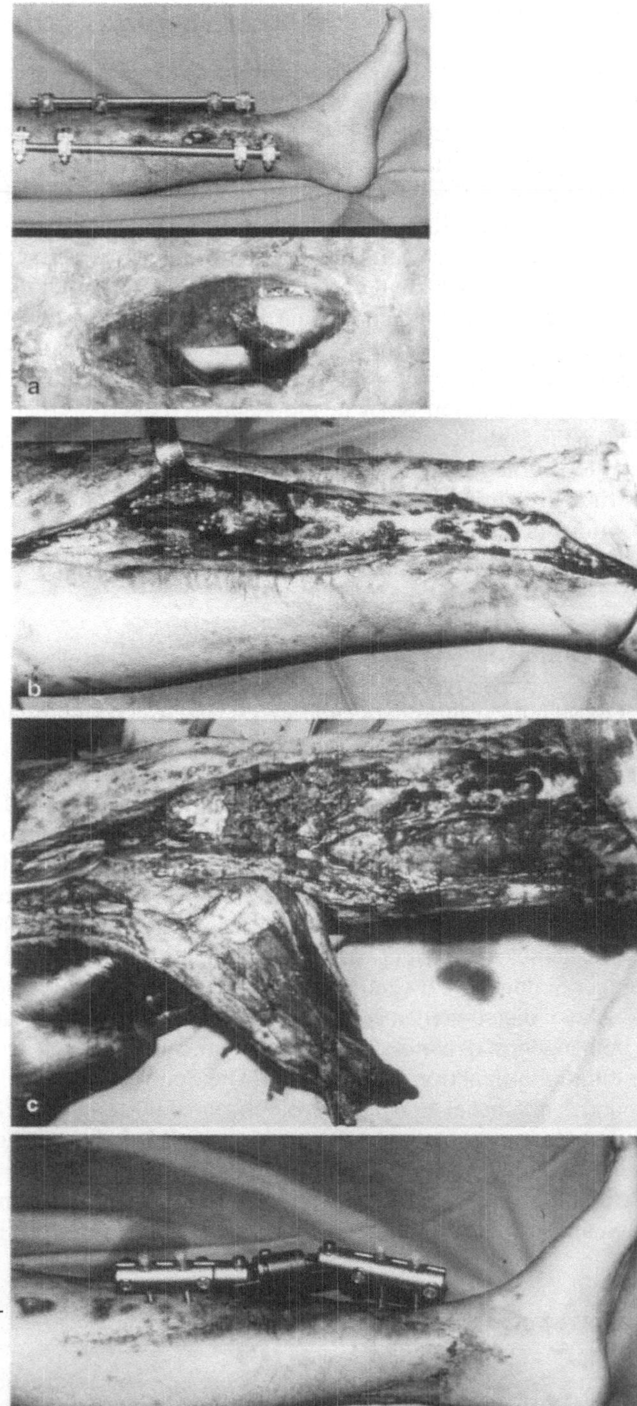

Abb 4. a–d. Chronische posttraumatische Osteitis mit Fistelung und ausgedehntem Weichteilschaden über der medialen Tibia (**a**); Zustand anch Nekrotomie an Weichteil und Knochen (**b**); Schneiden eines myokutanen Gastroknemiuslappen und Spongiosaplastik (**c**); Einheilungsergebnis der Weichteilsanierung nach 3 Wochen (**d**)

Knochenstabilisierung

Um ein gutes Einheilen der Deckungsplastiken zu gewährleisten, ist es notwendig, daß stabile Verhältnisse am Knochengerüst vorliegen. Nicht genügend stabilisierte Frakturen, Pseudarthrosen – infiziert oder nicht infiziert, unterhalten nicht nur den Infekt, sondern stellen auch schlechte Einheilungsbedingungen für die plastische Deckung und Knochentransplantation dar. Es ist deshalb notwendig, stabile Verhältnisse zu schaffen. Hierzu stehen alle Möglichkeiten der Frakturstabilisierung zur Verfügung. Bewährt hat sich die Anwendung des Fixateur externe, bei welchem fernab vom geschädigten Weichteilmantel eine sichere Verankerung gewährleistet wird. Im postoperativen Verlauf kann Wundpflege und Wundkontrolle gut durchgeführt werden. Bei Knochenverlusten wird vor plastischer Deckung die Knochenkontinuität wiederhergestellt; dies ist durch eine Spongiosatransplantation, evtl. mit kortikospongiösen Spänen, die stabil verankert werden, möglich. Dadurch kann auch die Stabilität eines Fixateur externe erheblich verbessert werden. Vorzugsweise ist autologe Spongiosa zu nehmen, da sie sicher und schneller revaskularisiert wird. In den letzten Jahren hat sich die Anwendung der Knochendefektüberbrükkung mit Hilfe der Ilisarow-Technik nach radikalem Knochendébridement mit Knochenkomplettresektion und anschließender Segmentverschiebung bewährt.

Technik der Muskellappenplastik

Ortsständige Muskellappenplastiken lassen sich technisch relativ einfach durchführen. Um die Vitalität des Lappens zu sichern, ist die Kenntnis der Gefäßanatomie und der Versorgungstypen des Muskels erforderlich. Matthes u. Nahai [7] unterscheiden in Abhängigkeit von Lokalisation und Anzahl der versorgenden Gefäße 5 Typen. Am besten geeignet sind demnach Muskel mit einem Hauptgefäß nahe des Muskelursprungs; damit sind sie ideal für eine Transposition mit Schwenkung um den Gefäßstiel (z. B. medialer bzw. lateraler Gastroknemiusbauch). Die Präparation der anderen gestaltet sich demnach schwieriger. Die Gefahr der Komplikationen mit Muskelnekrose steigt [7]. Der zur Deckung ausgewählte Muskel wird unter sorgfältiger Schonung der Eintrittsstelle seiner Gefäß- und Nervenversorgung isoliert. Die Sehnen distal werden so weit durchtrennt, wie sie dem zu verlagernden Muskelanteil angehören, damit der Rest zusammen mit synergistischen Muskelgruppen weiterhin die Funktion gewährleistet. Die Schwenkung erfolgt mit Drehachse, Gefäß- und Nervenstiel und ist hierdurch ebenfalls begrenzt. Um insbesondere venöse Zirkulationsstörungen zu vermeiden, muß bei der Verlagerung des Muskels unter Hautbrücken darauf geachtet werden, daß seine Gefäß- und Nervenverbindung nicht torquiert oder eingeschnürt wird. Die Deckung des transplantierten Muskels mit Spalthaut vom gleichseitigen Oberschenkel beendet den Eingriff (Abb. 5).

Postoperative Nachsorge

In der Nachbehandlungsphase wird bei infizierten Situationen die sonstige einmalige perioperative Antibiotikaprophylaxe über 48 h fortgeführt. Eine Thromboseprophylaxe mit Heparin erfolgt routinemäßig. Zur weiteren Durchblutungsverbesserung können in ausgewählten Fällen Rheomacrodex-Infusionen erforderlich sein. Zur Förderung des venösen Rückstroms wird die Extremität über 14 Tage hochgelagert; sobald es die Situation erlaubt, wird mit krankengymnastischer Übungsbehandlung begonnen. Ein Lymphdrainageprogramm zur Verbesserung der Zirkulation im Gewebe setzt am 1. postoperativen Tag ein und wird von dem Patienten in der Regel gut angenommen.

Ergebnisse

An 66 Patienten wurden 80 Lappenplastiken zur Weichteildefektdeckung am Unterschenkel durchgeführt. Darunter befinden sich 54 Patienten mit Infekt mit Weichteilschaden, die in 42 Fällen mit einem Nahlappen gedeckt werden konnten. In 38 Fällen bestand die Therapie in einer autochthonen Muskellappenplastik. Vorwiegend verwandt wurde der M. gastrocnemius und der M. soleus. 4mal reichte zur Deckung ein fasziokutaner Lappen. In 24 Fällen wurde mit der autochthonen Schwenklappenplastik eine Spongiosaplastik kombiniert.

Komplikationen

Die Komplikationen entstehen häufig durch Fehleinschätzung der betroffenen Durchblutungssituationen und zusätzliche Traumatisierung des umgebenden Weichteilmantels. Die mangelnde Durchblutung des transponierten Gewebes mit partieller oder vollständiger Nekrose ist deshalb die wesentliche Komplikation. Dies gilt für den freien Gewebetransfer wie für die lokale Weichteildeckung. Eine totale Lappennekrose mit ortsständiger Weichteildeckung fanden wir in unserem Krankengut in 6 Fällen, eine partielle in 4 Fällen. Der entstandene Defekt wurde in 5 Fällen durch einen Fernlappen gedeckt, wobei 4 ausheilten und einer wegen Infekt an der mikrochirurgischen Gefäßanastomose mit septischer Blutung zur Amputation führte. In einem Fall konnte durch Spalthautdeckung auf dem entstandenen Granulationsrasen die Heilung erzielt werden. Alle Teilnekrosen wurden durch eine weitere Spalthautdeckung zur Heilung gebracht.

Diskussion

Die Wiederherstellung eines gesunden und stabilen Weichteilmantels ist unabdingbare Voraussetzung für die erfolgreiche Behandlung von offenen Frakturen und Knocheneiterungen. Als erstes stellt sich die Frage des zeitlichen Vorgehens. Um eine möglichst frühe Knochenbruchheilung zu erreichen, ist es auch wichtig, daß eine offene Fraktur schnell zum baldmöglichsten Zeitpunkt in eine geschlossene verwandelt wird, so daß – wenn immer möglich – eine primäre Deckung des freiliegenden Knochens angestrebt werden sollte. Ein spannungsfreier Wundverschluß ist eine Conditio sine qua non, die häufig nur durch Muskeltransposition mit

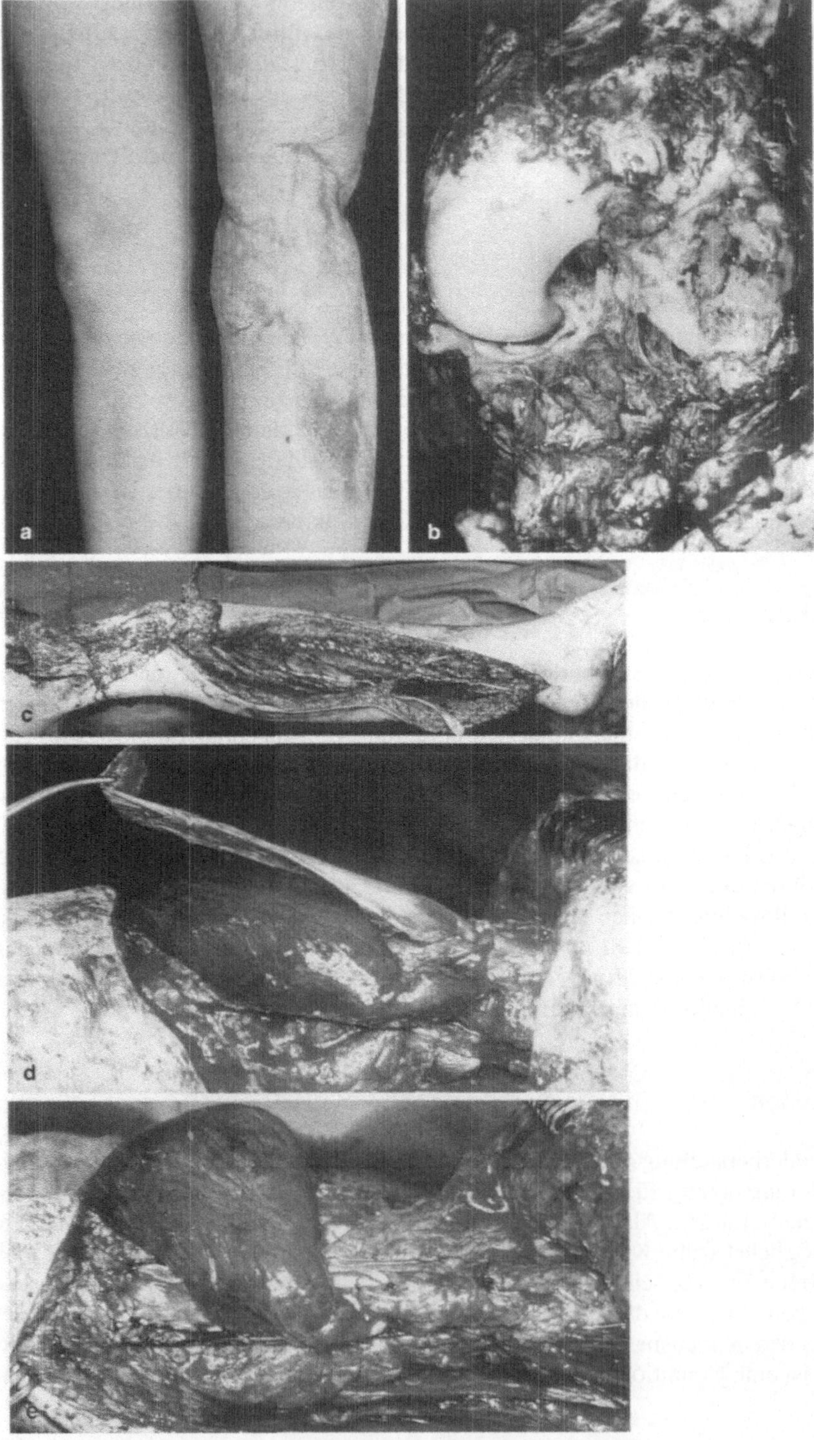
a
b
c
d
e

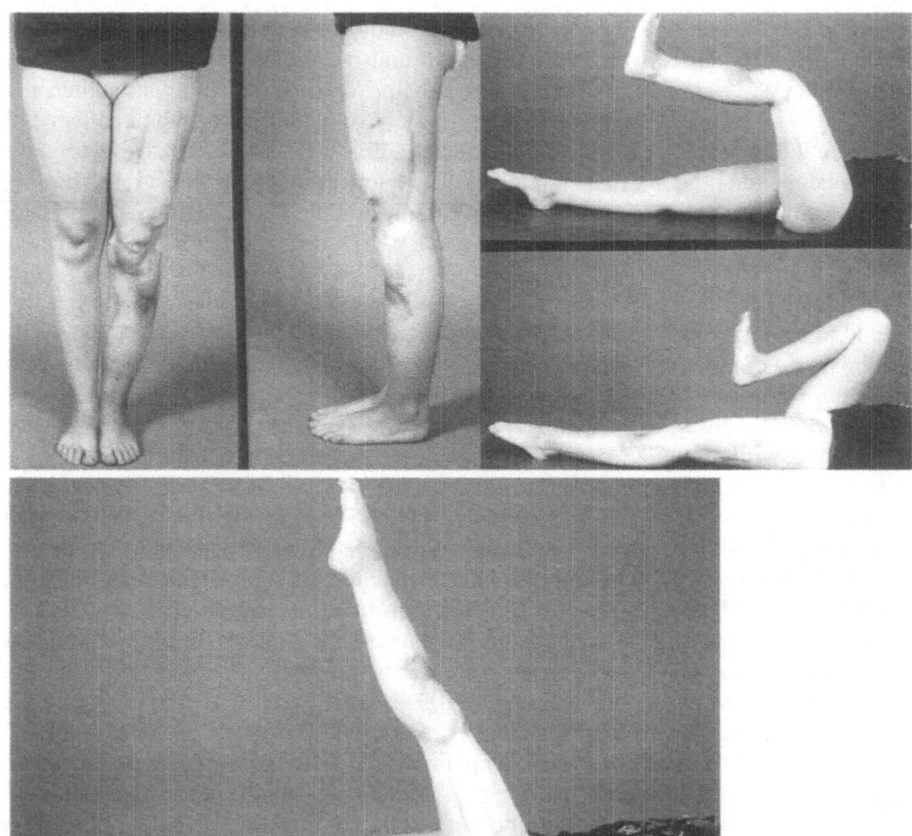

Abb. 5 a–f. Zustand nach offener distaler Oberschenkelfraktur mit Verlust des Streckapparates inklusive Patella (**a**); intraoperativer Befund nach Metallentfernung und Präparation der Tuberositas tibiae mit Restligament und Restquadrizepssehne (**b**); Heben des medialen Gastroknemiuskopfes mit halben Anteil der Achillessehne als Streckapparatersatz (**c**); Rekonstruktion der Patellasehne mit Durchflechtung des Quadrizepssehnenanteils und der Tuberositas tibiae und Deckung des Kniegelenkes ventral mit medialem Gastroknemiusbauch (**d,e**); Weichteilsituation und funktionelles Ergebnis 1 Jahr postoperativ (**f**)

Spalthautdeckung erreicht werden kann. Ob dies primär zum Zeitpunkt der Frakturversorgung machbar ist, hängt vom jeweiligen Fall ab.

In der Behandlung der Osteitis kann je nach Aktivität entweder einzeitig mit radikalem chirurgischem Débridement, Wiederaufbau der Knochenkontinuität und Wiederherstellung des Weichteilmantels bei geringer Aktivität vorgegangen werden. Handelt es sich um hohe putride Sekretmengen, so sollte zweizeitig in kurzen Abständen vorgegangen werden.

Die Kontinuität des Weichteilmantels kann durch verschiedene plastische Verfahren erreicht werden, von denen die angewandt werden, die die lokalen Verhältnisse und das Können des Chirurgen erlauben. Wenn immer möglich sollten die einfacheren Verfahren angewandt werden. Dem Schwierigkeitsgrad entsprechend können demnach, in der Skala von leicht nach schwierig, kutane-fasziokutane-axiale Lappen, autochthone Muskellappenplastiken und endlich der freie Gewebetransfer mit mikrovaskulärem Anschluß Anwendung finden. Diese Methoden bewirken neben der Defektdeckung eine Verbesserung der Durchblutung im Transplantatlager. Während bei gestielten Fernlappen wie Rundstiel und Crossleg die Blutversorgung des Knochens zu gunsten des Transplantates eher noch verschlechtert wird, sind bei Lappen mit eigener axialer Blutversorgung günstigere Durchblutungsverhältnisse zu erreichen. Neben der höheren Sauerstoffspannung im Gewebe erreicht man ein besseres Antibiotikaangebot und günstigere Voraussetzungen für die Wirkung körpereigener Abwehrkräfte [4, 7]. Auch die Einheilung frei übertragener Spongiosa wird durch die Vaskularisierung der Umgebung beschleunigt.

Unter teilweise oder vollständig nekrotisch gewordenen Lappen beobachten wir regelmäßig eine gute Granulationsbildung. Durch Spalthautdeckung kann in diesen Fällen ebenfalls eine sichere Weichteildeckung erzielt werden, so daß trotz primären Mißerfolgs schließlich eine Heilung erreicht wird. Es scheint also, daß das untergehende Muskelgewebe die Bildung von gut vaskularisierten Granulationen anregt. Im Gegensatz zu den gestielten Fernlappen mit Zwangshaltung während der Einheilungsphase über 3–4 Wochen, wird der Komfort des Patienten bei den ortsständigen Lappen nur wenig beeinträchtigt. Das kosmetische Ergebnis ist durch die Auffüllung des Defektes mit Muskelgewebe und Spalthautdeckung akzeptabel.

Durch die Autarkie der Muskellappenplastik mit der Möglichkeit des spannungsfreien Wundverschlusses bieten sich Spongiosaplastiken oder Spananlagerunge als simultane Maßnahmen an und dem Patienten kann eine weitere Operation erspart werden. Die suffiziente Bedeckung des originären Knochens oder des evtl. eingebrachten Transplantates hat einen günstigen Einfluß mit Heilung der Fraktur bzw. Ausheilung der Osteitis am Fokus. Eventuell erforderliche Reeingriffe am Knochen zur Wiederherstellung der Knochenkontinuität können ohne weiteres durch Anheben der gut eingeheilten Lappen unter Beachtung der Gefäßnervenversorgung durchgeführt werden und sind unproblematisch geworden [9].

Zu bedenken sind die funktionellen Verluste (wie z. B. Gangschwierigkeiten), die durch Schwächung der Muskelgruppe entstehen. Daher gibt es keinen Zweifel darüber, daß funktionell wichtige Strukturen erhalten bleiben. Die Abwägung des Nutzens für den Patienten durch die Operation mit Wiederherstellung der verlorenen Funktion darf nicht zu störendem Funktionsverlust an anderer Stelle führen.

Mit den Methoden und Techniken der plastischen Chirurgie sind dem ausgebildeten Chirurgen Techniken an die Hand gegeben worden, die ihm erlauben, auch bei schweren Defekten mit ausgedehnten Weichteilschäden ein gutes funktionelles Ergebnis zu erreichen.

Literatur

1. Burri C (1979) Posttraumatische Osteitis. Huber, Bern Stuttgart Wien
2. Burri C, Neugebauer R (1990) Infektion von Knochen und Gelenken. Huber, Bern Stuttgart Wien
3. Ganzoni N, Jirecek V (1991) Die gestielte Muskellappenplastik am Unterschenkel. Enke, Stuttgart
4. Ger R, Efron G (1970) New operative approach in the treatment of chronic osteomyelitis of the tibial diaphysis: a preliminary report. Clin Orthop 70:165
5. Graf P, Biemer E (1992) Defektdeckung an den Extremitäten mit distale gestielten Lappenplastiken. Chirurg 63:964–972
6. Habermayer P, Schweiberer L (1983) Die Weichteilplastik zur Sanierung infizierter Defekte der unteren Extremität. Orthopädie 12:205
7. Mathes SJ, Nahai F (1982) Clinical applications for muscle and musculocutaneous flaps. Mosby, St. Louis Toronto London
8. Mühlbauer W, Bolbrisch RR (1983) Der Weichteildefekt bei Frakturen. Orthopädie 12:47–53
9. Neugebauer R; Burri C, Ulrich C (1986) Simultane autologe Spongiosaplastik und Muskellappentransposition zur Kontinuitätswiederherstellung an der unteren Extremität bei osteitischen Defekten. Langenbecks Arch klin Chir 367:99
10. Niinikoski J, Hunt TK (1972) Oxygen tensions in healing bone. Surg Gynecol Obstet 134:746
11. Schulten HW (1897) Eine Methode, um Knochenhöhlen im Femur und im Humerus durch plastische Operation auszufüllen. Arch Klin Chir 54:328
12. Stark, WJ (1946): The use of pedicled muscle flaps in the surgical treatment of chronic osteomyelitis resultin from compound fractures. J Bone Joint Surg 28:343

Deckung von Unterschenkeldefekten mit mikrochirurgischen Lappentransplantaten

G. Germann

Das therapeutische Konzept der Behandlung komplexer Weichteilschäden der unteren Extremität hat in den letzten Jahren eine erhebliche Wandlung erfahren. Nach der Konsolidierung der Vitalparameter und der Sicherung des Überlebens des Patienten wird heute eine primäre Stabilisierung von Frakturen, die vollständige Entfernung avitalen, hypoxischen Gewebes und eine frühe definitive Deckung der Weichteildefekte angestrebt [4, 9, 11, 15, 16].

Erkenntnisse sowohl aus klinischer als auch Grundlagenforschung haben die Wirkung eines massiven Traumas auf den Gesamtorganismus erhellen können. Neben einer erheblichen Beeinträchtigung der Immunfunktion löst ein schweres Trauma eine Vielzahl mediatorvermittelter Prozesse aus, die u. a. zu Störungen der Mikrozirkulation mit konsekutiver Gewebehypoxie, erhöhter Kapillarpermeabilität und klinisch faßbarer Perfusionsstörung mit Schocksymptomatik führen. Instabile Frakturen, hypoxisches Gewebe (z. B. beim nicht diagnostizierten Kompartmentsyndrom) und zerstörtes, avitales Gewebe (Kontusion, Décollement) können diesen Prozeß unterhalten oder reinitiieren (Abb. 1). Dies kann bei schweren Weichteilverletzungen bis zu einer vitalen Bedrohung des Patienten führen [4, 8, 15].

So konnten durch eine frühe knöcherne Stabilisierung im Rahmen der Erstversorgung von Polytraumatisierten viele dieser Prozesse abgemildert und die Letalität vergleichbarer Gruppen gesenkt werden. Komplexe Frakturen wurden jedoch häufig zu spät definitiv versorgt, so daß bei drittgradig offenen Frakturen mit einer Infektionsrate von bis zu 37 % gerechnet werden mußte. Neben einer erheblichen psychischen und physischen Belastung des Patienten führte dies zu exorbitanten Gesamtbehandlungskosten. Für die Betroffenen bedeutete eine Knocheninfektion zumeist multiple Operationen und Krankenhausaufenthalte, Verdienstausfall oder Verlust des Arbeitsplatzes, eine lange Rehabilitationszeit mit sozialer Entwurzelung und eine hohe Rate an Alkoholismus. Sozioökonomisch schlägt sich dies in Behandlungskosten nieder, die das 6- bis 10fache dessen betragen, was bei einer erfolgreichen, definitiven Frühsanierung veranschlagt werden muß [3, 4, 6, 12, 17].

Mit der Entwicklung der Mikrochirurgie haben sich auch die Möglichkeiten der Traumaversorgung gewandelt [1, 7]. Mit steigender Erfolgsrate wurde die Möglichkeit einer mikrochirurgischen Defektdeckung immer früher in das differentialtherapeutische Konzept einbezogen. Nachdem Godina [9] und Byrd et al. [4] hervorragende Ergebnisse mit der definitiven Frühversorgung komplexer Extremitätenverletzungen veröffentlichten, wurde zunehmend in Traumazentren der plastisch-rekonstruktive Chirurg in das primäre Traumamanagement einbezogen. Das in einigen Zentren entwickelte Konzept bestand in einer interdisziplinären Evaluation des Patienten, einer primären Versorgung nach Stabilisierung der Vitalparameter und einer frühsekundären endgültigen Versorgung. Damit konnte schon bei der Aufnah-

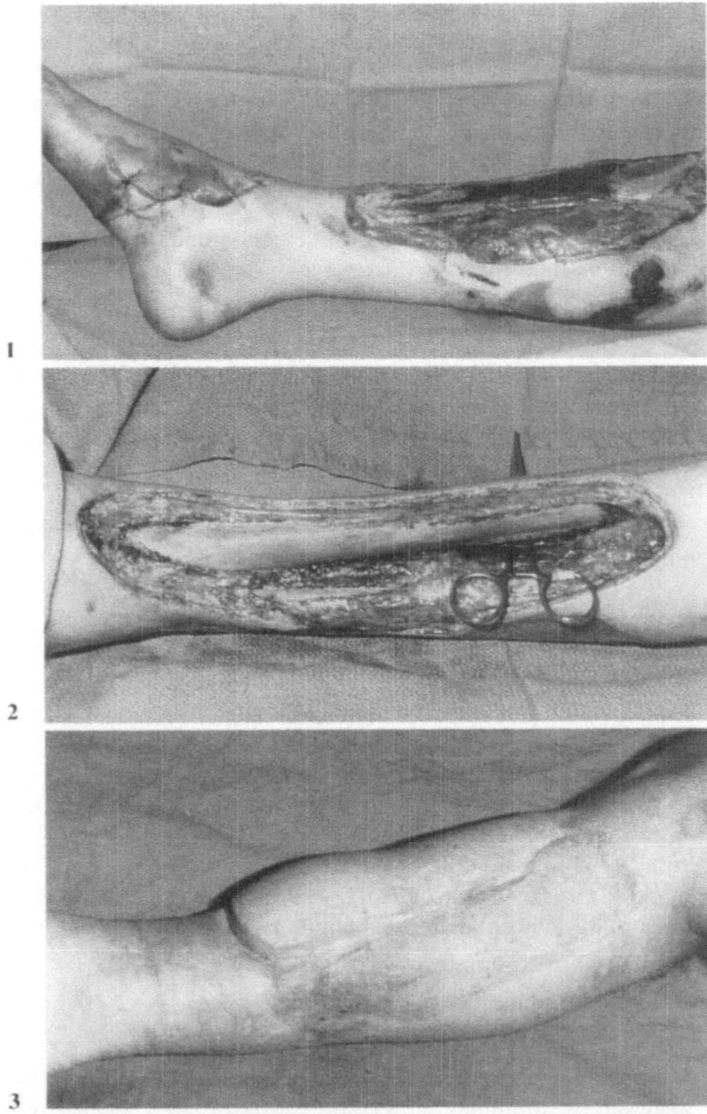

Abb. 1. Patient mit schwerem Kontusionstrauma der unteren Extremität und ausgedehntem prätibialem Weichteildefekt mit massiven Muskelneurosen

Abb. 2. Intraoperative Situation nach radikalem Débridement mit langstreckiger Exposition der Tibia

Abb. 3. Zustand nach reizloser Einheilung eines myokutanen Latissimus-dorsi-Lappens. Die Gefäßanastomose erfolgte arteriell End-zu-Seit, venös End-zu-End an die Tibialis-posterior-Gefäße

me des Patienten eine rekonstruktive Planung eingeleitet und die Prioritäten einer umfassenden Versorgung zwischen den beteiligten Diziplinen abgestimmt werden [4, 9].

Welche Bedeutung der Zeitpunkt der Defektdeckung hat, ergibt sich aus den unterschiedlichen Zielsetzungen bei früher oder verzögerter Defektdeckung. Bei früher definitiver Versorgung steht

- der Extremitätenerhalt,
- die stabile Weichteildeckung mit einer optimalen Infektionsprophylaxe,
- die Funktionserhaltung oder der
- Funktionsersatz
- und die frühe Rehabilitation

im Vordergrund, und zwar sowohl für den isolierten Weichteilschaden als auch für den komplexen Unterschenkeldefekt. Rekonstruktive Eingriffe am Knochen werden früh möglich, die Knochenbruchheilung beschleunigt. Bei amputierten Gliedmaßen kann die Stumpflänge erhalten werden und die Heilungsperiode verkürzt sich deutlich [14, 15].

Bei späterer Deckung stehen ist vor allem die Behandlung aufgetretener Komplikationen

- wie Osteitits
- oder Pseudarthrosen
- sowie funktionelle Rekonstruktion

das Behandlungsziel. Allerdings bieten viele Patienten, nach frustranen Deckungs- und Rekonstruktionsversuchen, extrem schlechte Bedingungen für eine plastische Versorgung, und ein möglicher Extremitätenverlust muß einkalkuliert werden [11, 16]. Vor allem infektiöse Komplikationen mit Verlängerung der Heilungsphase sind nach den Studien von Godina [9] und Byrd et al. [4] bei der aufgeschobenen Primärversorgung deutlich erhöht.

Im Versorgungskonzept „Schweres Unterschenkeltrauma“ soll der plastisch-rekonstruktive Chirurg daher in mehreren Phasen einbezogen werden:

- Primär interdisziplinäre Evaluation und Erstversorgung
- Definitive frühsekundäre Versorgung
- Funktionelle Rehabilitation

1. Primär interdisziplinäre Evaluation und Erstversorgung: Wie bereits angeführt spielt die Abstimmung der Versorgungsprioritäten der beteiligten Disziplinen eine wichtige Rolle in der Therapieplanung. Liegen komplexe Weichteil- und Knochenschäden mit der Notwendigkeit rekonstruktiver Eingriffe an den Extremitäten vor, so ist die Beteiligung des plastischen Chirurgen zu fordern. Schon beim primären Débridement können so operationstaktische Fehler vermieden werden, welche die Bedingungen für eine endgültige Versorgung verschlechtern. Ein Débridement muß darüber hinaus als „systemische Sanierungsmaßnahme“ angesehen werden, da die Entfernung avitalen Gewebes eine bedeutende Elimination potentieller Gefahrenquellen, wie z. B. der Aktivierung verschiedener Mediatorkaskaden darstellt. Auch das Risiko einer Keiminvasion über lokal geschädigte Bezirke wird vermindert [15]. Gleichzeitig können Verbereitungen für die mikrochirurgische Transplantation er-

folgen. Leider wird aus „Angst vor dem Loch“ oder aufgrund nicht vorhandener Deckungsmöglichkeiten vielfach nicht ausreichend debridiert und so schon in der unmittelbaren posttraumatischen Phase der Grundstein für einen langwierigen Heilverlauf gelegt.

Ist z. B. bei schweren Quetschverletzungen oder Hochenergietraumen eine sichere Beurteilung der Vitalität der betroffenen Strukturen nicht möglich, so muß das Débridement seriell im 48stündigen Rhythmus fortgesetzt werden. Ist zur Rekonstruktion des betroffenen Areals u. U. eine mikrovaskuläre Lappentransplantation geplant, so können die vorgesehenen Anschlußgefäße dabei schon inspiziert und weitgehend vorbereitet werden.

2. Definitive frühsekundäre Versorgung: Eine frühsekundäre, definitive Versorgung ist vor Ablauf der 1. Woche nach dem Trauma anzustreben. Zu diesem Zeitpunkt ist die Kontamination der Wunde noch gering, die Wunde zeigt noch kein typisches Granulationsgewebe mit hoher Keimdichte und das posttraumatische Ödem ist abgeklungen. Eine stabile Wunddeckung hat sowohl lokale als auch systemische Effekte. Durch Deckung freiliegender Knochen und Weichteilstrukturen kann eine optimale Infektionsprophylaxe erreicht werden. Gleichzeitig wird der posttraumatische Hypermetabolismus reduziert und auch auf diese Weise die Infektanfälligkeit gesenkt und der Gesamtzustand des Patienten verbessert [8, 15].

3. Funktionelle Rehabilitation: Die erfolgreiche Weichteilrekonstruktion erlaubt eine frühe funktionelle Rehabilitation, sei es durch weitere operativ-rekonstruktive Maßnahmen oder eine frühe Übungsbehandlung. In Kombination mit den jeweils geeigneten traumatologischen Verfahren zur Knochenrekonstruktion können so die Behandlungs- und Heilungszeiten deutlich verkürzt werden [4, 9].

Grundsätzliche Voraussetzung für den plastischen Chirurgen ist natürlich die Beherrschung mikrochirurgischer Techniken, um in Kooperation mit dem Traumatologen ein breites Spektrum rekonstruktiver Maßnahmen anbieten zu können. Hier reichen gerade bei schwertraumatisierten Patienten oft die lokal verfügbaren Gewebe nicht aus, oder sie sind so geschädigt, daß eine Verwendung zur Defektdeckung nicht möglich ist. Darüber hinaus darf auch die Morbidität der Hebedefekte lokaler Lappen nicht unberücksichtigt bleiben. In solchen Fällen ist eine Extremitätenerhaltung nur noch durch eine freie, mikrovaskulär angeschlossene Lappentransplantation möglich und v. a. sicherer als die Verwendung regionaler Lappen (Abb. 3 und 4). Wird diese frühsekundär durchgeführt, kann die Rate der posttraumatischen Osteomyelitis und der Extremitätenverluste erheblich reduziert werden, da sich im weiteren posttraumatischen Verlauf die lokalen Bedingungen verschlechtern und die Komplikationsrate ansteigt (Abb. 5).

Besondere Bedeutung haben hier die Muskel- und muskulokutanen Lappen erlangt, die durch eine Renaissance der Anatomie in den letzten 20 Jahren entwikkelt werden konnten. Extensive Untersuchungen der Durchblutungsmuster von Haut und Muskulatur führten zu neuen Konzepten der funktionellen Anatomie, die in der Entwicklung von axial versorgten fasziokutanen, muskulären und muskulokutanen Lappen (z. B. M. latissimus dorsi, Radialislappen, Skapulalappen, M. gastrocnemius) und ihrer Einführung in die klinische Praxis gipfelten [11].

Welcher Lappentyp verwendet wird, hängt von der individuellen Situation, der Größe und Lage des Defektes, der Verfügbarkeit von Spenderarealen und der Gefäßsituation ab. „Arbeitspferd“ ist der M. latissimus dorsi, der wegen der kon-

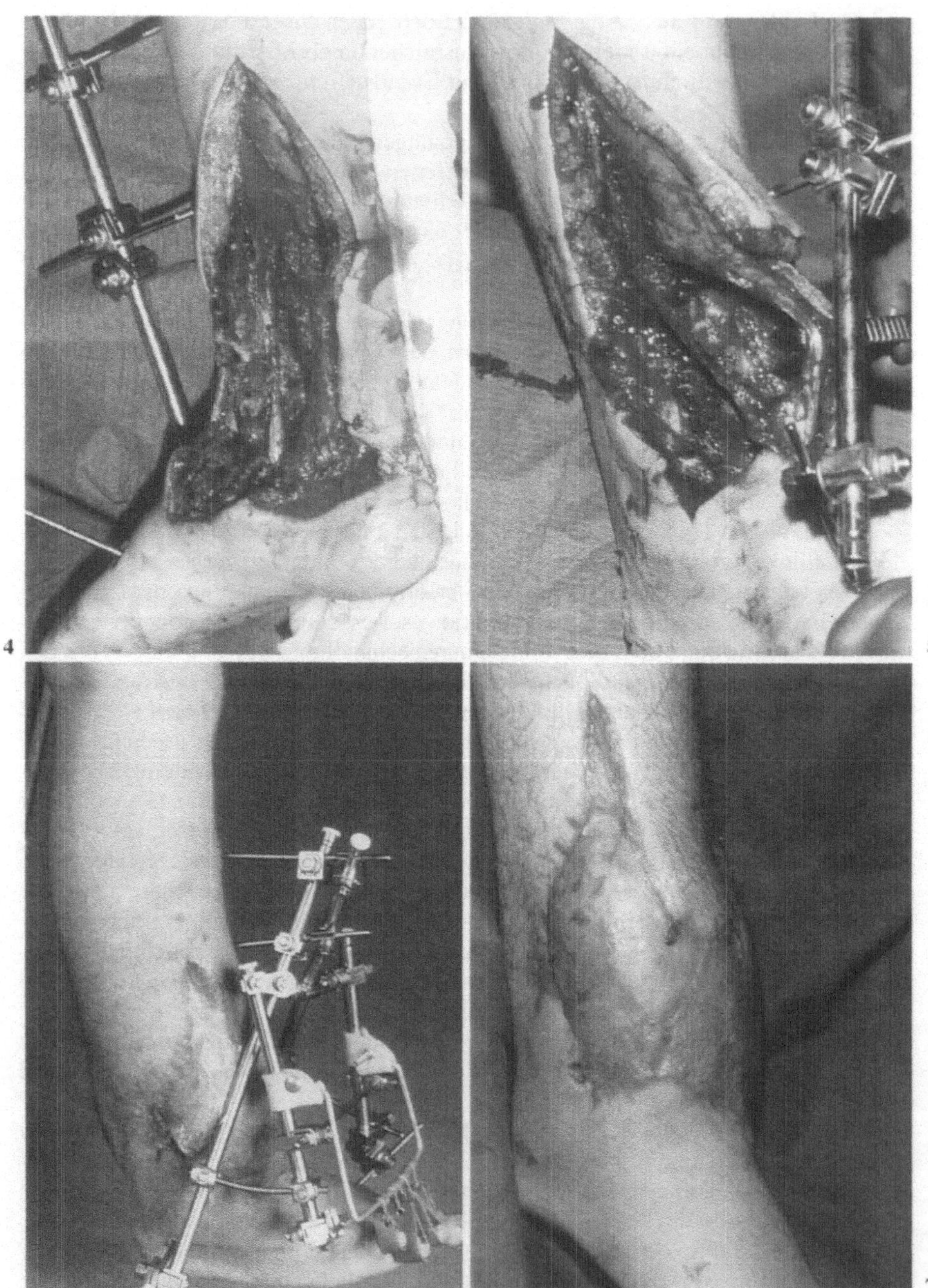

Abb. 4. Intraoperativer Befund bei Zustand nach schweren Quetschverletzungen mit bilateralem penetrierendem Defekt der Sprunggelenkregion (Medialansicht)
Abb. 5. Ansicht von frontolateral
Abb. 6. 7 Monate nach Deckung durch einen kombinierten Latissimus-Serratus-Lappen („butterfly flap") erfolgte die arthrodese des oberen Sprunggelenks. Noch deutliche Schwellung des Lappens
Abb. 7. Nach Entfernung des Fixateur externe schon deutliche Rückbildung der Schwellung. Reizlose Wundverhältnisse, kein Zeichen für Fistelung

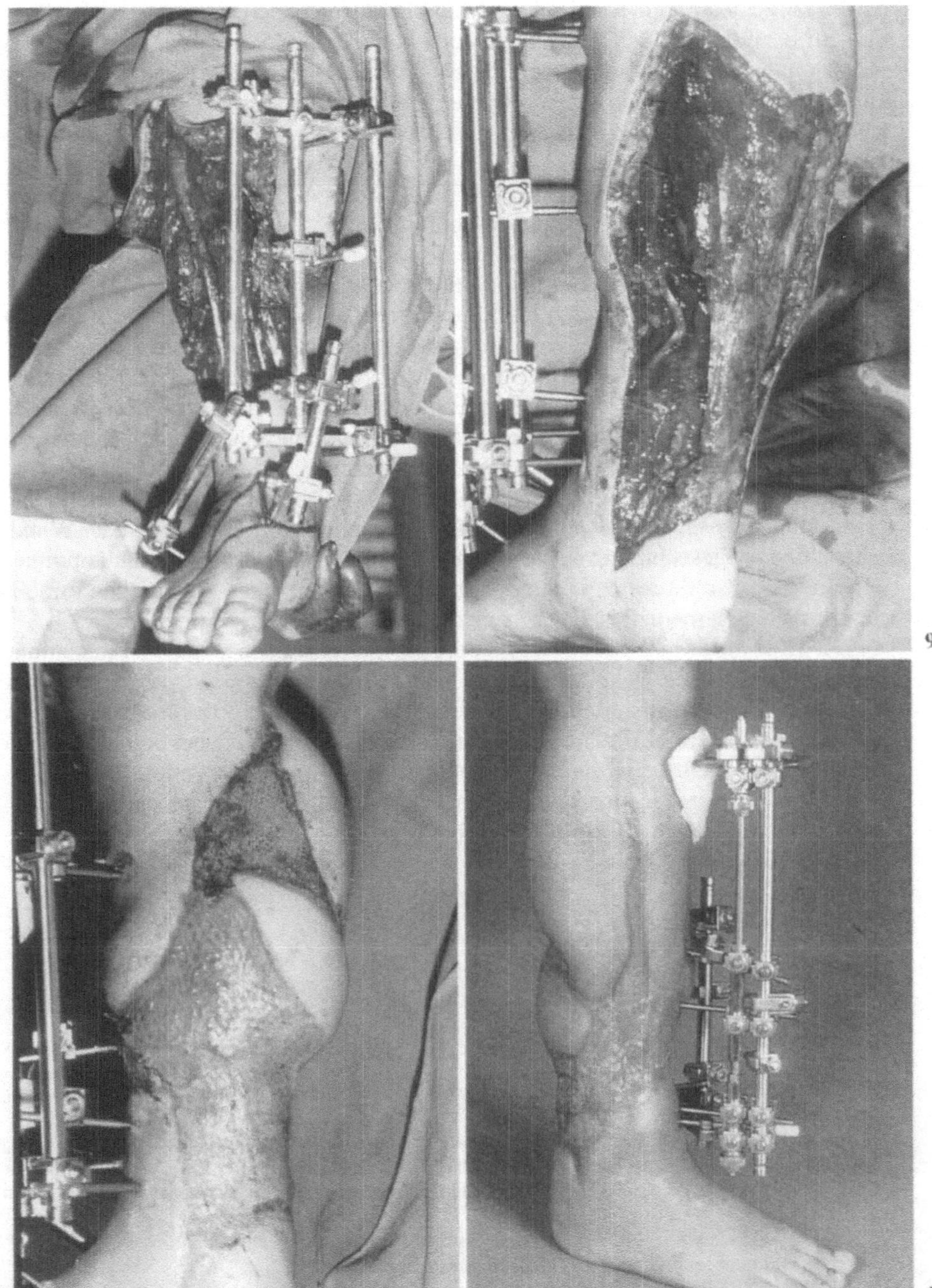

Abb. 8. Fast zirkulärer Defekt im distalen Unterschenkel mit ausgeprägtem Décollement der Weichteile und Exposition des oberen Sprunggelenks und der Strecksehnen. Ansicht von ventral
Abb. 9. Ansicht von dorsomedial
Abb. 10. 3 Monate nach reizloser Einheilung eines kombinierten Latissimus-Serratus-Lappens („butterfly flap") mit noch erheblicher Schwellung
Abb. 11. 6 Monate nach dem Trauma. Deutlicher Rückgang der Schwellung; die venösen Stauungen im Fußbereich haben sich normalisiert

stanten Gefäßanatonomie und seiner Größe herausragende Bedeutung in der Dekkung großer Weichteildefekte besitzt. Auch können durch Mitnahme eines Stückes der Skapula kleinere Knochendefekte (bis 10 cm) überbrückt werden. Größere Knochendefekte, die auch mit modernen Kallusdistraktionsverfahren kaum überbrückbar sind, können mit mikrochirurgischen Fibulatransplantationen rekonstruiert werden.

Neben den mechanischen sind es v. a. die biologischen Eigenschaften, die zur raschen Verbreitung der Muskellappen geführt haben. So wird die lokale O2- und offensichtlich auch die Antibiotikakonzentration erhöht und so zusammen mit der besseren Perfusion eine größere lokale Infektbekämpfungspotenz erreicht [5].

Wir haben erste Ergebnisse eine integrierten, interdisziplinären Konzepts der Frühversorgung schon 1985 vorgestellt. Mit konsequenter Durchführung ist es gelungen, die posttraumatische Infektionsrate signifikant zu senken. Hospitalaufenthalte, Operationsfrequenz und die Behandlungskosten konnten ebenfalls deutlich reduziert werden [9]. Mit einer verkürzten Behandlungsdauer kann so auch die soziale Reintegration der Patienten verbessert werden.

Eine wichtige Erfolgsvoraussetzung stellt die korrekte Indikationsstellung dar. Keinesfalls sollte ein Patient auf die vor Ort vorhandenen Möglichkeiten der Wundbehandlung „zugeschnitten" werden, sondern es sollte stets das individuell optimale Verfahren angestrebt werden. Nur so lassen sich unnötige Verzögerungen mit den oben dargelegten medizinischen und sozialen Konsequenzen vermeiden.

Die Ergebnisse in der Literatur und die eigenen Resultate zeigen die Bedeutung einer frühsekundären Rekonstruktion für das Gesamtkonzept in der Behandlung eines komplex traumatisierten Unterschenkels. Ein modernes Traumakonzept muß heute die enge interdisziplinäre Kooperation aller beteiligten Fächer beinhalten. Nur so können dauerhaft befriedigende Ergebnisse für Chirurg und Patient erzielt werden. Neben der ersten Priorität vital sichernder Eingriffe ist eine frühzeitige Abstimmung der involvierten Disziplinen zur optimalen Zeit- und Ablaufplanung essentiell. Der plastische Chirurg sollte von Beginn an in das therapeutische Konzept einbezogen werden.

Literatur

1. Acland RR (1983) Progress towards greater reliability in free issue transfer. Br Microsurg Soc 9:83
2. Anderl H, Hussl H, Papp C et al. (1982) Aktuelle rekonstruktive Verfahren zur Defektdeckung an den Extremitäten. Chirurg 53:235
3. Banic A, Wulff K (1987) Latissimus dorsi free flaps for total repair of extensive lower leg injuries in children. Plast Reconstr Surg 79:769
4. Byrd HS, Spicer TE, Cierney G (1985) Management of open tibial fractures. Plast Reconstr Surg 76:719
5. Chang N, Mathes SJ (1982) Comparison of the effect of bacterial inoculation in musculocutaneous and random pattern flaps. Plast Reconstr Surg 70:1
6. Colen LB (1987) Limb salvage in the patient with severe peripheral vascular disease: The role of microsurgical free-tissue transfer. Plast Reconstr Surg 389:396
7. Daniel RK, Taylor GI (1973) Distant transfer of an island flap by microvascular anastomoses. Plast Reconstr Surg 52:111

8. Germann G, Russell RC, Zook EG, Eriksson E (1986) Treatment of large traumatic soft tissue defects – Efficacy of free tissue transfer. Proc. VII. Intern. Con. Emerg. Surg. Zuckschwert, München, 382–384
9. Godina M (1986) Early microsurgical reconstruction of complex trauma of the extremities. Plast Reconstr Surg 78:285
10. Mathes SJ, Nahai F (1982) Clinical application for muscle and musculocutaneous flaps. Mosby, St. Louis
11. May JW, Gallico GG, Lukash FN (1982) Mikrovaskular transfer of free tissue for closure of bone wounds of the distal lower extremity. N Engl J Med 306:257
12. Melissinos EG, Parks DH (1989) Posttrauma reconstruction with free tissue transfer – analysis of 442 consecutive cases. J Trauma 29:1095
13. Parry SW, Toth BA, Elliott LF (1988) Micro-vascular free tissue transfer in children. Plast Reconstr Surg 81:838
14. Shenaq SM, Krouskop PE, Stal S et al. (1987) Salvage of amputation stumps by secondary reconstruction utilizing microsurgical free tissue transfer. Plast Reconstr Surg 79:861
15. Steinau HU, Germann G (1991) Plastisch-rekonstruktive Mikrochirurgie zur posttraumatischen Infektionsprophylaxe und Infektionsbekämpfung. Chirurg 62:852
16. Yaremchuk MJ, Brumback RJ, Manson PN et al. (1987) Acute and definitive management of traumatic osteocutaneous defects of the lower extremity. Plast Reconstr Surg 89:1
17. Zhong-Jia Y (1987) Combined transplantation of free tissues. Plast Reconstr Surg 79:222

Die operative Behandlung von Dekubitalulzera

U. Bötel

Dekubitalulzera sind schwerwiegende, oft jedoch vermeidbare Komplikationen einer Erkrankung oder Verletzung; sie verlängern notwendige Behandlungszeiten erheblich bei Gefährdung des Gesamtergebnisses einer Therapie. Gefährdet sind grundsätzlich alls langfristig bettlägerigen Patienten, ganz besonders aber Patienten mit Querschnittlähmungen, Intensivpflegepatienten und geriatrische Patienten. Der Entstehung eines Dekubitalgeschwüres liegt immer eine lokale Ischämie zugrunde, die einerseits durch Druck des Weichteilmantels auf vorstehende Knochenvorsprünge verursacht sein kann, jedoch auch durch Scherungen, die zu einer Lumeneinengung der aufsteigenden, die Haut versorgenden Gefäße führen.

Die rein mechanischen Faktoren können noch durch innere und äußere Ursachen weiter begünstigt werden.

Die Hauptgefahr des Dekubitus liegt darin, daß über die Zerstörung des Integuments Keime in die Tiefe eindringen können, die in Gewebenekrosen auch einen hervorragenden Nährboden finden, wobei die Fortleitung des Infektes in die Tiefe auch zum Einbruch in Knochen, Gelenke und Körperhöhlen führen kann mit daraus entstehender Sepsis mit akuter Lebensgefährdung.

Zur Dokumentation einerseits, zur situationsgerechten Therapie andererseits hat es sich bewährt, Druckgeschwüre zu klassifizieren, wobei wir uns an die wohldifferenzierte Gradeinteilung von Daniel et al. (1979) halten unter gleichzeitiger Dokumentation des Wundzustandes entsprechend den Stadien von Seiler. Nach Daniel bedeutet

- Grad I fixierte Hautrötung,
- Grad II Oberflächliche Ulzeration im Dermisbereich (analog zur 2.gradigen Verbrennung)
- Grad III Ausdehnung bis in das subkutane Fettgewebe,
- Grad IV tiefe Ulkusläsion mit Beteiligung von Fettgewebe, Faszien und Muskulatur, ohne Beteiligung des Knochens,
- Grad V Ulzeration mit Beteiligung von Knochen oder Gelenken, evtl. Einbruch in Beckenorgane wie Urethra, Rektum, Vagina.

Von Seiler u. Staehelin wurde 1979 eine Stadieneinteilung des Wundzustandes eingeführt:

- Stadium A: Wunde „sauber", Granulationsgewebe, keine Nekrosen,
- Stadium B: Wunde schmierig belegt, Restnekrosen, keine Infiltration des umgebenden Gewebes,
- Stadium C: Wunde wie Stadium B mit Infiltration des umgebenden Gewebes und/oder Allgemeininfektion (Sepsis).

Die Grade I und II sind in aller Regel sicher konservativ zu behandeln, der Grad III konservativ oder operativ, während die Grade IV und V in aller Regel einer zuverlässigen operativen Therapie bedürfen. In allen Graden und Stadien muß eine gezielte lokale und allgemeine Therapie durchgeführt werden mit scharfer Exzision der Nekrosen, ggf. in mehreren Schritten, allgemeiner Beseitigung der Elektrolyt- und Stoffwechselverschiebungen sowie Eiweißaufbau und lokaler Wundbehandlung zur Konditionierung und Erzielung des Stadiums A nach Seiler, ehe entschieden werden kann, ob die weitere Abheilung konservativ erfolgen soll und kann, oder ob ein operativer Eingriff durchgeführt werden muß. Die Skala der operativen Möglichkeiten reicht von Reverdin- und Spalthautdeckungen, überwiegend als Meshgraft, über lokale Rotationslappen bis hin zu myokutanen Lappenplastiken, u. U. mit sensibel innervierten Lappen, während ein mikrovaskulärer freier Gewebetransfer in der Dekubituschirurgie wegen der drohenden Rezidivgefahr und oft schlechter Anschlußgefäße eine seltene Ausnahme sein dürfte.

Die Bedeutung operationsbedürftiger Dekubitalgeschwüre bei Querschnittgelähmten mag daraus ersehen werden, daß allein innerhalb 1 Jahres vom 1. 1. 92 bis zum 31. 12. 92 in unserer Abteilung 83 Patienten operiert werden mußten, von denen 61 bereits ein oder mehrere Druckgeschwüre in der Vorgeschichte hatten (Tabelle 1). 4 Patienten verstarben mittelbar oder unmittelbar im Zusammenhang mit der Behandlung der Druckgeschwüre: 2 wegen Sepsis, einer wegen Kachexie, bei einem Patienten war die Ursache auch autoptisch nicht zu sichern. Bei den 83 Patienten lagen 108 operationsbedürftige Druckgeschwüre vor, überwiegend im Sitz- und Kreuzbeinbereich (Tabelle 2).

Tabelle 1. Operative Therapie des Dekubitus

Männer	65
Frauen	18
	83
Dekubitis aus der Anamnese	61
Exitus (Sepsis 2, Kachexie 1, ungeklärt 1)	

Tabelle 2. Lokalisation der operativ behandelten Druckgeschwüre

Kreuzbein	24
Sitzbein	49
Trochanter	10
Septische Hüftluxation	8
Leiste/Damm	4
Knie/Unterschenkel/Fuß	13
	108

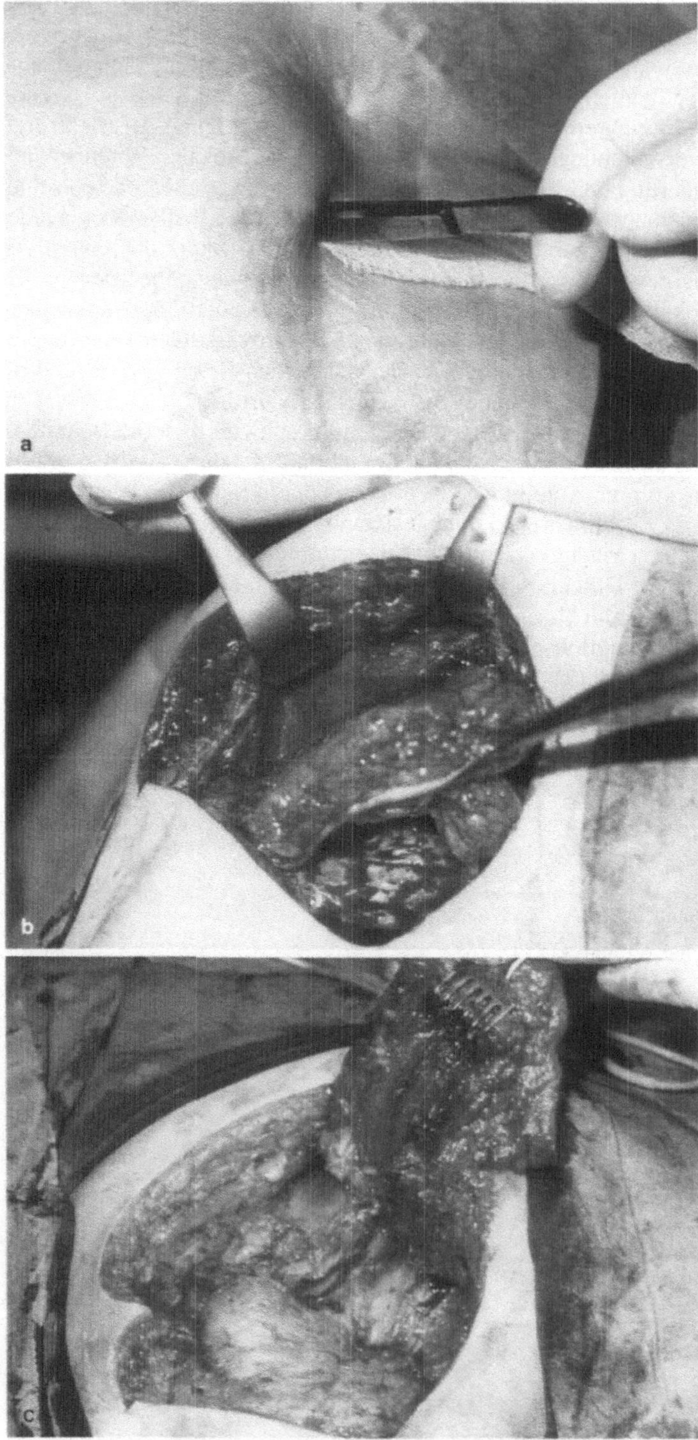
a
b
c

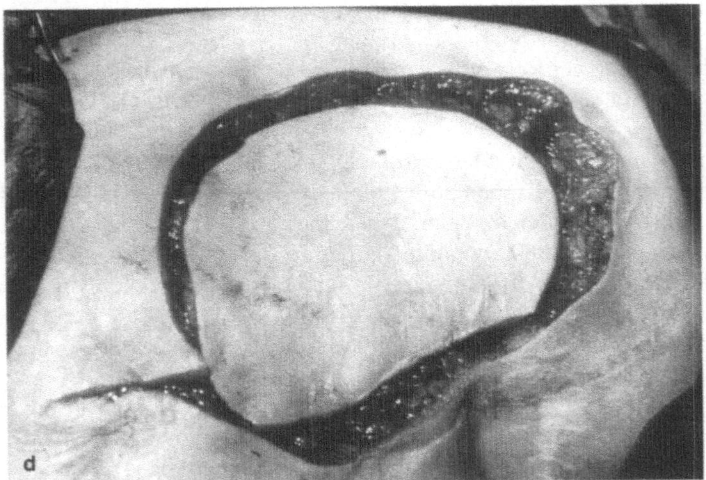

Abb. 1a–d. 52jähriger Patient. **a** chronisch-rezidivierendes, fistelndes Druckgeschwür am linken Sitzbein nach mehrfachen voraufgegangenen operativen Eingriffen. Auffüllung der großen Defekthöhle mit Streifen (Pseudotumortechnik). **b** Ausgedehntes Débridement mit Entfernung allen Narbengewebes, Sitzbeinresektion. **c** Hebung eines Glutäusinsellappens über der A. glutea inferior. **d** Deckung der Resektionshöhle mit dem verlagerten muskulokutanen Lappen, primärer Verschluß des Hebedefektes

Tabelle 3. Myokutane Lappen

Glutaeus	30
Tensor fasciae latae	11
Biceps femons	21
Gracilis	1
Rectus Abdominis	1
	64

Tabelle 4. Sonstige Eingriffe zur operativen Behandlung des Dekubitus (Gesamt 167)

Sitzbeinresektion mit Primärverschluß	28 (von 49)
Große Nekrektomie	18
Hüftresektion	32
Meshgraft	4
Rotationslappen	19
Revision/Sekundärnaht	49
	150

Die 108 Druckgeschwüre machten 167 Operationen notwendig, überwiegend myokutane Lappenplastiken (Tabelle 3), wobei am häufigsten myokutane Glutäuslappen Anwendung fanden. Eine hohe Zahl von Eingriffen war wegen Revisionseingriffen erforderlich, um das Ergebnis der primären Lappenplastiken zu sichern

(Tabelle 4). Von den 49 Sitzbeindruckgeschwüren ließen sich 28 durch Exzision der eröffneten Bursa ischiadica und Sitzbeinresektion mit lokaler Weichteilverschiebung erfolgreich behandeln, der Rest mit myokutanen Lappenplastiken. Meshgraftplastiken wurden in wenig belasteten Gebieten angewendet sowie zur Deckung von Hebedefekten.

Im Kreuzbeinbereich sind auch relativ große Defekte häufig allein durch beidseitige fasziokutane Glutäusinsellappen zu verschließen, ohne daß der Lappen auf seinen Gefäßstiel präpariert werden müßte. Extreme Defekte, wie sie beispielsweise bei der Exzision von Plattenepithelkarzinomen auf dem Boden langjähriger chronischer Druckgeschwüre mit über 10jährigem Verlauf entstehen können, müssen durch myokutane Glutäuslappen auf dem Boden sowohl der A. glutaea superior als auch der A. glutaea inferior verschlossen werden, wobei die Hebedefekte dann meist mit Spalthaut gedeckt werden müssen.

Immer muß ein radikales Débridement allen Narbengewebes bis in die gesunde Grenze durchgeführt werden, damit eine sichere Deckung durch myokutanen Lappen mit zuverlässiger Auffüllung der Hohlräume erfolgen kann (Abb. 1).

Immer sind ausgedehnte Muskelhebungen erforderlich, wenn eine infizierte Wundhöhle wie z. B. nach einer Hüftgelenkresektion saniert werden muß. Für den Verschluß des Hüftgelenkes bei der Girdlestone-Hüfte hat sich der Wundhöhlenverschluß mit Vastus lateralis in Kombination mit einem Tensor-fasciae-latae-Lappen bewährt (Abb. 2).

Kann aus den verschiedensten Gründen eine Extremität oder ein Oberschenkelstumpf nicht erhalten werden, lassen sich auch sehr ausgedehnte sakrale Ulzerationen mit dem ausgehülsten Muskelmantel von der Oberschenkelvorderseite sehr belastungsstabil decken.

Unbestreitbar haben myokutane Lappenplastiken erhebliche Vorteile gegenüber anderen plastisch-chirurgischen Maßnahmen zur Behandlung von Dekubitalulzera.

Ganz besonders ist hierbei die gute Verschieblichkeit der Lappen hervorzuheben mit sehr guter Auffüllung auch großer Wundhöhlen und optimaler Deckung von Knochen. Meist lassen sich myokutane Lappen bei intakter Gefäßversorgung auch bei Rezidiveingriffen wieder verwenden. Die sekundäre Schrumpfung durch Fibrosierung ist wesentlich geringer ausgeprägt als bei anderen Lappenplastiken, auch führt die gute Lappendurchblutung zu einer verbesserten lokalen Infektabwehr.

Diesen unbestreitbaren Vorzügen stehen jedoch auch einige Gefahren gegenüber, von denen die gefährlichste die Thrombose oder Verletzung des ernährenden Hauptgefäßes ist mit der Folge des Lappenunterganges. Anfangs sind nicht selten venöse Abflußstörungen zu beobachten, v. a. bei Insellappenplastiken, weshalb eine Gewebebrücke stehen bleiben soll, wo immer dies möglich ist. Sekundär wird die Einheilung des Lappen gefährdet durch Hämatome und dadurch mögliche Infekte.

Den Gefahren der Gefäßthrombosierung kann man dadurch begegnen, indem der Lappen nicht zu weit verlagert wird und bei notwendigen Lappendrehungen eine Torquierung des Gefäßstieles vermieden wird. Der Durchzug eines Insellappens unter Gewebebrücken hat sich bei Querschnittgelähmten als weitere Gefahr der Lappendurchblutung gezeigt, weshalb Gewebebrücken vermieden werden sollen. Unbedingt erforderlich ist eine ausreichende primäre Drainage, die auch so lange belassen werden soll, als noch Hämatom abzusaugen ist. Kommt es zu einem

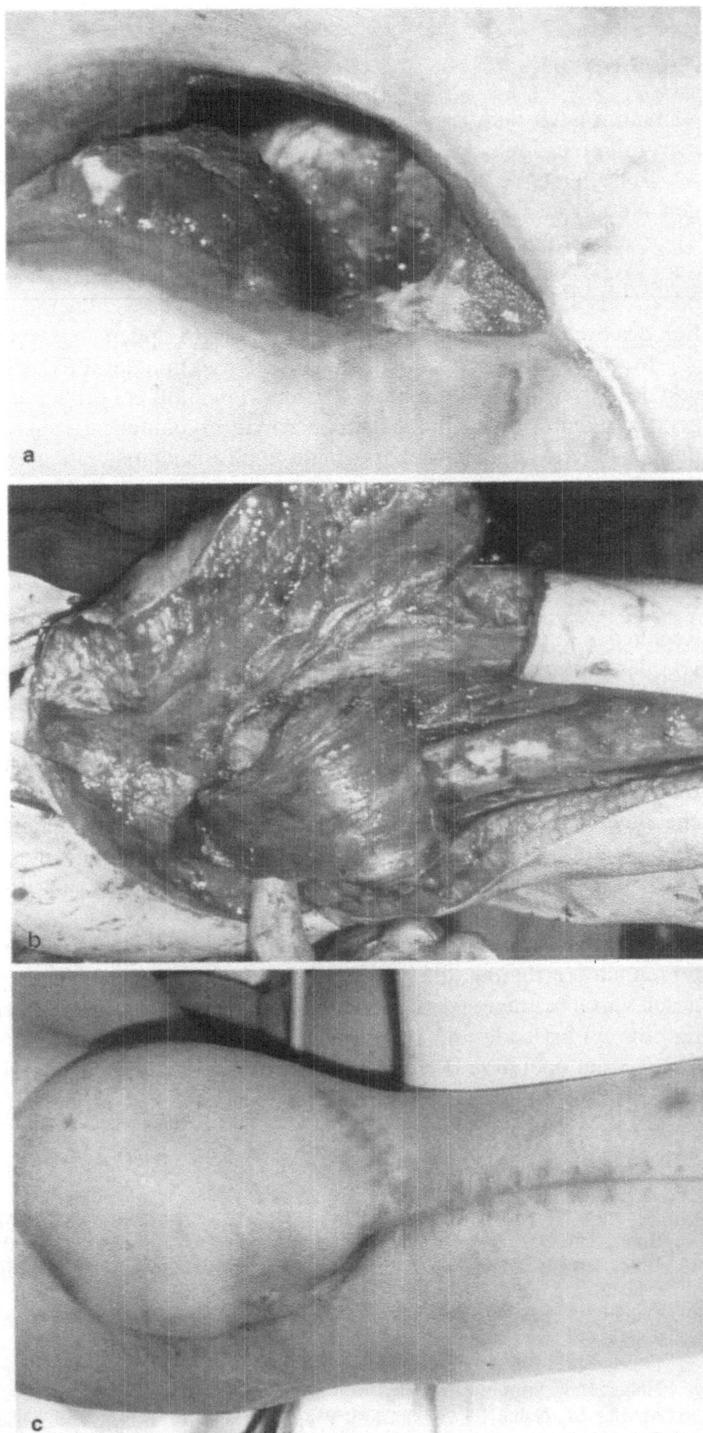

Abb. 2a–c. 26jährige Patientin. **a** Zustand nach Hüftgelenkresektion wegen septisch luxiertem Hüftgelenk rechts. **b** Nach Débridement der Resektionshöhle Höhlenverschluß mit Vastus lateralis, Hebung eines Tensor-fasciae-latae-Lappens. **c** Zustand nach Verschluß der Resektionshöhle, primärer Verschluß des Vastushebedefektes

Hämatom unter dem Lappen, muß eine frühzeitige Revision, zweckmäßig kombiniert mit einer Jetlavage, durchgeführt werden.

Entscheidende Bedeutung kommt auch der Entlastungslagerung und regelmäßigen Wundinspektionen zu.

Zur Deckung von Kreuzbeindefekten hat sich bei uns am besten ein myokutaner oder fasziokutaner Glutäusinsellappen auf dem Boden der A. glutaea inferior ein- oder beidseitig bewährt, während zur Deckung von Steißbeindefekten nach Resektion des Steißbeines überwiegend der Limberg-Lappen angewendet wurde.

Im Sitzbeinbereich kamen neben der Resektion der infizierten Bursa ischiadica und des Sitzbeines mit direktem Gewebeverschluß bei größeren Defekten überwiegend zungenförmige Glutäuslappen sowie myokutane Bizepslappen zur Anwendung, während Glutäusinsellappen nur noch ausnahmsweise gewählt werden wegen des oft ungünstigen Narbenverlaufes in der queren Glutäalfalte.

Im Trochanterbereich wird am häufigsten der Tensor-fasciae-latae-Lappen angewendet, bei Lage des Defektes am Hinterrand des Trochanters jedoch ein muskulokutaner Bizepslappen mit medialer Hautbrücke.

Der Erfolg der Dekubitustherapie ist nicht allein abhängig von einer nach den Regeln der Kunst durchgeführten Lappenplastik allein, sondern ganz wesentlich auch von der postoperativen Nachsorge mit entsprechender Lagerung und Wundpflege, wobei auch technische Hilfsmittel mit besonderen Würfelmatratzen oder modernen temperierten Wassermatratzen oder Clinitron-Betten hilfreich sein können.

Von entscheidender Bedeutung ist, daß der Patient selbst die Grundlagen der Dekubitusprophylaxe einsieht und erlernt. Dazu gehören auch individuell auszusuchende Sitzkissen für den Rollstuhl, die heute von verschiedenen Firmen in entsprechender Auswahl angeboten werden. Sitzhilfen müssen einerseits für eine gute Druckverteilung sorgen, zum anderen verhindern, daß es zu Luft- oder Flüssigkeitsstaus kommt.

Vor allem mit den myokutanen Lappentechniken stehen heute operative Verfahren zur Verfügung, die entscheidend zur erfolgreichen Therapie von Dekubitalgeschwüren beitragen, denen der Erfolg jedoch versagt bleibt, wenn nicht gleichzeitig eine umfassende und situationsgerechte Gesamttherapie durchgeführt wird, in welcher der operative Behandlungsschritt nur einen Teilaspekt darstellt.

Literatur

1. Barbenel JC, Forbes CD, Lowe FDO (eds) (1983) Pressure sores. Mc Millan, London
2. Bötel U (1980) The treatment of decubitus with Debrisan. J Drug Res 26–28
3. Bötel U (1989) Die Behandlung außergewöhnlich großer oder krebsig entarteter Druckgeschwüre mit multiplen musculocutanen Lappenplastiken. Hefte Unfallheilkd 207:206–207
4. Daniel RK, Hall EJ, Mc Leod MK (1979) Pressure sores – a reappraisal. Ann Plast Surg 3:53–63
5. Lüscher NJ (1989) Dekubitalulzera der Beckenregion: Diagnostik und chirurgische Therapie. Huber, Bern Stuttgart Toronto
6. Mathes SJ, Nahai F (1982) Clinical applications for muscle and musculocutaneous flaps – Experimental and clinical experience. Mosby, St. Louis Toronto London
7. Russe O, Bötel U (1989) 77 myokutane Lappen zur Deckung komplizierter Druckgeschwüre – Indikation und Ergebnisse. Hefte Unfallheilkd 207:188–189

8. Schrudde J, Fijakowski J (1986) Die Geschichte der chirurgischen Behandlung von Dekubitalulzera. Handchir Mikrochir Plast Chir 18:367–369
9. Seiler WO, Staehelin HB (1979) Einfluß aerober und anaerober Keime auf den Heilungsverlauf von Dekubitalulzera. Schweiz Med Wochenschr 110:685–690
10. Seiler WO, Staehelin HB (1982) Effiziente Dekubitustherapie durch Standardisierung mittels fünf Therapieprinzipien. Krankenpflege 11:22–28

Aktueller Stand in der Behandlung osteochondraler Schäden

H. G. Laprell

Die Behandlung osteochondraler Schäden hängt im wesentlichen vom Entstehungsmechanismus, der Ausdehnung des Schadens und vom Zeitabstand zwischen Verletzung und Behandlung ab (Tabelle 1). Wir können 2 große ätiologische Gruppen unterscheiden: die mechanischen Schäden und die degenerativen Schäden. Zweifelsohne gibt es zwischen diesen beiden Gruppen Grenzgebiete, im wesentlichen werden die traumatischen Knorpelschäden behandelt.

Tabelle 1. Phasen des traumatischen Knorpelschadens – Therapieverfahren

I Frische Fraktur	
Gelenkfraktur Typ B/C (AO-Klassifikation)	– offene Reposition
	– Spongiosaplastik
	– Platten- und Schraubenosteosynthese
	– halboffene Reposition (ASK)
	– Spongiosaplastik (Endobon®)
	– Fixateur extern
	– ohne Transfixation
	– mit Transfixation
	– geschlossen Reposition
	– Kallus-Distraktion
	– Ringfixateur
Osteochondrale Fraktur	– Refixation
	– Schrauben
	– resorbierbare Stifte
	– Fibrinkleber
	– Débridement
IIa Mechanische Störung	
Gelenkstufen	– Korrekturosteotomie
Achsenfehler	– Umstellungsosteotomie
IIb Knorpelsubstanzschaden	– Knorpel-Knochen-Transplantation
Chondromalazie	– Débridement
	– adjvante Umstellungsosteotomie
Regenerat-Insuffizienz	– Knorpel-Knochen-Transplantation
	– adjuvante Umstellungsosteotomie
III Arthrose	– Umstellungsosteotomie
	– Arthrodese
	– Endoprothese

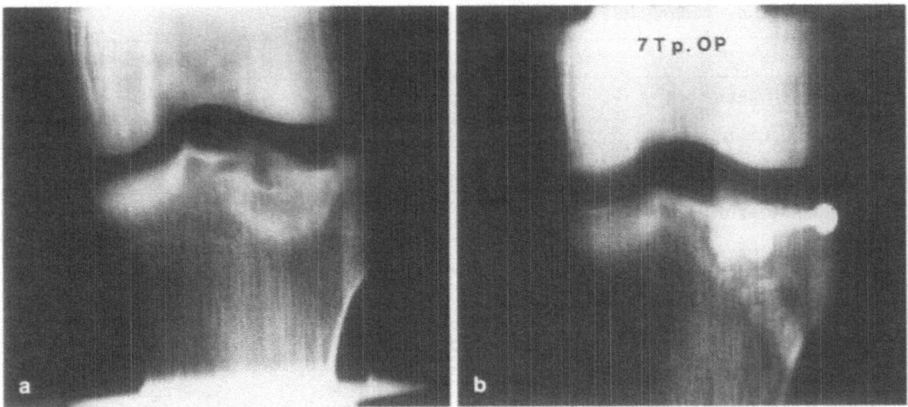

Abb. 1. a Schichtaufnahme einer lateralen Tibiakopfimpressionsfraktur. **b** Schichtaufnahme am 7. postoperativen Tag nach arthroskopisch kontrollierter Hebung und subchondraler Stabilisierung mit 3 Kleinfragmentschrauben. Im Knochenfenster ist ein Endobon-Dübel leicht schräggestellt zur Auffüllung des Defektes eingesetzt worden

In der Zeitphase I, der frischen Verletzung, folgt die Behandlung in der Regel den Prinzipien der AO mit offener anatomischer Rekonstruktion. Je geringer der Weichteilschaden, um so mehr kann der exakten Wiederherstellung der Gelenkfläche Beachtung geschenkt werden. In Abhängigkeit von der Verletzungsform muß aber auch die Belastungsachse und die ligamentäre Gelenkführung wiederhergestellt werden.

Als klassisches Verfahren kann die offene Reposition, Unterfütterung mit Spongiosa und interen Fixation als stabile Osteosynthese gelten. Beim schweren Weichteilschaden wurde in den letzten Jahren minimal-invasiven Verfahren zunehmend der Vorzug gegeben. Ziel bleibt die möglichst exakte Wiederherstellung der Gelenkfläche, i. allg. durch offene Reposition. Die Spongiosaplastik bleibt Bestandteil dieser Verfahren. Die rekonstruierte Gelenkfläche wird durch Minimalosteosynthese gehalten, die Stabilisierung erfolgt i. allg. durch gelenküberbrückende äußere Fixation. Anstelle der offenen Reposition wurden in den letzten Jahren arthroskopisch gestützte Verfahren entwickelt. Wir haben zwischen 1989 und 1992 insgesamt 27 Tibiakopffrakturen arthroskopisch gestützt operiert. Hierbei wird nur noch eine kleine Inzision zur Fensterung des Tibiakopfes und Anhebung der Fragmente benötigt (Abb. 1). Durch Verzicht auf autologe Spongiosa und Auffüllen des durch die Hebung entstandenen Defektes mit Hydroxylapatitzylindern bzw. -blöcken haben sich die Operationszeiten mehr als halbiert, und die Morbidität ist nach diesen Eingriffen deutlich gesunken.

Als Alternative zur offenen Reposition und Spongiosaplastik wurde in letzter Zeit für Problemfrakturen der Ringfixateur nach Ilisarow eingesetzt. Eine Spongiosaplastik wird zumindest primär nicht nicht benötigt. Ziel ist die langsame Reposition unter Ausnützen der Kallusdistraktion, auch die Gelenkrekonstruktion erfolgt über langsame Verschiebung osteochondraler Fragmente mittels Olivendrähten. Vorteil dieses Verfahrens ist die Möglichkeit der sehr gelenknahen Montage. Auf diese Weise kann auf eine Transfixation in einigen Fällen ganz verzichtet werden.

Tabelle 2. Operativ behandelte Gelenkfrakturen 1986–1992 (n = 759)

	Anzahl	Infekte	Wundrandnekrosen
Humeruskopffraktur	33	0	0
distale Radiusfraktur	514	7	2
Tibiakopffraktur	116	6	1
Pilon-tibiale-Fraktur	22	0	3
Kalkaneusfraktur	74	0	3

Tabelle 3. Operativ behandelte osteochondrale Frakturen 1986–1992 (n = 16)

	Anzahl	Infekte	Wundrandnekrosen
Kniegelenk	112	1	0
Talus	4	0	0

In der Euphorie für neue Verfahren werden die Nachteile aber häufig übersehen. Sofern der Ringfixateur nicht nur als Alternative zu anderen externen Fixationssystemen Verwendung findet, sondern zur langsamen geschlossenen Reposition genützt wird, ist die Behandlungszeit erheblich länger und belastender für den Patienten als bei anderen Verfahren. Außerdem dürfen die Komplikationsmöglichkeiten des Ringfixateurs nicht unterschätzt werden.

Veröffentlichungen über die Behandlung mit dem Ilisarow-System liegen u. a. über Pilon-tibiale-Frakturen und die intraatikuläre Kalkaneusfraktur vor.

Da die Komplikationsrate der offenen Verfahren bei richtiger Wahl des Operationszeitpunktes und möglichst wenig invasiver Operationstechnik gering ist (Tabelle 2 und 3), ziehen wir diese der Behandlung mit dem Ringfixateur vor.

Bei den osteochondralen Frakturen ist die Refixation der Entfernung von Fragmenten grundsätzlich vorzuziehen. Selbst eine größere Zahl kleiner Fragmente läßt sich oft erfolgreich replantieren. Die Osteosynthese mittels Minischrauben ergibt die größte Stabilität, ist jedoch mit dem Nachteil der späteren Materialentfernung verbunden. Die Fixation mit resorbierbaren Stiften ist weniger stabil, die Resorption des Implantates führt außerdem zu einer erheblichen Gewebereaktion, deren Bedeutung für die Versagnesquote mit dieser Osteosynthese noch nicht geklärt ist. Die Fixation von Kleinstfragmenten ist ausschließlich mit dem Fibrinkleber möglich. Unterbleibt die Replantation osteochondraler Fragmente, so füllen sich die Defekte mit Regeneratgewebe, das aber häufig keine ausreichend guten Eigenschaften hinsichtlich der Kraftübertragung hat, so daß es zur Entwicklung einer Spätarthrose kommt.

Die Bedeutung der Knorpel-Knochen-Quetschung bei schweren Distorsionen ist früher sicherlich unterschätzt worden. Erst seit Einführung der Magnetresonanztomographie in die Diagnostik der Unfallchirurgie wisssen wir, daß schwere distorsionen oder Kontusionen zu intraossären Hämatomen und lang anhaltenden Knochenödemen führen können (Abb. 2). Die arthroskopisch erkennbaren Knorpelfissuren sind dabei sicherlich nur die Spitze des Eisberges. eine aktive chirurgische Therapie ist hier nicht möglich. Wir sollten aber unbedingt darauf achten, Patienten

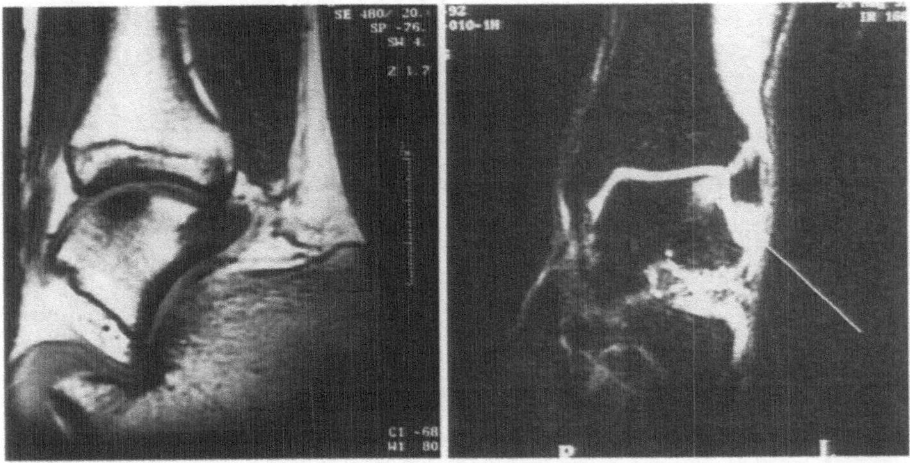

Abb 2. Darstellung eines Knochenödems nach Supinationstrauma. indikation zum MRT waren bei unauffälligem Röntgenbefund unerklärliche Belastungsschmerz.

mit anhaltenden Schmerzen ausreichend lange vor übermäßiger Körperlicher Beanspruchung in Beruf oder Sport zurückzuhalten und bei meist betroffener unterer Extremität eine Teilbelastung anzuordnen. Auf alle Fälle müssen wir uns davor hüten, Patienten zu Simulanten zu stempeln, sondern wir müssen versuchen, durch entsprechende Diagnostik eine Klärung der Schmerzen herbeizuführen.

In Phase IIa des traumatischen Knorpelschadens finden wir die fehlverheilten Frakturen. In diesen Fällen bemerken die Patienten unmittelbar nach Behandlungsabschluß eine Funktionsstörung des Gelenkes, häufig kombiniert mit Schmerzen. Die Rekonstruktion des Gelenkes, häufig kombiniert mit Schmerzen. Die Rekonstruktion zu einem möglichst frühen Zeitpunkt zur Vermeidung sekundärer Knorpelschäden muß in Form einer Korrekturosteotomie erfolgen (Abb. 3). Diese ist i. allg. sehr anspruchsvoll und häufig nicht mehr perfekt möglich. Trotzdem läßt sich durch den Eingriff in vielen Fällen eine deutliche Besserung oder Beseitigung der Funktionsstörung und Reduktion der Schmerzen erzielen. Häufig betroffen von diesen Schäden sind der distale Radius, der Humeruskopf und der Tibiakopf. Insbesondere für die Planung von Korrekturosteotomien am Tibiakopf ist die Anfertigung eines Computertomographischen Modells hilfreich (Abb. 4). Neben Überlegungen bezüglich einer anatomischen Rekonstruktion sollten auch die Achsenverhältnisse unbedingt Beachtung finden. Eine frühzeitige Umstellungsosteotomie kann die Entwicklung einer Sekundärarthrose zumindest verlangsamen.

In Phase IIb der traumatischen osteochondralen Schäden möchte ich Zustände zusammenfassen, bei denen es nicht zur Heilung des Knorpels (intrinsic repair) oder zur Ausbildung eines suffizienten Regenerates (extrinsic repair) gekommen ist. Im wesentlichen finden sich in dieser Gruppe Knorpelschäden durch chronische Bandinsuffizienzen, nach Replantation von Knorpelfragmenten sowohl nach traumatischer Ablösung als auch nach Ablösung des Dissekats bei Osteochondrosis dissecans (Abb. 5). Außerdem gehören hierzu die insuffizienten Knorpelregenerate nach Débridement von chondralen und osteochondralen Defekten. Das klinische Bild ist

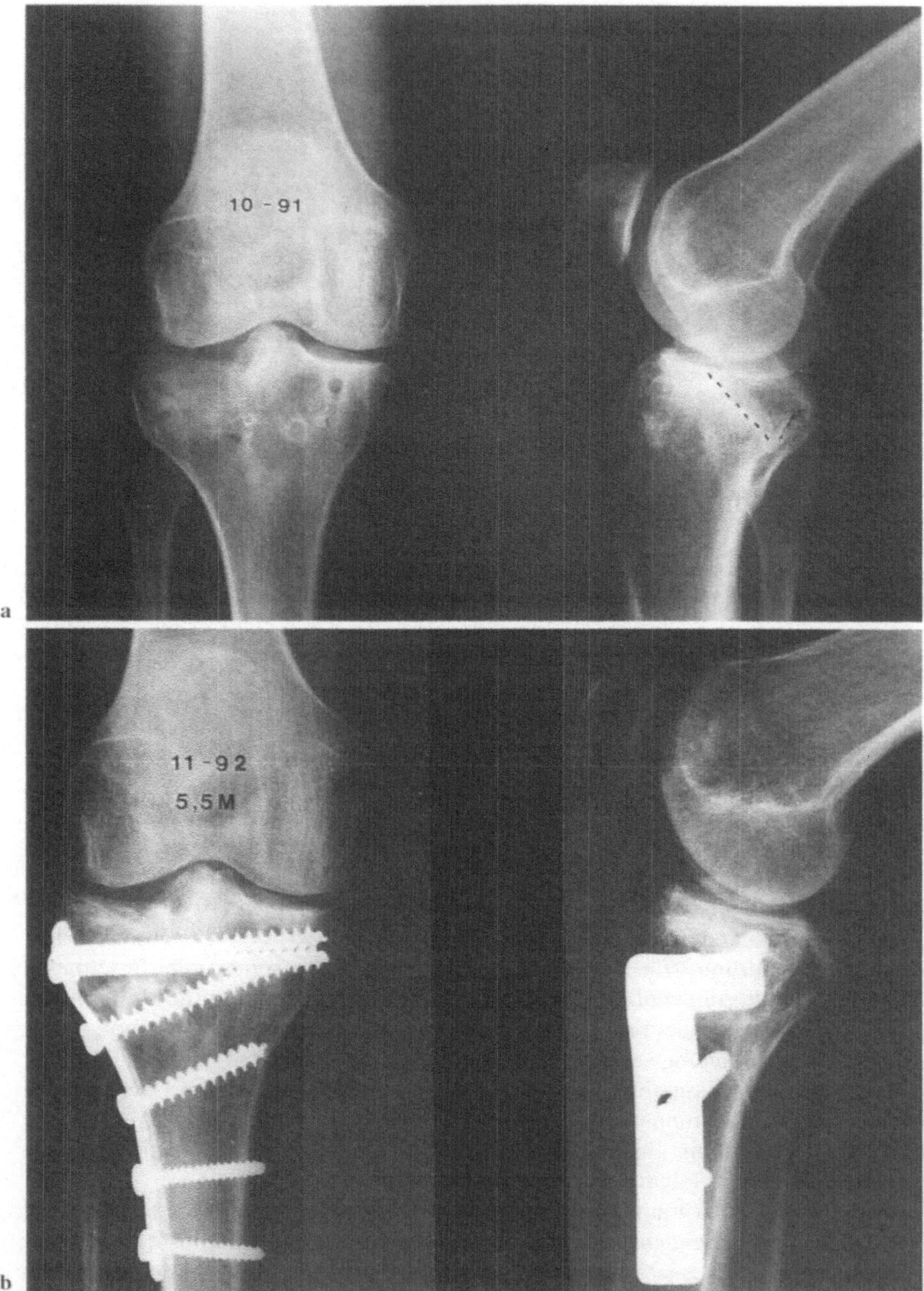

Abb. 3. a Fehlverheilte laterale Tibiakopffraktur. **b** 5½ Monate nach Korrekturosteotomie und Unterfütterung mit Spongiosa

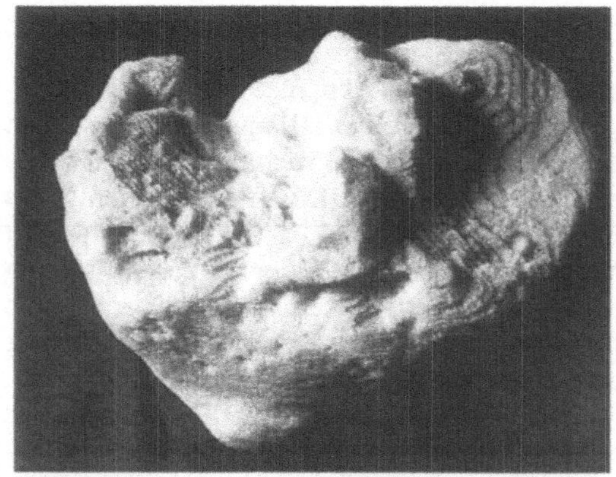

4

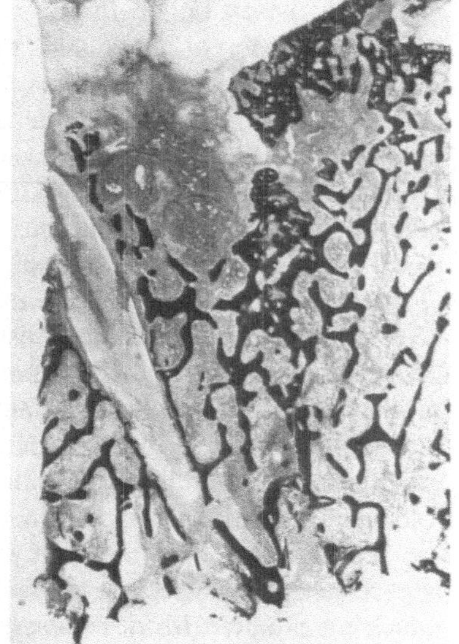

5

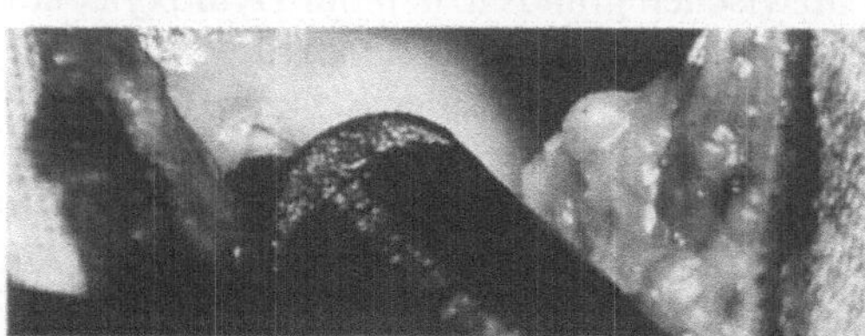

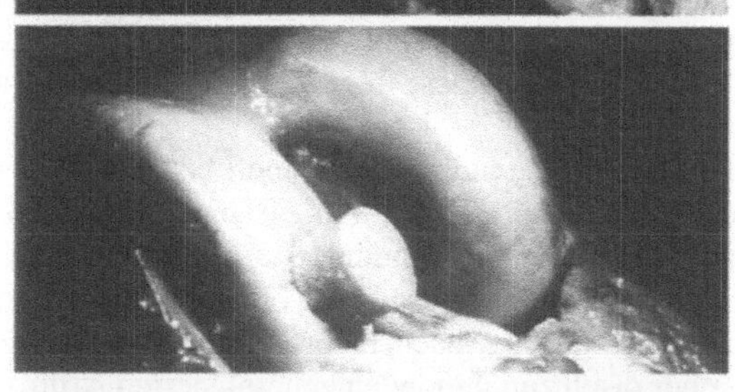

6

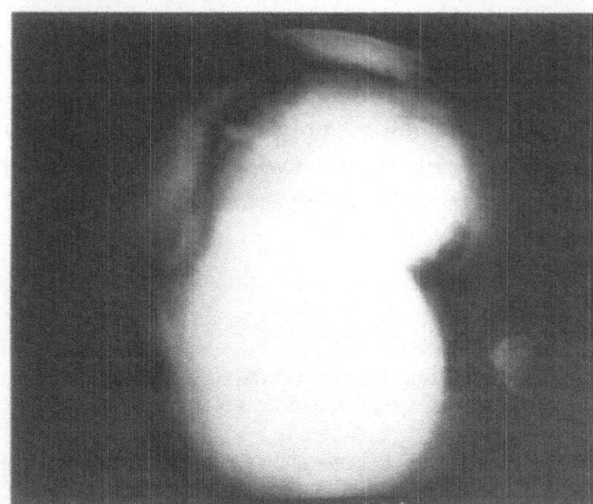

7

Abb. 4. Das präoperative, nach CT gefräste Modell zu Operationsplanung

Abb. 5. Histologischer Schnitt in Gieson-Färbung. Man sieht den etwas verkippt replantierten Bezirk durch eine deutliche Stufe in der subchondralen Grundplatte. Eine normale Knorpelzellschichtung ist nicht mehr vorhanden, der subchondrale Spongiosaaufbau ungeordnet. Schräg angeschnitten ein resorbierbarer Stift

Abb. 6. a Diamanthohlfräse vor dem Aufsetzen. Durch Innenspülung wird das Naßschleifverfahren ermöglicht.
b Knorpel-Knochen-Transplantat, eingesetzt im Schleifdefekt

Abb. 7. Kontrollarthroskopie eines Doppeltransplantates

gekennzeichnet durch Belastungsschmerzen, nicht selten begleitet von Ergußneigung. In diesen Fällen führen wir insbesondere an den Femurkondylen und am Talus eine Knorpel-/Knochen-Transplantation durch (Abb. 6).

Besonders schöne Transplantate lassen sich mit einem Diamanthohlfrässystem aus den dorsalen Femurkondylenabschnitten, aber auch aus dem femoralen Gleitlager der Patella in den unbelasteten Zonen gewinnen. Durch Vorbereitung des Implantatlagers mit der nächstkleineren Hohlfräse läßt sich das Transplantat preßfit einbringen (Abb. 7). Die auf diese Weise implantierten Zylinder bleiben vollständig vital, was sowohl in Tierversuchen als auch mittels Kernspintomographie und Gadolinium-Perfusionsstudien nachgewiesen werden konnte [1,2]. Entscheidende Vorteile bei dieser Implantationstechnik gegenüber anderen Verfahren sind, daß 1. eine zusätzliche Fixation der Transplantate nicht notwendig ist, und 2. eine sofortige Belastung der Transplantate erlaubt werden kann. Die Defekte an der Entnahmestelle der Transplantate werden von uns inzwischen grundsätzlich mit Hydroxylapatitzylindern aufgefüllt. Die Beobachtungen in der Kernspintomographie und von gelegentlichen Biopsien aus eingeheilten Zylindern lassen den Schluß zu, daß diese knöchern vollständig integriert werden [1,2].

Umstellungsosteotomien zur Entlastung des geschädigten Bezirkes müssen auch im Stadium IIb des traumatischen Knorpelschadens in das Therapiekonzept unbedingt miteinbezogen werden. Auf diese Weise läßt sich das Stadium III des traumatischen Knorpelschadens, die posttraumatische Spätarthrose, bei der als Alternativen nur noch die Arthrodese oder Endoprothese bleiben, verhindern oder zumindest erheblich verzögern.

Die Knorpel-Knochen-Transplantation eignet sich nach meinen bisherigen Erfahrungen nur bei den mechanisch bedingten Gelenkschäden. In 2 Behandlungsfällen mit scharf umschriebenen Knorpelschäden bei jüngeren Patienten, die keinen eindeutigen Unfall angeben konnten, die aber trotzdem wegen des makroskopischen Aspekts als traumatisch eingestuft wurden, kam es nach Knorpel-Knochen-Transplantation in den nächsten Jahren zu einer rasch zunehmenden generalisierten Arthrose im betroffenen Gelenk. Da sich häufig der Zusammenhang zwischen Trauma und Knorpelschaden nicht eindeutig belegen läßt, erscheint es mir für die Zukunft wichtig, im klinischen Alltag einsetzbare biochemische und histologische Kriterien zu entwickeln, um mechanische Knorpelschäden von anderen primären oder sekundären Arthrosen unterscheiden zu können. Möglicherweise können wir dann einer größeren Zahl von Patienten erfolgreich durch Knorpel-Knochen-Transplantation helfen.

Literatur

1. Laprell H, Kozuschek W, Reith HW (1993) Hydroxyllapatit als Alternative zu autogenem oder allogenem Knochentransplantat. Studie über das Einheilverfahren mittels Kernspintomographie. Das Polytrauma. Karger, Freiburg
2. Schnettler, R (1993) Erste Ergebnisse einer vergleichenden histologischen fluoreszenzmikroskopischen sowie rasterelektronenmikroskopischen Untersuchung zur Klärung der Frage der Osteogenese bei verschiedenen Knochenersatzmaterialien. Vortrag. 6. Deutsch-Österreichisch-Schweizerische Unfalltagung, Wien 21.–25. Mai 1991. Springer, Berlin Heidelberg New York Tokyo

Rekonstruktion des vorderen Kreuzbandes mittels kunststoffaugmentierter gedoppelter Semitendinosussehne

U. Schneider-May

Einleitung

Die Ruptur des vorderen Kreuzbandes ist die häufigste Bandverletzung des Kniegelenkes und hat auch in den letzten Jahren absolut an Zahl zugenommen, wie z. B. durch die Veränderung des Schuhwerks im Skisport, wo statt früherer Bandläsionen und Frakturen am Sprunggelenk bzw. Unterschenkel vermehrt die vordere Kreuzbandruptur gesehen wird.

Die Funktionen des Kreuzbandapparates besteht bekanntermaßen in Form des Zentralpfeilers als Pivot central in der Sicherung des Drehgleitens durch die von Mechanik [2, 3] so anschaulich beschriebene Form der überschlagenen Vierergelenkkette, die es ermöglicht, die unterschiedlich großen Verkehrsflächen des femoralen und tibialen Gelenkanteiles in geregelter Form miteinander in Kontakt zu bringen (Abb. 1).

Die Folgen einer vorderen Kreuzbandinsuffizienz bestehen demgemäß einmal in der Dissoziation des Drehgleitens mit den entsprechend schädigenden Konsequenzen in erster Linie für die Meniskushinterhörner, in zweiter Linie für den Knorpel durch das Auftreten von Scherkräften. Weiterhin kommt es wahrscheinlich im Bemühen um eine kompensierende dynamische Kniestabilisierung zu einer allseitigen Tonuserhöhung des auf das Kniegelenk einwirkenden Muskelapparates. Mag primär die Instabilität nicht gravierend sein, so nimmt sie im Laufe des

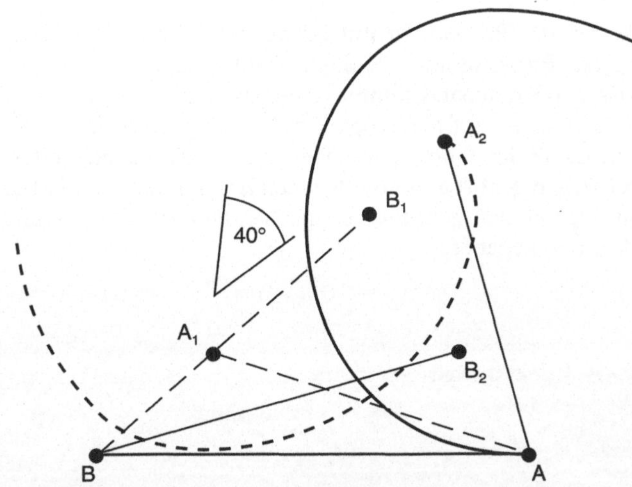

Abb. 1. Übergeschlagene Viergelenkkette mit den beiden Endstellungspositionen der Verkehrsflächen

Fortbestandes der ACL-Insuffizienz durch Überlastung synergistischer Stabilisatoren zu.

Nach 10 Jahren einer bestehenden Kreuzbandinsuffizienz gibt es nahezu kein Knie mehr ohne Knorpelschäden, nur noch 7 % intakte Menisken und schon bei 30 % eine beginnende Panarthrose.

Tückisch ist der häufig banale Unfallmechanismus, der bereits imstande ist, eine Ruptur des vorderen Kreuzbandes zu bewirken. Insbesondere ist hier die belastete Innenrotation des Unterschenkels zu nennen, dann aber auch sinngemäß die Außendrehung des übrigen Körpers bei feststehendem Unterschenkel, die Hyperextension wie auch die Hyperflexion, der Valgusstreß mit Außenrotation sowie der Varusstreß mit Innenrotation.

Neben dem häufig sehr wenig eindrucksvollen Unfallmechanismus ist auch der klinische Nachweis nicht leicht. Hinzu kommt, daß bei etwa 40 % der Rupturen des vorderen Kreuzbandes kein bzw. ein so geringes Hämarthros vorliegt, daß es bei der äußeren Inspektion des Kniegelenks kaum festgestellt werden kann und daß oft schon nach 3 Tagen die Beschwerden so stark rückläufig sind, daß dem Ganzen von seiten des Patienten im Nachhinein keine Bedeutung mehr beigemessen wird.

Als empfindlichster und zuverlässigster Test hat sich der Lachmann-Test erwiesen, wobei im Grunde erst durch die Arthroskopie die Zahl der erkannten vorderen Kreuzbandrisse gestiegen ist. Aus unserer Sicht würden wir in jedem Fall die Arthroskopie auch dem MRI vorziehen, welches 1. nicht in der Lage ist, das Hämarthros auszuspülen, 2. können anläßlich der Erstarthroskopie schon die Begleitschäden saniert werden, und 3. kann die Rekonstruktion besser geplant werden; wer häufig arthroskopiert, weiß, wie schwierig selbst gelegentlich arthroskopisch der Nachweis des Risses des vorderen Kreuzbandes sein kann, wenn der Synovialschlauch intakt geblieben ist oder nur ein kleines proximales Fenster aufweist, aus dem man oft nur mit intensivem Suchen rupturierte Kollagenfasern heraushäkeln kann.

Probleme bei der Primärnaht mit aufwendiger Freilegung und durch rasche Schrumpfung des Bandstumpfes bedingte, häufig zu weit ventrale Fixierung des dorsal abgerissenen Kreuzbandstumpfes sowie bei der erforderlichen Ruhigstellung mit ihren Auswirkungen auf die Trophik des Knorpels und die rasche Muskelatrophie haben im Laufe der Jahre zahlreiche Rekonstruktionsmethoden auf den Plan gebracht, aber wegen der oft unbefriedigenden Ergebnisse – zumindest phasenweise – wieder den Argumenten zum therapeutischen Nihilismus – sprich konservativer Therapie – Auftrieb gegeben.

Verschiedene Kunststoffbänder
Kunststoffe
Gefäßprothesen
Stryker-Band
Leeds Keio
Kohlenstoff
Goretex
Trevira hochfest

Dann kam Anfang der 80er Jahre die Kunststoffeuphorie auf, die durch die Hoffnung genährt wurde, daß in das Netz der Kunststofftextur von den Bohrlöchern aus Fibrozyten einwachsen sollten, welche dann im Laufe der Zeit funktionsfähige Kollagenfibrillen bilden sollten. Diese Hoffnung hat sich eindeutig als trügerisch erwiesen. Es entstanden häufig synoviale Überzüge über dem Fremdkörper, aber keineswegs funktionsfähige Kollagenfasern.

Da wir von der Gefäßchirurgie wußten, daß etwa innerhalb von 10 Jahren allein durch die Pulsmechanik sich die Dacron-Textur zerlegt, haben wir das Stryker-Band lediglich – dies allerdings mit recht gutem Erfolg – bis 1985 zur Kunststoffaugmentierung einer primären Nahttechnik in Sandwichart verwendet. Man konnte bei dem im Stryker-Band enthaltenen röntgenschattengebenden Faden bei der Nachuntersuchung nach 1–2 Jahren häufig erkennen, daß dieser Faden und damit das ganze Band rupturiert war, das Knie jedoch eine gute Stabilität aufwies.

Die fatalen Auswirkungen des Kohlenstoffs sind mittlerweile bekannt, das Goretexband hat in der 2. Generation, ja selbst in der 1., bei exaktem Einsatz eine recht gute Langzeithaltbarkeit bewiesen. Wir haben Patienten noch nach 5 Jahren mit intakten Bändern beobachten können. Allerdings ist die hohe Zugfestigkeit des Bandes hier eher ein Nachteil, da die Kunststoffbänder selten interligamentär durch Zug zerstört wurden, sondern nach Abscheren an den Bohrkanalrändern oder durch Impingement am Notchrand. Eine zu hohe Spannung führte auch zum Fortschreiten des Knorpelverschleißes und es ergab sich somit häufig keine höhere Arthroseprotektion.

Das Trevira-Hochfest-Band ist insgesamt zu starr und muß dafür gewendelt werden. Bei der 3 mm breiten Version bleibt sein Erfolg im augmentierenden Einsatz noch abzuwarten.

Das Polypropylen-Band ist als Prothese zu schwach, zum Augmentieren scheint es bis auf sein Volumen gut geeignet zu sein, v. a. durch ein dem Kollagenmaterial ähnliches Dehnungs- und Elastizitätsverhalten. Die extraartikulären Plastiken haben nur Bedeutung als Palliativeingriffe.

Materialien und Methode

Welche Forderungen müssen nun an eine ideale Rekonstruktion gestellt werden?

1. Es muß die volle Funktion bzw. die Stabilität des Kniegelenkes wiederhergestellt werden.
2. Es ist primäre Übungsstabilität erforderlich.
3. Es müssen Defekte überbrückbar sein, da beim vorderen Kreuzband keine Knieposition existiert, in der Ansatz und Ursprung einander entlastend genähert werden können.
4. Es muß eine maximale Schonung bzw. Erhaltung der Propriozeptivität gewährleistet sein.

Welche Probleme ergeben sich nun für die Rekonstruktion?

Bei allen Transplantaten gibt es eine Revaskularisationsphase, die mindestens 6 Monate benötigt. Arnotzki [1] hat sogar erst nach 1 Jahr die Wiedererlangung der Hälfte der ursprünglichen Reißfestigkeit des Transplantates feststellen können. In dieser Zeit ist auf jeden Fall eine Streßprotektion erforderlich, um eine Insuffizienz durch plastische Überdehnung, zu der wegen der Kürze des Kreuzbandes schon Millimeter ausreichen, zu verhindern. Auf der anderen Seite darf diese Streßprotektion nicht so vollständig sein, daß das sog. Remodelling verhindert wird, d. h. nach vaskulärer Integration sind steigende Anforderungen an die Kollagenfibrillen zu stellen, um sie ihrer Aufgabe anzupassen.

Nachdem der Traum der Isometrie sich als trügerisch erwiesen hat, da im Ensemble der kollagenen Bündel des vorderen Kreuzbandes in jeder Gelenkstellung eine andere Fasergruppe angespannt wird und dies bei einem Transplantat allenfalls annähernd imitiert werden kann, kann nur durch ein Remodelling eine Adaptierung an die komplexen funktionellen Aufgaben dieser Bandstruktur erwartet werden.

Was schließlich die Schonung der nervalen Versorgung anlangt, so besteht beim völligen Wegräumen der Reste des vorderen Kreuzbandes keinerlei Chance, die im Kreuzband enthaltenen Propriozeptoren jemals wieder an ihre Aufgabe heranzuführen.

Um diese Forderung annäherungsweise zu erfüllen, kommt eigentlich nur die transarthroskopische Rekonstruktion in Frage zur Minimalisierung auch des Kapseltraumas und zur Erhaltung allen Stumpfrestgewebes zur möglichst kompletten Schonung der Propriozeptoren. Das Remodelling wird nur ein körpereigenes Transplantat leisten können, das annähernd anatomiegerecht eingesetzt werden und jeden Defekt überbrücken kann, und das durch Kunststoffaugmentierung eine primäre Übungsstabilität ermöglicht. Die Kunststoffaugmentierung dient dann auch während der Einheilungsphase als Schutz vor der Überdehnung. Auch zur Sanierung von Insuffizienzen ist ein guter distaler Stumpf die Voraussetzung.

Wir entnehmen von einem 3 cm großen Hilfsschnitt medial der Tuberositas tibiae mittels eines Sehnenstrippers die kräftigste Pes-anserinus-Sehne – hierbei handelt es sich meistens um die Semitendinosussehne. Sie wird dann gesondert auf einem Sutureboard eingespannt und um ein Kennedy LAD bzw. ein Trevira-Hochfest-Band 3 mm breit so genäht, daß der Kunststoff die „Seele" des Transplantates bildet. Zwischenzeitlich erfolgt eine sparsame Notchplastik nur auf der Interkondylarwange des lateralen Kondylus und nur so weit, wie es die räumlichen Verhältnisse der Notch zur Verhinderung eines Impingements bzw. die Darstellung des dorsalen Anheftungspunktes erfordern. Dieser Punkt liegt ganz weit dorsal, so daß seine Lage mehrfach durch Abtasten des hinteren Notchrandes mit dem Tasthaken kontrolliert werden muß. An dieser durch eine kleine Einsenkung mit der Kugelfräse markierten Stelle wird dann eine nicht in Rechtwinkelstellung des Kniegelenkes – dies führt zu einem dorsalen Austritt des Kirschner-Drahtes in die knöcherne Kniekehle –, sondern in 120-Grad-Beugestellung plazierte Kirschner-Drahtzielbohrung angebracht (Abb. 2), welche unbedingt bis in die laterale Gegenkortikalis reichen muß, um sicher zu sein, daß der spätere Krampenverlauf im Knochen liegt. Über diesen Kirschner-Draht wird mit einem kanülierten 7 mm starken Bohrer eine Senke von etwa 1 cm hergestellt und danach Bohrer und Kirschner-Draht wieder entfernt. Es wird jetzt mit dem Tasthaken das Zentrum der distalen vorderen Kreuzbandanheftung ermittelt, wobei vorsichtig die Kollagenfasern auseinandergedrängt werden. Sodann erfolgt mittels eines Dyonics-Zielgerätes in diesen Punkt, welcher auf keinen Fall zu weit ventral liegen darf, ebenfalls eine Kirschner-Drahtbohrung, und zwar von der Hilfsinzision medial der Tuberositas tibiae aus. Diese Zielbohrung

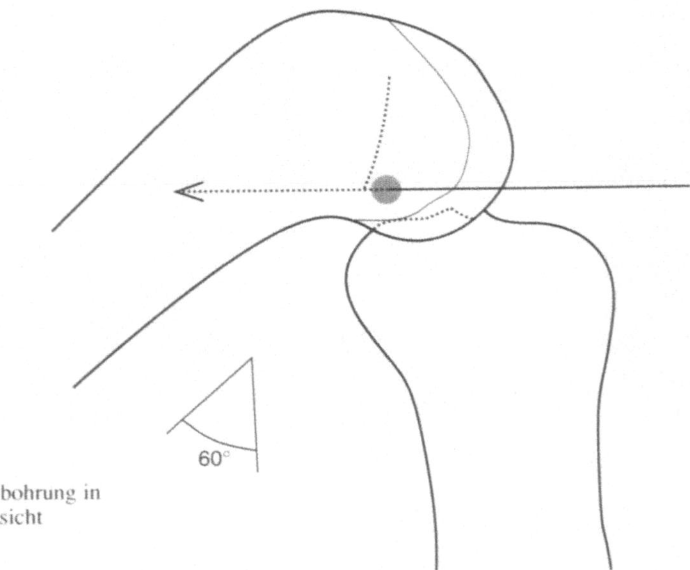

Abb. 2. Zielbohrung in der Seitenansicht

wird mit einem 8 mm starken kanülierten Bohrer zum Knochenkanal vervollständigt, wobei v. a. intraartikulär beim Durchtritt des Bohrers der distale Kreuzbandstumpf maximal zu schonen ist. Es wird angestrebt, die Bohrung so zu plazieren, daß der distale Kreuzbandstumpf vollständig erhalten werden kann und daß er sich mittels des stumpfen Trokars strumpfartig weiten läßt, um danach mit Hilfe einer kräftigen PDS-Fadenschlaufe das Transplantat einzuziehen. Hierbei ist wichtig, daß man nicht einfach an der aus der medialen Arthroskopieinzision herausgeleiteten PDS-Schlaufe kräftig zieht, sondern daß der Zug durch eine Faßzange erfolgt, mit der der Doppelfaden unter ständigem Nachgreifen in Richtung Kniekehle gedrückt wird. So wird der distale Stumpf nicht aufgespleißt und das Transplantat kann im Verlauf des Bohrkanals leichtgängig durchgezogen werden.

Intraartikulär wird dann mit einem Johnson-Staple, der eigentlich aus der Schulterarthroskopie stammt, die Schlaufe am Scheitelpunkt übernommen, wobei die Sortierung ihrer Schenkel schon beim Einzug in den Knochenkanal so erfolgen sollte, daß wenigstens das dorsolaterale und das ventromediale Faserbündel in ihrem Verlauf imitiert werden können. Es wird nun unter exakter arthroskopischer Sicht die Krampe in die vorbereitete Senke am kondylären dorsalen Anheftungspunkt des vorderen Kreuzbandes eingeführt und in 120-Grad-Beugestellung des Kniegelenkes dort eingeschlagen (Abb. 3). Hierbei ist bei ausreichend langem Transplantat eine komplette Versenkung sogar erwünscht. Nachdem mit dem Tasthaken das freie Gleiten neben der Interkondylarwange des lateralen Kondylus überprüft wird, erfolgt lediglich handfestes Straffen des Transplantates nach distal hin mit 2 Jackson-Klemmen, so daß jeder Schenkel gestrafft ist, und die dortige Fixierung mit einem Richard-Staple.

Die freie Bewegung innerhalb der Notch wird nochmals überprüft, intraartikulär eine Redon-Drainage eingelegt, die verbliebenen Pes-anserinus-Sehnen werden wieder refixiert und die Inzisionen verschlossen.

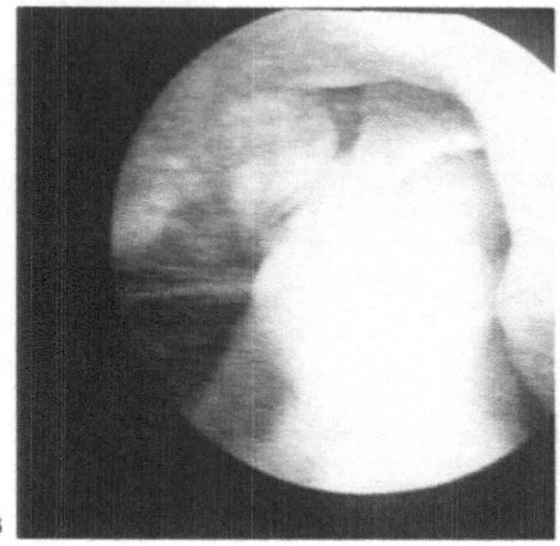
3

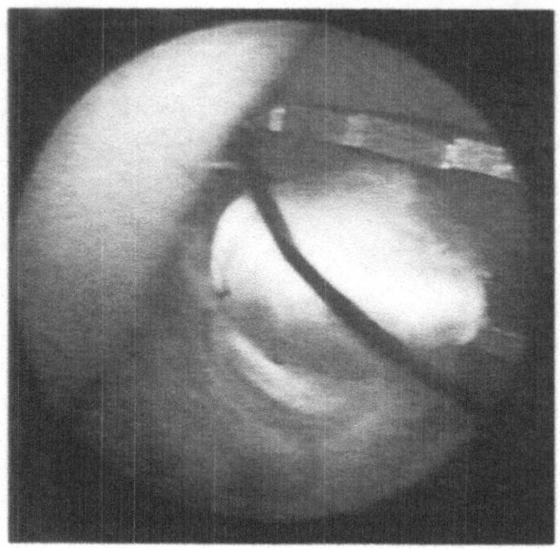
4

Abb. 3. Übernahme der „Haarnadelschlaufe" intraartikulär mit der Krampe

Abb. 4. Kontrollarthroskopie nach 6 Monaten

Schon vom nächsten Tage an wird mit der Motorschiene geübt, so daß möglichst bald der volle Bewegungsumfang wieder erreicht wird. Es erfolgt Krankengymnastik zur Verhinderung einer Muskelatrophie und zur Kräftigung der Hamstrings.

Im Rahmen der Nachbehandlung verordnen wir z. Zt. noch eine Donjoy-Schiene mit Bewegungseinschränkung zwischen 0-20-60 Grad für die ersten 6 Wochen, dann 0-10-90 Grad für weitere 6 Wochen, dann Freigabe. Zwischenzeitlich erfolgt intensive krankengymnastische Nachbehandlung und nach einem halben Jahr die Dynamisierung in Form der Entfernung der distalen Krampe; es folgt eine Kontrollarthroskopie zur Überprüfung der Straffheit des Transplantates und des Einheilungsergebnisses (Abb. 4).

Danach wird mit isokinetischem Muskeltraining begonnen. Die Rückkehr zum Sport erlauben wir, wenn keine Seitendifferenz zwischen den Muskeln mehr festzustellen ist.

Diskussion

Wir führen dieses Verfahren konsequent seit Anfang 1988 durch. Es ist in allen Fällen anwendbar, in denen ein guter distaler Kreuzbandreststumpf vorhanden ist, d. h. also auch bei Insuffizienzen, wobei beispielsweise der Stumpf des vorderen Kreuzbandes, was ja sehr häufig passiert, sich am freien Rand des hinteren Kreuzbandes angeheftet hat. Wenn keine vernünftigen Stumpfverhältnisse mehr vorhanden sind, kommt es in aller Regel zur Atrophie des Transplantates, so daß man die Indikation für diese Fälle nicht stellen sollte.

Wir haben auch schon die gleiche Technik für das hintere Kreuzband mit gutem Erfolg angewandt, sogar einmal gleichzeitig simultan; hier sind wir allerdings mit der 2stündigen Blutsperrenzeit erwartungsgemäß nicht ganz ausgekommen. Durch präoperative Gabe von Trasylol® blieben die sensiblen Störungen passager. Seit einem halben Jahr verwenden wir statt des Kennedy-LAD Trevira®-Hochfest 3 mm, da es um die Hälfte billiger ist.

Wir haben mit dieser Technik mittlerweile an die 200 Kreuzbandrupturen versorgt und haben einen sehr positiven Eindruck. Mittlerweile dauert die Operation kaum länger als 1 h, wobei zu bemerken ist, daß die Begleitschäden im Rahmen der diagnostischen Arthroskopie bereits saniert wurden.

Literatur

1. Arnoczky SP (1992) Revue of clinical and experimental experience with anterior cruciate ligament replacement using the patellatendon. Vortrag im Rahmen des Symposiums „Bandchirurgie des Kniegelenkes und Bandaugmentation" vom 20.–21. 3. 1992, Marburg
2. Menschik A (1972) Mechanik des Kniegelenkes, 1. Teil. Z Orthop 112:481–495
3. Menschik A (1974) Mechanik des Kniegelenkes, 3. Teil. Sailer, Wien

Hydroxylapatitkeramik zum subchondralen Knochenersatz – Eine tierexperimentelle polarisationsoptische Studie

N. M. Meenen und M. Dallek

Einleitung

Ein hoher Verlust an Knochensubstanzen entsteht bei Impressionsfrakturen, Tumorresektionen und Infekten an metaphysären gelenkflächennahen Bereichen langer Röhrenknochen. Die spezielle biomechanische Situation dieses subchondralen Areals stellt an ein biologisches oder synthetisches Material zur Knochendefektfüllung schwer zu erfüllende Anforderungen: Das subchondrale Trabekelwerk muß die auf den Gelenkknorpel und die subchondrale Knochenlamelle wirkende Wechseldruckbelastung wie ein Kissen auffangen und weiterverarbeiten. Fehlt dem entstehenden Regenerat die mechanische Kompatibilität, kommt es zur Entwicklung einer Arthrose.

Die tierexperimentelle enossale Implantation von Hydroxylapatitkeramik wurde neben kiefer-gesichts-chirurgischen Einsatzgebieten bisher vorwiegend mit Formkörpern in den Diaphysen von Femur [1, 2], Tibia [3], Ulna [4] und im Beckenkamm durchgeführt. Hierbei lassen sich die mechanischen Einflußgrößen bei der substanziellen Integration nicht validieren. Niwa et al. [2] weisen in diesem Zusammenhang auf den negativen Einfluß hin, den mechanische Belastung auf das Ergebnis von Integrationsstudien hat. Karbe et al. [5] zeigen eine bindegewebige Einscheidung beim Einbau (oxid-)keramischer Implantate, Blencke [6] besonders unter dem Einfluß von Vollbelastung.

Wir haben ein dynamisches Tierversuchsmodell entwickelt, um unterschiedliche Materialien auf ihre Verwendbarkeit in der mechanischen Situation der subchondralen Knochendefektfüllung im Rahmen der reparativen Osteogenese überprüfen zu können. Die Ergebnisse zur integrativen Bestimmung der elastischen Eigenschaften des Keramik-Knochen-Verbundes mit Hilfe unseres Modells wurden bereits mitgeteilt [7].

Voruntersuchungen zur Standardisierung unseres Modells zeigten bei Auffüllung mit autologer Spongiosa nach Abschluß des Remodelling einen Durchbau der Defektregion mit unauffälligem Trabekelwerk. In keinem Fall kam es zum Versagen des Transplantates und folgendem Einbruch der Gelenkflächen, was jedoch bei unaufgefüllt gelassenem Defekt und bei mit homologer kältekonservierter Spongiosa unterfütterten Gelenkflächen regelhaft innerhalb von 8–12 Wochen auftrat [8].

Material und Methoden

Mit einer speziell entwickelten stereotaktischen Bohrvorrichtung (Abb. 1) setzen wir reproduzierbare subchondrale Knochendefekte im Bereich der Hauptbelastungszone des medialen Femurkondylus bei 30 ausgewachsenen Kaninchen.

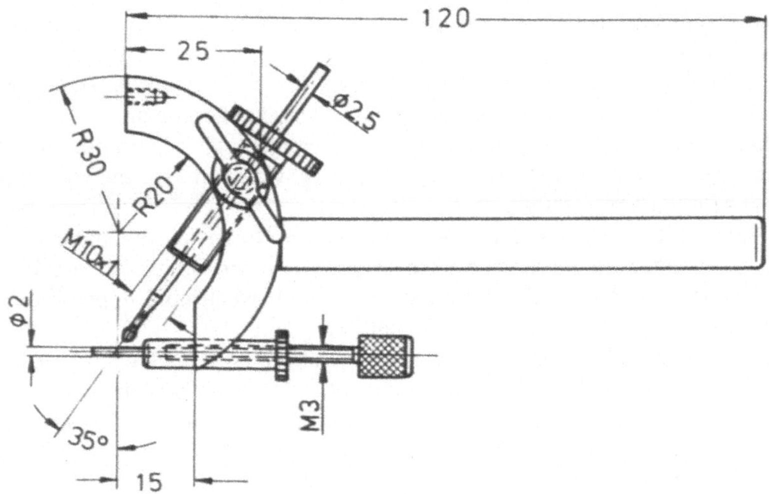

Abb. 1. Mit der Bohrvorrichtung wird nach Freilegung des medialen Femurepikondylus und inframeniskaler Gelenkeröffnung für den Dorn als Widerlager ein 3,1 mm durchmessender normierter Defekt von extraartikulär unter die subchondrale Lamelle gesetzt. Die reproduzierbar verbleibende Knorpel-Knochen-Lamelle mißt 0,5 mm, damit kommt es unter funktioneller Beanspruchung zum Lasteintrag auf die Defektzone

Der Durchmesser der Fräse beträgt 3,1 mm, somit nimmt der Defekt mehr als 1/3 einer Kondylenbreite ein. Es verbleibt eine koplanare Knorpel-Knochen-Lamelle von 0,5 mm Dicke. Der Defekt wird mit blutdurchtränktem Granulat von gering poröser Hydroxylapatitkeramik unter leichtem Druck aufgefüllt. Der Partikeldurchmesser des von uns verwendeten Osprovit® (Cerasiv GmbH, Plochingen) beträgt 0,8 mm. Um die symmetrische Belastung der Extremitäten sicherzustellen, wird beidseits operiert.

Die Tiere können sofort nach dem Eingriff die operierten Gelenke belasten. Unter der physiologischen Wechseldruckbelastung dient somit die Gelenkoberfläche als sensibles Prüfareal für die Kompatibilität der Keramik und des mit ihr entstehenden keramoossären Regenerates.

Das biomechanische Verhalten von Hartgewebe ist wesentlich durch die Ausrichtung seiner Strukturen bestimmt [9].

So gibt die polarisationsoptische Beurteilung der unentkalkten Sägeschliffpräparate, die nach 10 Tagen, 2, 12, 24 und 36 Wochen gewonnen wurden, wesentliche Hinweise auf den Verlauf von Kollagenfaserdomänen des Knochens [10, 11]. Das Maß der Orientierung läßt auf Organisation und den Reifegrad des knöchernen Regenerates schließen.

Ergebnisse

Makroskopisch kann über den gesamten Studienverlauf die Integrität der Gelenkfläche bei der Implantation von Hydroxylapatitkeramik zur Defektfüllung gezeigt werden.

Die polarisationsmikroskopische Untersuchung zeigt, daß bereits 10 Tage nach Defektfüllung vom Lagerknochen her zartes Kollagenfaserflechtwerk die Bohrkanalwände auskleiden. Auch ein Teil der Oberflächen der Hydroxylapatitkeramikpartikel wird in direktem Kontakt mit feinen Fibrillen überzogen.

Der gesamte Raum zwischen den locker eingebrachten Granula und der subchondralen Knochenlamelle ist polarisationsoptisch mit Netzen vergleichsweise geringer Lichtintensivität durchzogen.

Nach 14 Tagen zeigt sich eine Zunahme der Intensität der polarisationsoptischen Darstellbarkeit durch vermehrte Orientierung und Breite der Faserbündel. An der Schlifffläche der Keramikgranula zeigen sich wechselnd doppelbrechend die durch Sinterung verbundenen HA-Kristallite.

Das synthetische Material ist im formschlüssigen Kontakt mit den tangential und senkrecht auftreffenden doppelbrechenden Kollagenfibrillen.

Nach 12 Wochen weitere Zunahme der absoluten Masse des Reparationsgewebes: Alle Keramikpartikel sind fast vollständig von Faserknochen mit intensiver Lichtreflexion bedeckt.

Die Grenzen des Bohrkanals sind nicht mehr abgrenzbar, die Trabekel ziehen vom Lagerknochen bis auf die Implantatoberfläche. Der Gelenkknorpel und der darunterliegende Lamellenknochen ist unverändert in der Anordnung seiner interzellulären Kollagentextur gegenüber Kontrolltieren.

24 Wochen nach HAK-Implantation wird an breiten parallel-homogenen Reflexverläufen mit scharfem Wechsel der Ausrichtung das Remodelling zu Lamellen- und osteonalem Knochen mit trajektoriellem Aufbau nachweisbar. Als Schaltlamellen existieren wenig ausgerichtete schmale Lamellen fort (Abb. 2).

Nach 36 Wochen ist die substanzielle Integration der Keramikgranula in Lamellenknochen abgeschlossen: Die Kollagenfaserdomänen des osteonalen Knochens enden senkrecht oder in spitzem Winkel auf der Oberfläche des Implantats. Eine bindegewebige Einscheidung des osteotropen Keramikmaterials kann in keinem Fall dargestellt werden. An ihrer Doppelbrechung erkennbare freie Keramikkristallite, die durch osteozytäre Degradation oder Keramolyse aus dem Verbund gelöst wurden, können während des gesamten Untersuchungszeitraums nur sehr vereinzelt gefunden werden.

Im Rahmen der trajektoriellen Ausrichtung des Keramik-Knochen-Verbundes entstehen jetzt Markräume auch in direktem Kontakt mit dem synthetischen Hydroxylapatit (Abb. 3). Nach Adaptation an die lokale juxtaartikuläre biomechanische Konstellation sind die Faserverläufe des gelenkflächennahen Trabekelsystems nicht um den keramoossären Regeneratkomplex geleitet, sondern ziehen zwischen und auf die Granula.

Unverändert stellt sich als Hinweis auf die ungestörte Funktion im polarisationsoptischen Bild zu Beginn wie auch zum Abschluß der Untersuchung die Ausrichtung der Fasertextur und die Breite von Gelenkknorpel und subchondraler Kortikalislamelle dar.

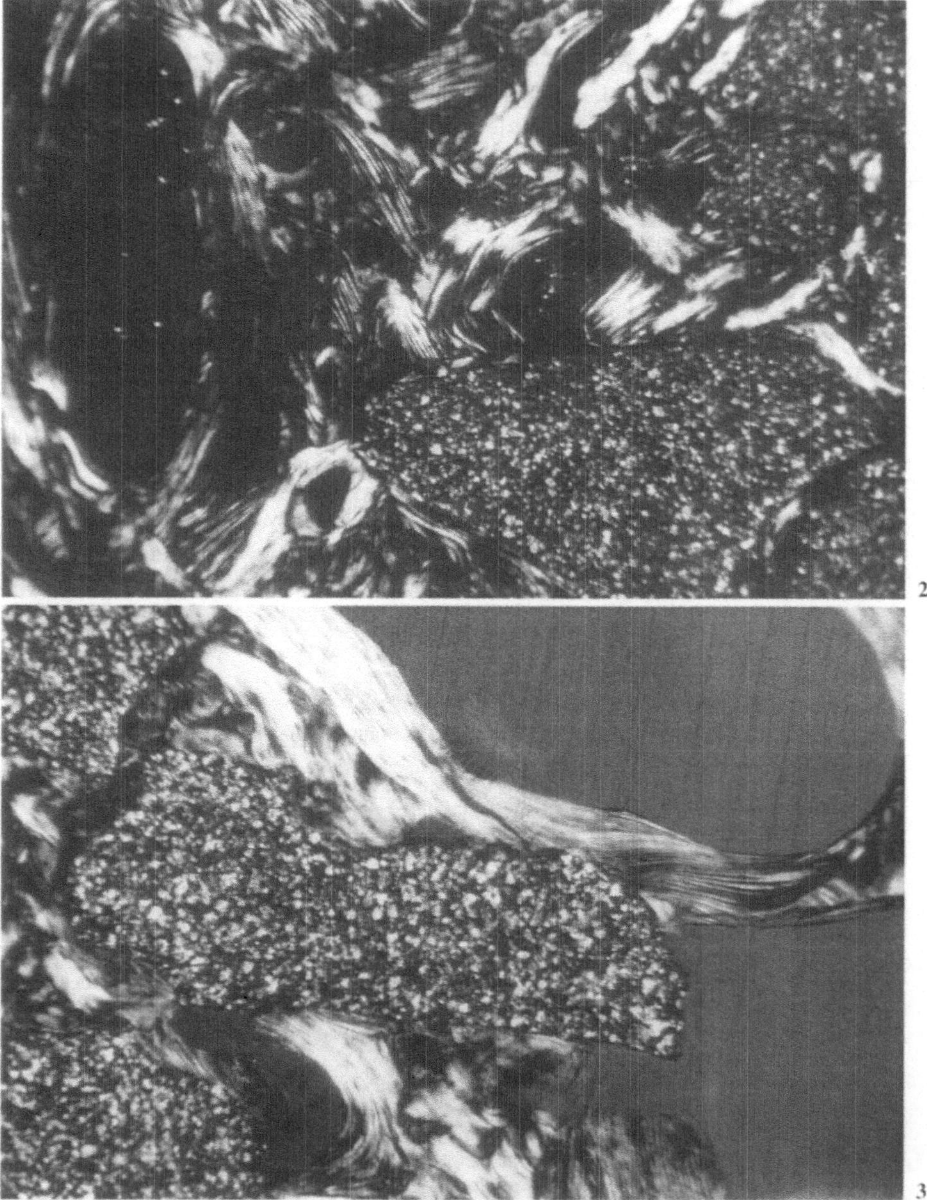

2

3

Abb. 2. Nach 24 Wochen der reparativen Osteogenese zeigt das Polarisationsmikroskop das Ergebnis eines physiologischen Remodelling mit kräftigen Trabekeln zwischen den Keramikgranula. Das Maß der Orientierung der parallel verlaufenden Kollagenfasern und damit der Reife des Knochens wird an der Leuchtkraft der Darstellung ablesbar. (Unentkalktes Sägeschliffpräparat, Vergr. 25 x)

Abb. 3. Das Ergebnis der mikromechanischen Adaptation des keramoossären Regenerates ist ausgereifter osteonaler Knochen nach 36 Wochen der substanziellen Integration des keramischen Implantats. Senkrecht und tangential treffen die strukturierten Faserbündel auf die Keramikgranula. Eine bindegewebige Einscheidung läßt sich nicht darstellen. (Vergr. 15 x)

Diskussion

In unserem dynamischen Tierversuchsmodell beim Kaninchen kommt es während der gesamten substanziellen Integration der HAK zur Krafteinleitung über den Gelenkknorpel und die subchondrale Knochenlamelle auf den Keramik-Knochen-Verbund. Dies wird nur ermöglicht durch den hier nachgewiesenen formschlüssigen Kontakt des Knochenkollagens mit dem osteotropen keramischen Implantat, wir nennen diesen Vorgang Verbundosteogenese. Die mechanische Ankopplung erfolgt durch das physiologische Remodelling des Knochengewebes im keramoossären Regenerationskomplex.

Die funktionelle Belastung stellt den formativen Reiz für die Ausrichtung der Kollagenfaserdomänen zwischen den HAK-Granula dar. Das voll entwickelte Verbundsystem aus spongiösem Knochen und dem kraftschlüssig integrierten keramischen Implantat ist hochgradig funktional orientiert und damit mikromechanisch adaptiert, es verarbeitet zuverlässig die auf das Gelenk einwirkenden Kräfte. Es zeigt sich, daß sich die von uns verwendete Hydroxylapatitkeramik nicht nur wegen der bekannt guten Histokompatibilität und seiner osteotropen Eigenschaften als Knochenersatzmaterial eignet. Auch unter funktionellen Aspekten ist sie im Tierexperiment für die gelenknahe Füllung großer subchondraler Knochenfekte ein integrativer Bestandteil des lebenden Knochengewebes.

Literatur

1. Osborn JF (1985) Implantatstoff Hydroxylapatitkeramik. Quintessenz, Berlin Chicago London Rio de Janeiro Tokio
2. Niwa S, Sawai K, Takahashi S, Tagai H, Ono M, Fukuda Y (1980) Experimental studies on the implantation of hydroxyapatite in the medullary canal of rabbits. First World Biomaterials Congress, Baden near Vienna
3. Werhahn C, Osborn JF, Newesely H (1982) Poröse Hydroxylapatitkeramik – ein osteotroper Werkstoff für den Knochenersatz. Hefte Unfallheilkd 158:71–75
4. Rueger JM, Seibert HR, Pannike A (1985) Abheilung segmentaler Knochendefekte nach Auffüllung mit biologischen und synthetischen Knochenersatzmitteln im Tierexperiment. In: Stelzner F (Hrsg) Chirurgisches Forum 85. Springer, Berlin Heidelberg New York
5. Karbe E, Köster K, Kramer H, Heide H, Kling G, König R (1975) Knochenwachstum in porösen, keramischen Implantaten beim Hund. Langenbecks Arch Chir 338:109–116
6. Blencke B-A (1978) Derzeitiger Stand der klinischen Anwendung von Keramiken für den Knochen- und Gelenkersatz. Orthopäde 7:43–54
7. Meenen NM, Dallek M, Jungbluth KH, Weh L (1987) Elastic properties of the hydroxyapatite-bone compound in rabbits. In: Bergmann G, Kölbel R, Rohlmann A (eds). Biomechanics: Basic and applied research. Nijhoff, Doordrecht Boston Lancaster, pp 733–738
8. Meenen NM, Mommsen U, Osborn JF, Flosdorff W, Jungbluth KH (1985) Hydroxylapatitkeramik zur Unterfütterung in subchondral gelegenen Knochendefekten. Hefte Unfallheilkd 174:50–53
9. Holmstrand K (1957) Biophysical investigations of bone transplants and bone implants – An experimental study. Acta Orthop Scand Suppl 26
10. Ortmann R (1975) Use of polarized light for quantitative determination of the adjustment of the tangential fibres in articular cartilage. Anat Embryol 148:109–120
11. Schmidt WJ (1934) Polarisationsoptische Analyse des submikroskopischen Baues von Zellen und Geweben. In: Abderhalden E (Hrsg) Handbuch der biologischen Arbeitsmethoden. Urban & Schwarzenberg Berlin Wien

Teil II

Die präklinische und klinische Erstversorgung Polytraumatisierter und Schwerstbrandverletzter

Unfallrettung im Spiegel der letzten 30 Jahre – Entwicklungstendenzen

H. Tscherne und C. J. Kant

Die Unfallrettung hat in Deutschland eine lange Tradition. Auch das Notarztwesen blickt mittlerweile schon auf eine 35jährige Geschichte zurück. Obwohl Martin Kirschner 1937 auf dem Chirurgen-Kongreß die Forderung nach notärztlicher Therapie am Unfallort aufstellte, begann erst 20 Jahre später der systematische Ausbau des Rettungswesens.

1957 wurden in der Bundesrepublik erste Notarztwagenkonzepte in Köln und Heidelberg entwickelt. Das Heidelberger Klinomobil bestand aus einem umgebauten Reisebus, in dessen Inneren ein Operationssaal installiert war. Die Heidelberger Chirurgen fuhren damit zur Unfallstelle und führten die komplette Erstversorgung einschließlich Notoperationen am Unfallort durch. Dieses Konzept erwies sich wegen des relativ schwerfälligen und langsamen Fahrzeuges letztlich als ungünstig und war dem Kölner Konzept unterlegen – welches im Grunde schon damals dem heute üblichen entsprach.

Aufgrund eines sich ändernden Bewußtseins gegenüber der Notfallmedizin in der Bevölkerung, bei Studenten und jungen Ärzten begann Anfang der 70er Jahre der geforderte Ausbau des Notarztwesens. Oberstes Ziel war und ist es, das sog. therapiefreie Intervall so klein wie möglich zu halten. Die positiven Erfahrungen mit der Luftrettung im Vietnamkrieg sowie zahlreiche Testversuche in der Bundesrepublik Deutschland führten 1970 zu einem Modellversuch des Bundesinnenministers mit 4 kontinuierlich besetzten Rettungshubschrauberstationen. Die Auswertung dieses Versuches erbrachte eine hohe Effizienz der Luftrettung. Daraufhin entschloß sich die Bundesregierung, ein flächendeckendes Luftrettungsnetz in Deutschland zu etablieren. Vor der Wiedervereinigung existierten 35 Rettungshubschrauberstationen. Unmittelbar nach Öffnung der Grenzen begann die Planung der Hubschrauberstationen im östlichen Teil unseres Landes. Langfristig sind im wiedervereinigten Deutschland 50 Rettungshubschrauberstationen projektiert. Zum gegenwärtigen Zeitpunkt haben 5 Hubschrauber im Osten ihren Dienst aufgenommen, die zunächst übergangsweise von der SAR-Staffel der Bundeswehr besetzt wurden. Zug um Zug werden sie nun an die Organisationen (Katastrophenschutz, ADAC und Deutsche Rettungsflugwacht) übergeben.

Der Aufbau eines bodengebundenen flächendeckenden Notarztdienstes gestaltete sich schwieriger, insbesondere in dünnbesiedelten Gebieten unseres Landes.

Bodengebunden wurden verschiedene Notarztkonzepte erarbeitet. Derzeit sind in den Altbundesländern 920 Notarztstandorte vorhanden.

Inzwischen haben sich zwei Notarztsysteme herauskristallisiert, das Stationssystem (die Notarztwagen) und das Rendezvoussystem (die Notarzteinsatzfahrzeuge).

Von den vielfältigen Organisationsformen setzt sich mehr und mehr das Rendezvoussystem durch. In den Altbundesländern sind die Notarztstützpunkte bereits in über 60 % auf Rendezvoussystem umgestellt bzw. eingerichtet.

Das Ziel – das therapiefreie Intervall möglichst gering zu halten, – wurde auch in Hannover mit großer Priorität weiterverfolgt. Die Bemühungen gipfelten letztlich in der Umstellung von Stationssystem auf Rendezvoussystem unter gleichzeitiger Erhöhung der Notarztstützpunkte. Zur Versorgung der ca. 1 Million Einwohner zählenden Hannoverschen Region stehen heutzutage ein Rettungshubschrauber und 11 Notarzteinsatzfahrzeuge – strategisch günstig positioniert – zur Verfügung.

Die Daten aus zwischenzeitlich über 55 000 Notarzteinsätzen in Hannover wurden und werden konsequent wissenschaftlich aufgearbeitet. Die Ergebnisse zeigen deutlich erhöhte Überlebensraten. Mit der modernen Notfallmedizin werden allerdings nicht nur Überlebensraten gesteigert, sondern insbesondere Defektheilungszustände minimiert. Dieses kann durch Verlagerung intensivmedizinischer Maßnahmen an den Unfallort durch erfahrene Spezialisten sichergestellt werden. In unserem Fachgebiet sind hier insbesondere die offenen Brüche hervorzuheben. Derartige Verletzungen führten in früheren Jahren in hohem Maße zu Amputation, schwerer Infektion oder lebenslanger Invalidität. Mit Hilfe sachgerechter Erstbehandlung gelang es uns, die Infektionsrate offener Frakturen auf Werte unter 2 % zu senken. Die hochspezialisierten Erstversorgungen betreffen allerdings nicht nur die offenen Frakturen, sondern sämtliche Einzelverletzungen vom Schädel-Hirn-Trauma bis hin zur Gefäßverletzung.

Diese Notfallmaßnahmen wurden über die Jahre sehr umfangreich (zu nennen sei die prophylaktische Intubation des wachen, ansprechbaren Schwerverletzten oder aber auch die notfallmäßige Pleuraentlastung und vieles andere mehr). Daraus ergab sich der Zwangl

1. die Notärzte besser auszubilden,
2. die medizinische Ausrüstung zu standardisieren.

Um eine medizinisch optimale Leistung sicherzustellen, werden heute sämtliche Notärzte einer erweiterten Ausbildung in allgemeiner und spezieller Notfallmedizin unterzogen. Alle eingesetzten Ärzte müssen die Qualifikation entsprechend den Empfehlungen der Bundesärztekammer sowie, der Deutschen Interdisziplinärer-Vereinigung für Intensivmedizin (DIVI) erfüllen.

Die mangelnde Kompatibilität der verschiedenen Rettungsmittel ist überall ein großes Problem. Dies führt besonders bei Großeinsätzen mit mehreren Rettungsfahrzeugen zu Problemen in der Zusammenarbeit. Eine Problemlösung erschien für unsere Region unabweislich. Deshalb wurden die Ausrüstungen von Rettungshubschraubelr sowie sämtlicher NEF vereinheitlicht. Die standardisierte „Ausrüstung Hannover" ist in sog. Module aufgeteilt. Diese sind völlig gleichgestaltet und somit unter allen Rettungsfahrzeugen austauschbar.

Inzwischen genießt das Deutsche Rettungssystem großes Ansehen. Alljährlich informieren sich ausländische Ärzte und Wissenschaftler über Aufbau und Nutzen. Die steigenden Bemühungen werden insbesondere in einem Zitat des bekannten amerikanischen Unfallchirurgen Prof. Donald Trunky anerkannt und bestätigt. Er analysierte 1982 das Hannoversche Rettungsystem anläßlich einer Weltreise zum Studium verschiedener Rettungssysteme – u. a. durch aktive Teilnahme an mehreren Rettungseinsätzen. Er kam zu dem Schluß, daß es das beste der Welt ist und forderte ein gleichartiges Konzept für die kalifornischen Ballungsgebiete und später für das gesamte Gebiet der USA.

Optimale logistische Voraussetzungen sowie standardisierte Ausbildung und Ausrüstung führen zu hervorragenden medizinischen Ergebnissen. Allerdings sind im Bereich des organisatorischen Managements bei Großschadensfällen noch dringend Verbesserungen notwendig. Derzeit wird überall in Deutschland an einer weiteren Stärkung des „Ersten Gliedes der Rettungskette" gearbeitet.

Wie schnell die normalen Organisationsstrukturen auch von Großstadtsystemen in größeren Schadensfällen überfordert sind, haben mehrere Ereignisse der jüngeren Vergangenheit deutlich gezeigt. In derartigen Situationen ist ein ärztlicher Einsatzleiter am Notfallort dringend notwendig. Er kann an der unmittelbaren Erstversorgung der Patienten nicht beteiligt sein, da er ausschließlich organisator sche Aufgaben wahrnimmt. Daher muß für alle Rettungsbezirke der Bundesrepublik ein 24 h lang einsetzbarer leitender Notarzt zusätzlich gefordert werden.

Die großen Erfolge im Rettungsdienst der letzten Jahre sind auf eine perfekte Organisation zurückzuführen. In jüngster Vergangenheit rückt jedoch ein Bindeglied der Rettungskette in den Blickpunkt des öffentlichen Interesses. Gemeint ist die sog. „Nahtstelle Klinik" und hier insbesondere der Bereich der Notfallaufnahmen und Intensivstationen. Optimal erstversorgte Notfallpatienten können vielfach von den nächst gelegenen Kliniken nicht aufgenommen werden. Notärzte geraten buchstäblich in Not bezüglich der Unterbringung ihrer erstversorgten Verletzten. Die ablehnende Haltung der Krankenhäuser in bezug auf Aufnahme von Notfallpatienten ist keineswegs auf eine Dienstunlust zurückzuführen, sondern auf einen echten Kapazitätsmangel – es fehlt an Intensivbehandlungsplätzen und v. a. an Personal.

Was sind die Gründe für einen derartigen Mangel?

Zum einen erreichen heute mehr Notfallpatienten – bei reibungslos funktionierendem Rettungsdienst – die Klinik und werden somit zu Überwachungspatienten, zum anderen nimmt die Zahl der großen Operationen bei steigender Morbidität der Bevölkerung zu. Der erhöhte „sog. Intensivbedarf" ist präklinisch als auch innerklinisch begründet.

Welche Konsequenzen ergeben sich für den Rettungsdienst?

Dresing et al. (1991) starteten eine Umfrage bei Rettungshubschrauberstationen. Über 90 % der befragten Stützpunkte hatten das Problem der Abmeldung von Krankenhäusern, 80 % der Stationen sogar täglich.

Wenn es aus diesen Gründen nicht gelingt, Notfallopfer in geeigneten Krankenhäuser der eigenen Region unterzubringen und wenn eine Verlegung über mehrere Rettungsbezirke hinweg zum Teil mit Rettungshubschraubern über mehr als 100 km erfolgen muß, erhebt sich die Frage der Zumutbarkeit und des Ausmaßes des Transporttraumas für den Patienten. In der Presse spricht man mittlerweile vom sog. „Notfalltourismus". Einsatzzeiten von 90–18 min bis zur Übergabe des Patienten an eine geeignete stationäre Einrichtung stellen den Erfolg der Primärrettung klar in Frage.

Auch an unserem Zentrum ist dieser Mangel augenscheinlich. 1992 wurden 66% aller Polytraumen von unserem Rettungshubschrauber primär in andere Kliniken geflogen. Aber es gab auch Fälle, wo Schwerverletzte in der Hannoverschen

Region nicht untergebracht werden konnten, da in keiner Klinik ein Intensivbett bereitstand. Die Polytraumen wurden dann in unser Zentrum verbracht, die Notoperation durchgeführt und anschließend , unmittelbar postoperativ wurden die Patienten überregional weiterverlegt.

1991 mußten wir in 24 Fällen so verfahren, 1992 waren es 38 Patienten. Es wird klar, daß es sich hierbei um einen unzumutbaren Zustand handelt.

In den letzten 30 Jahren wurde eine reibungslos funktionierende Rettungskette aufgebaut. Nun jedoch drohen einzelne Glieder zu zerbrechen. Vorrangiges Ziel der nächsten Jahre muß es daher sein, hier für Abhilfe zu sorgen. Die Forderung nach ständiger Aufnahmebereitschaft eines Traumazentrums einer Region – „die Beseitigung der sog. Schwachstelle Klinik" muß vehement gefordert werden.

Dies ist zu erreichen durch Abbau des Pflegenotstandes und Aufstockung der Intensivbettenzahl. Eine schwierige Aufgabe, die längere Zeit in Anspruch nehmen wird. Die Erreichung dieses Zieles setzt Öffentlichkeitsarbeit voraus. Legislative wie Administrative sind gleichermaßen aufgerufen, unverzüglich zu handeln.

Aber auch andere Bereiche des Rettungswesens müssen in Zukunft weiter perfektioniert werden.

1. In der gesamten Bundesrepublik gilt es, eine standardisierte Ausbildung entsprechend den Richtlinien der Deutschen Interdisziplinären Vereinigung für Intensivmedizin durchzusetzen. Auch muß gefordert werden, daß in Zukunft im Notarztwesen nur Ärzte zum Einsatz kommen, die neben der theoretischen Ausbildung eine entsprechend klinische Weiterbildung und Einsatzerfahrung auf Rettungsmitteln unter Anleitung eines Erfahrenen verfügen. Hier müssen mindestens 15 Einsätze mit lebensrettenden Maßnahmen als unterste Voraussetzung gefordert werden.
2. Die apparative Ausrüstung des Rettungsdienstes ist hervorragend. Ein gravierender Nachteil ist die mangelnde Standardisierung. Jede Organisation entwickelt diesbezüglich eigene Vorstellungen. Ein geordneter Arbeitsablauf am Notfallort mit Beteiligung mehrerer Einsatzkräfte – aus verschiedenen Rettungsbezirken – ist meist nur schwer und schleppend möglich. Die in der DIN vorgeschriebenen Mindestausrüstungen können nur als unterster Maßstab angesehen werden. Von den Fachgesellschaften muß daher eine Basisausrüstung aller arztbesetzten Rettungsmittel für das gesamte Bundesgebiet vorgegeben werden.
3. Um den organisatorischen Ablauf an größeren Schadensorten optimieren zu können, benötigen wir dringend einen ärztlichen Einsatzleiter, der ausschließlich organisatorische Aufgaben wahrnimmt. Er stellt das Pendant zum Einsatzleiter der technischen Rettungsmannschaften dar.
   Leitende Notarztgruppen sind für alle Rettungsbezirke in Deutschland dringend zu fordern.
4. Die Schnelligkeit des Rettungsdienstes kann Leben retten. Je eher ein Verunglückter oder ein akut Erkrankter qualifiziert versorgt wird, desto größer ist seine Chance, daß er überlebt und ohne größere Folgeschäden aus der Klinik entlassen werden kann. Die Verkürzung des therapiefreien Intervalls ist eine der zentralen Aufgaben der nächsten Jahrzehnte. Die erzielten Eintreffzeiten können deshalb als wichtige Indikatoren für die Leistungsfähigkeit des Rettungsdienstes angesehen werden. Benötigten die Fahrzeuge des Rettungsdienstes Anfang der 70er

Jahre noch rund 20 min, um einen Notfallort zu erreichen, so ist heutzutage in den Altbundesländern ein Rettungsfahrzeug im Mittel bereits 8 min nach der Alarmierung vor Ort.

Bei 8 von 10 Notfällen ist der Rettungsdienst spätestens 10 min nach der Meldung am Notfallort. Trotz aller Bemühungen um die Verkürzung der Eintreffzeit können noch immer ca. 4 % nicht innerhalb von 20 min versorgt werden.

Daraus folgt, daß eine hohe Notarztdichte – wie bereits in der Hannoverschen Region realisiert – für die gesamte Bundesrepublik gefordert werden muß. Hierbei kann die vom Gesetzgeber vorgeschriebene Hilfsfrist – nach dem neuen Niedersächsischen Rettungsdienstgesetz 15 min – in keiner Weise als Richtschnur akzeptiert werden. Allerdings bedeutet eine hohe Notarztdichte mit zwangsläufig steigenden Einsatzzahlen eine Kostensteigerung im Rettungsdienst. Es muß aber berücksichtigt werden, daß nur effektiv arbeitende Notarztsysteme dem Staat große Geldsummen für Invaliditäts- und Hinterbliebenenrenten ersparen.

In den neuen Bundesländern muß ein gleiches boden- und luftgebundenes Rettungssystem in kürzester Zeit errichtet werden. Qualitätsunterschiede zwischen Ost und West darf und kann es nicht geben.

Unsere Hauptaufgabe der nächsten 30 Jahre wird es daher sein – neben Stärkung der schwachen Glieder der Rettungskette – trotz intensiver Sparmaßnahmen der Öffentlichen Hand unser bewährtes System zu verteidigen und zu festigen. Abstriche dürfen in keiner Weise hingenommen werden.

Literatur

Dresing K, Obertacke U, Peterson Th, Schmidt-Neuerburg KP (1991) Das Problem der Weiterbehandlung präklinisch erstversorgter Notfallpatienten im Krankenhaus - Ausnahme- oder Regelzustand. Notarzt 7:171

Präklinische Brandverletztenversorgung im Spiegel der letzten 30 Jahre – Entwicklungstendenzen

G. Zellweger

Einleitung

Die präklinische Brandverletztenversorgung dauert ca. 1 h, bis der Patient im Krankenhaus ist. Die Hilfe am Unfallort ist nicht einfach. Die Patienten sind bekleidet, toben herum oder – schlimmer – verhalten sich unauffällig und ruhig. Andere sind eingeklemmt oder bewußtlos. Es geht um eine rasche und trotzdem genaue Beurteilung der Verbrennungen.

Beurteilung

Am Unfallort bestimmt die Ausdehnung der Verbrennung den Schweregrad. Es kommen die Neunerregel, die Handflächenregel und die Regionenregel zum Zug. Bei der Neunerregel wird die Körperoberfläche in Areale von 9 % aufgeteilt, und zwar betragen dabei Kopf und Hals, ein Arm, die Vorderseite eines Beines, Thorax und Abdomen je 9 % der Körperoberfläche. Eine Handfläche entspricht 1 % der Körperoberfläche, eine ganze verbrannte Hand demnach 2,5 % der Körperoberfläche. Man beachte, daß sowohl beim Kind als auch beim Erwachsenen Rumpf und Arme ca. 50 % der Körperoberfläche ausmachen. Der Kopf ist beim Kind verhältnismäßig wesentlich größer als beim Erwachsenen, auf Kosten der Beine.

Mit Recht wird man einwenden, daß für eine genaue Berechnung der Verbrennungsausdehnung am Unfallort keine Zeit bleibt. Deshalb kommt meist die weniger bekannte, aber unbewußt geläufigere Regionenregel zur Anwendung. Ist mehr als eine Region betroffen, z. B. Kopf und Teile eines Armes oder Teile eines Beines und des Rückens, so liegt eine schwere Verbrennung vor.

Wir unterscheiden also klar in kleine und leichte Verbrennungen und große und schwere Verbrennungen. Kleine Verbrennungen bedeuten ein lokales Hautproblem, große eine Organismusverletzung mit möglichem tödlichem Ausgang. Bei kleinen Verbrennungen müssen Medikamente gegen die Schmerzen gegeben werden, bei großen auch, aber es sind auch noch andere Faktoren zu berücksichtigen.

Sofortmaßnahmen

1. Kühlen

Betrachten wir vorerst eine isolierte Verbrennung, z. B. eine oberflächliche und daher äußerst schmerzhafte. Die Oberhaut fehlt, alles schwillt sofort an. Die erste

Maßnahme bei einer Verbrennung besteht heute darin, das erhitzte Gewebe sofort mit 20° C kaltem Wasser zu kühlen. Damit wird verhindert, daß das heiße Gewebe die Wärme nach innen abgibt und weitere Zerstörungen anrichtet; schon halbtote Zellen werden so vor weiterer Schädigung bewahrt. Die Kühlung bis zu 45 min verhindert Sekundärreaktionen, wie die Ausschüttung von Kininen, mit Bildung von Schmerz, Steigerung der Kapillardurchlässigkeit und starke Schwellung.

Bei großen Verbrennungen muß man selbstverständlich auf die allgemeine Unterkühlung achten. Diese tritt rasch ein, besonders bei Kleinkindern mit ihrer großen Körperoberfläche im Verhältnis zum Körpervolumen. So konnten Menschen, die bei einem Unglück ins Meer fielen, nach 1 h im kalten Wasser nur noch tot geborgen werden. Die verbrannte Haut verliert ihre Wasserdichtigkeit: Es verdunstet sofort viel Wasser, und dem Körper wird Wärme entzogen. Auch im Sommer verliert der unbedeckte Körper auf diese Weise pro Stunde 2–5°. Also muß – so wie alle Verletzten – besonders der verbrannte Patient wärmespeichernd eingepackt werden. Wenn möglich, sollten trotzdem einzelne verbrannte Stellen selektiv gekühlt werden.

Früher war kaltes Wasser bei der Behandlung Brandverletzter verboten. 1970 brachte man mir eine Patientin, bei der ich meine Hände an glühenden Korsettstäben verbrannte, als ich sie im Spital ausziehen wollte.

Lokale Maßnahmen: Die Wunden werden mit einem sauberen Tuch abgedeckt. Ein nasses Handtuch eignet sich bestens zur Kühlung. Ein ausgedehnt verbrannter Patient wird eher in ein trockenes Handtuch gelegt.

Früher wurden die Patienten gleich mit Mercurochrom® oder Jod bepinselt. Damit war alles rot und nicht zu beurteilen, aber immer noch besser, als wenn die Wunden mit Butter und Mehl bestrichen wurden. In der Klinik versuchten wir, mit Ketonfastgreen die Tiefe der Verbrennungen zu beurteilen, was mit der Dynamik des Nachbrennens und der Farbdiffusion das operative Angehen praktisch unmöglich machte.

2. Infusion

Ist mehr als eine Region betroffen, betrachten wir den Patienten als schwerverbrannt. Patienten mit mehr als 10%iger Verbrennung bekommen raschmöglichst eine Infusion, weil wir heute wissen, daß gerade in der ersten Stunde der Flüssigkeitsersatz wichtig ist. Sekundärfolgen, wie Flüssigkeitsumverteilung mit beispielsweise aufhörender Darmfunktion, können verhindert oder abgeschwächt werden.

Der venöse Zugang erfolgt peripher, da dieser von jedem ausgebildeten Helfer gelegt werden kann und relativ ungefährlich ist. Auch können dadurch große Mengen infundiert werden. Zentrale Venenkatheter lege ich stets zuerst durch die verbrannte Stelle, weil sie sauber, ja sogar abgeflammt ist und weil später noch unversehrte Stellen zur Verfügung stehen.

Man infundiert die Lösung, die das betreffende Spital gerne haben möchte. Dies bedarf der Rücksprache mit dem regionalen Zentrum. Heute will man meist Ringer-Laktat. Nach einem schweren Trauma werden die Kapillaren durchlässig und lassen nicht nur Wasser und Elektrolyten, sondern auch große Eiweißmoleküle austreten. Diese bleiben bis zu 8 Wochen im Interstitium liegen und bilden weiterhin Ödeme, weil die Wiederherstellung der Kapillarwandintegrität die Rückresorption so großer Moleküle unmöglich macht, wohl aber in den folgenden Tagen freies Wasser zurückresorbiert werden kann. Ich bin überzeugt, daß es in naher Zukunft gelingen wird, die Kapillaren medikamentös abzudichten, so daß der initiale Flüssigkeitsersatz mit Kolloidlösungen wieder aktuell werden wird.

Für einen zu 50 % verbrannten und 80 kg schweren Patienten braucht man $50 \cdot 80 = 4000 \cdot 4 = 16$ l am 1. Tag, davon die Hälfte in 8 h, also 1 l/h. Der weniger Verbrannte bekommt so zuviel Flüssigkeit, die aber via Urin ausgeschieden wird. Der ausgedehnt Verbrannte bekommt damit etwas zu wenig, aber dies ist weit besser als gar nichts. Und es ist eine einfache Regel: 1 l Ringer-Laktat pro Stunde.

3. Schmerzmittel

Schmerzmittel werden dem Patienten nur intravenös verabreicht, um erstens eine sofortige Wirkung zu erreichen, zweitens, damit diese Wirkung auch rasch wieder abklingt, da der Patient viel Schmerzmittel braucht und somit auch eine Überdosierung möglich wäre. Ich bevorzuge Morphium, evtl. schneller wirkendes Fentanyl®, weil es zentral auch immer dämpft und der Patient dabei kooperativ bleibt. Ketalar ist m. E. ungeeignet, da es den Patienten unkooperativ und unbeurteilbar macht. Bei frischen Verbrennungen gibt es keine Ketalar-Schmerzdosis, bei der dem Patienten nicht auch der Verstand genommen wird. Die Rettungsfahrt ins Spital mag unter Ketalar ruhig verlaufen, beim Debridieren jedoch zeigt sich der Patient unkooperativ und begreiflicherweise auch unverständig, und man muß diese Sedation in eine Vollnarkose umwandeln.

4. Frage der Intubation

Auch Patienten, die sich in einem geschlossenen Raum aufgehalten haben und bei denen ein Inhalationsschaden vermutet werden kann, sind meist kooperativ und atmen anfänglich noch gut. Rußige Nasenlöcher, Zähne und Rachen sowie ein rußiges Sputum allein bedeuten noch keine Probleme. Sicher sollte hier nicht sofort intubiert werden, wohl aber eine Überwachung stattfinden. Sogar in krassen Fällen erwies sich der Ruß in der Luftröhre als abwaschbar.

Anders ist es, wenn Gesichter schwerverbrannt sind, besonders bei bewußtlosen Patienten, bei denen die Atemwege durch das Halsödem, welches sich nur nach innen ausbreiten kann, beeinträchtigt würden. Diese Patienten und bewußtlose Elektroverbrannte bieten die einzige Indikation zur sofortigen Intubation.

In der Regel aber hat man etwa 6 h Zeit, um den Patienten zu intubieren. Sogar bei 6 Patienten aus Räumen mit brennendem PVC-Boden, der konzentrierte Salzsäure in die Lungen der Patienten entließ, erwies sich diese Regel als richtig. Diese Patienten husteten zunächst nur wenig, dann aber immer stärker. Wichtig dabei ist die präklinische Sauerstoffgabe; mit der Intubation kann man warten, bis der Patient im Krankenhaus ist.

Verlegung

Kürzlich kam eine zu 88 % verbrannte Patientin aus Kamerun innerhalb von 22 h in die Klinik. Sie hatte ihre brennenden Kleider im Sand gelöscht, fuhr dann 3 h bis zur nächsten ärztlichen Auffangstelle, wo sie Infusionen erhielt. Als die Schweizerische Rettungsmannschaft kam, gab es auch Flammazine®-Verbände, noch mehr Infusionen und eine Intubation.

Früher kam der Patient nach langer Vorbehandlung in anderen Spitälern infiziert allein zum Sterben ins Zentrum.

Zusammenfassung

Die präklinische Versorgung sollte wie folgt durchgeführt werden:

1. Sofort löschen, womit auch immer.
2. Sofort lokale Kühlung, aber cave allgemeine Unterkühlung. In Kopenhagen haben die Ambulanzen Wasserspraypumpen, und in Zürich können die Straßenhydranten angezapft werden.
3. Von großen Verbrennungen sprechen wir, wenn mehr als eine Region betroffen ist. Diese Patienten bekommen sofort eine Infusion mit Ringer-Laktat, 1 l/h, d. h. laufenlassen.
4. Schmerzmittel intravenös, für Zürich kein Ketalar.
5. Rasche Verlegung in ein Zentrum für Brandverletzte.

Die Bedeutung biochemischer Faktoren des traumatisch-hämorrhagischen Schocks für die Erstversorgung Schwerverletzter

D. Nast-Kolb

Die pathogenetische Bedeutung des primären traumatisch-hämorrhagischen Schockgeschehens für das sekundäre Organversagen und die daraus resultierende Spätletalität ist aus einer Vielzahl von Untersuchungen bekannt (Übersicht in [6]). Damit erhebt sich die Frage der klinischen Relevanz biochemischer Faktoren für das Management des Schwerverletzten.

Mit dieser Fragestellung haben wir in einer prospektiven Polytraumastudie mit genau definierten Aufnahmekriterien [2] über eine 14tägigen Untersuchungszeitraum 100 Schwerverletzte mit einem durchschnittlichen Injury Severity Score [1] von 37 Punkten untersucht [3]. Die Patienten wurden in 3 Gruppen unterteilt: 16 Patienten verstarben sekundär im Multiorganversagen, 47 überlebten ein reversibles Organversagen und 37 hatten einen komplikationslosen Verlauf. Die Abb. 1 und 2 zeigen die Mittelwertskurvenverläufe dieser 3 prognostischen Gruppen für folgende Parameter: Laktat als Maß des anaeroben Energiestoffwechsels, die Proteinasen PMN-Elastase und Kathepsin B als Ausdruck der Granulozyten- bzw. Makrophagenaktivierung, Antithrombin III (AT III) als wichtigster Inhibitor des Gerinnungssystemssowie als sekundär reagierende Parameter das Akut-Phasen-Protein CRP und das Endprodukt des Energiestoffwechsels des Makrophagen Neopterin.

Dabei zeigte sich für alle Patienten ein 3phasiger Verlauf:

1. Eine maximale Aktivierung sämtlicher Systeme innerhalb der ersten 12 h
2. Eine Erholungsphase zwischen dem 2. und 4. Tag.
3. Das Auftreten sekundären Organversagens bzw. die vollständige Erholung ab dem 4. Tag.

Dabei zeigten die Plasmaspiegel von Laktat, PMN-Elastase, Kathepsin B und AT III bereits bei Klinikaufnahme signifikante Unterschiede zwischen später Versterbenden und Überlebenden mit und ohne Organversagen, welche mit Ausnahme von Kathepsin B während des gesamten 14tägigen Untersuchungszeitraums bestehen blieben. Eine entsprechende signifikante Differenzierung ergaben auch die beiden sekundär reagierenden Parameter ab dem 4. Tag.

Aufgrund dieser Ergebnisse haben wir die prognostische Aussagekraft dieser biochemischer Faktoren untersucht [3]: Bezüglich der frühen Vorhersage späteren Organversagens ergaben bereits bei Klinikaufnahme die PMN-Elastase, Kathepsin B und AT III mit einer Genauigkeit zwischen 63 und 69 % ein den Traumascores ISS und PTS [4] vergleichbares Resultat (Tabelle 1). Hinsichtlich der Vorhersage späteren Versterbens innerhalb der ersten 4 Tage erwiesen sich PMN-Elastase, Laktat, CRP und Neopterin mit richtigen Aussagen von 84–90 % als den Schweregradschlüsseln überlegen (Tabelle 2).

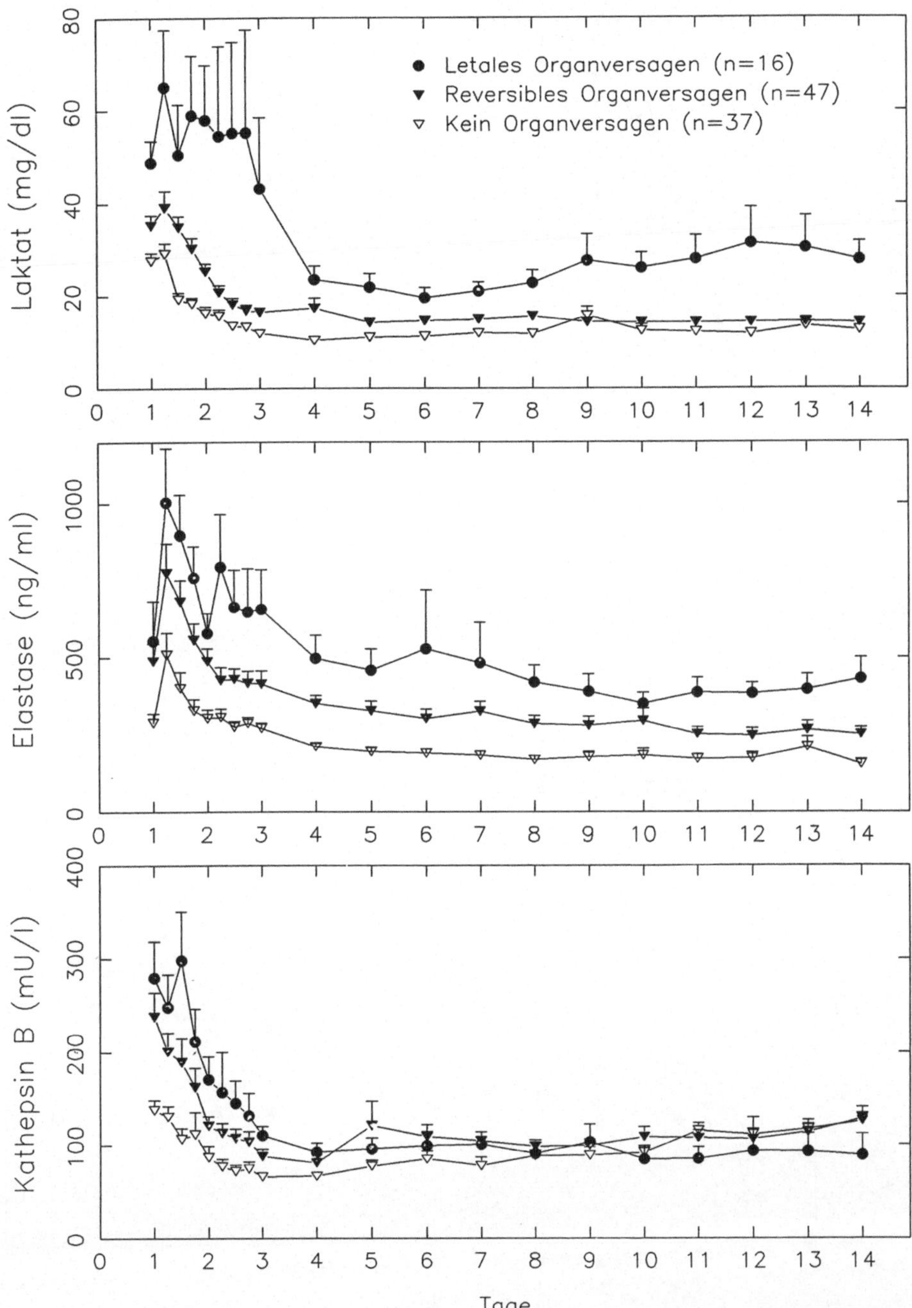

Abb. 1. Mittelwertverläufe (± SEM) von Laktat, PMN-Elastase, Kathepsin B bei Versterbenden und Überlebenden mit und ohne Organversagen

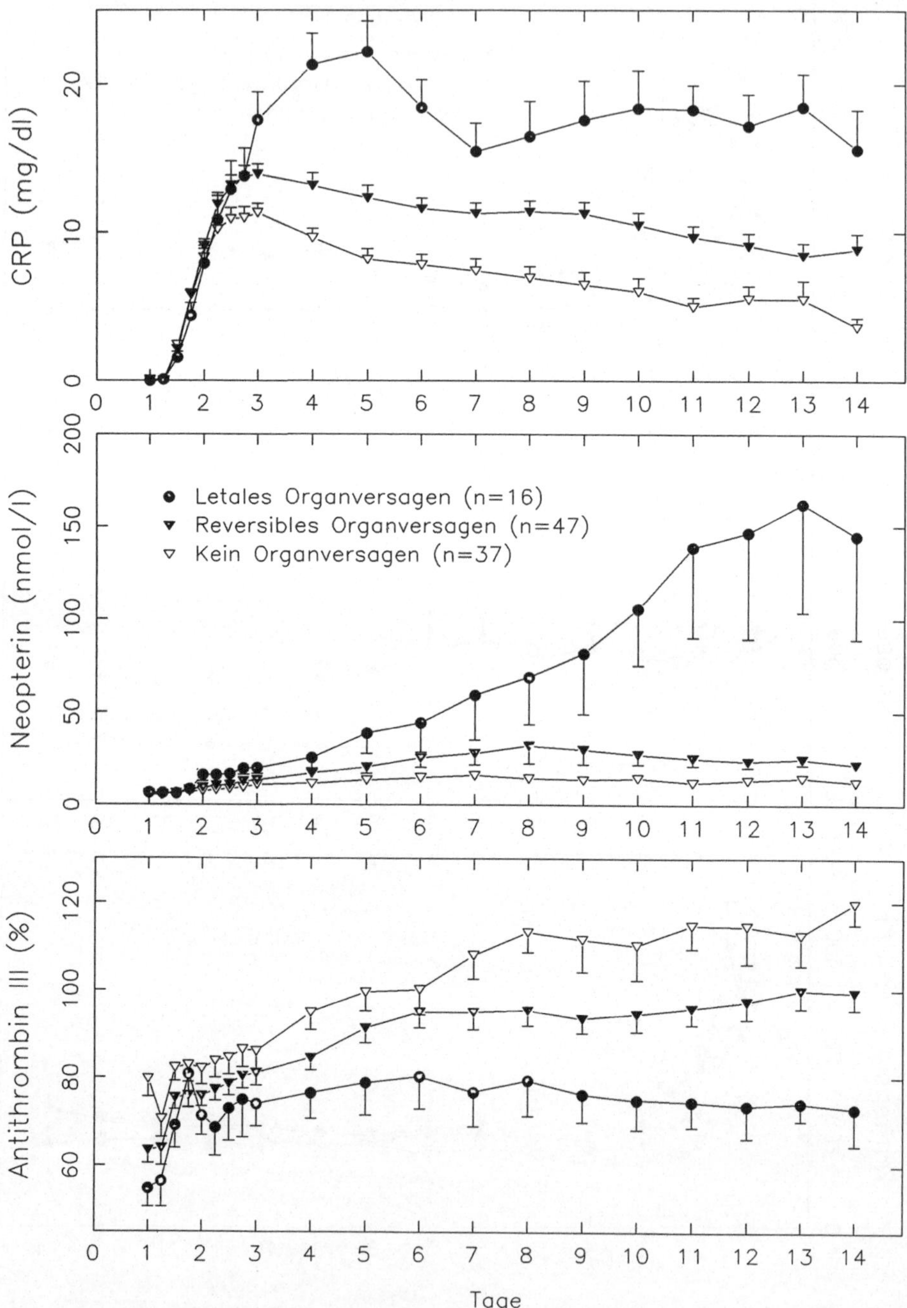

Abb. 2. Mittelwertverläufe (± SEM) von C-reaktivem Protein (*CRP*), Neopterin, Antithrombin III bei Versterbenden und Überlebenden mit und ohne Organversagen

Tabelle 1. Vorhersage von Organversagen bei Klinikaufnahme

	Richtige Aussage	Sensitivität (%)	Positiv prädiktiver Wert (%)
Elastase (> 200 ng/ml)	69	83	73
Kathepsin B (> 190 mU/l)	63	50	90
Antithrombin III (< 80 %)	69	79	74
ISS (> 30 Punkte)	62	71	69
PTS (> 30 Punkte)	77	82	81

Tabelle 2. Vorhersage von Versterben am 1. und 4. Tag

	Richtige Aussage	Sensitivität (%)	Positiv prädiktiver Wert (%)
Elastase (> 200 ng/ml)	86	56	56
Laktat [a] (> 45 mg/dl)	84	60	50
CRP (> 20 mg/dl)	90	57	67
Neopterin (> 20 mmol/l)	80	77	42
ISS (> 30 Punkte)	66	60	24
PTS (> 30 Punkte)	80	47	37

[a] Am 1. Tag

Nachdem mit diesen Ergebnissen die prognostische Wertigkeit biochemischer Faktoren des traumatisch-hämorrhagischen Schocks herausgestellt werden konnte, untersuchten wir das Ausmaß der Mediatorenfreisetzung bei sekundären Operationen nach Polytrauma [7]. Dabei zeigte sich, daß intramedulläre Stabilisierungen des Oberschenkels (Abb. 3) und Osteosynthesen des Beckens (Abb. 4) postoperative Anstiege (PMN-Elastase, Laktat, CRP) bzw. Abfälle (AT III) der Plasmaspiegel bewirkten, wie wir sie nach leichtem (ISS: 1–24 Punkte) und mittelschwerem (ISS: 25–40 Punkte) Trauma beobachteten. Entsprechende identische Veränderungen wie auch die Lungenfunktion, ausgedrückt durch den Oxygenierungsquotienten, auf. Damit konnte nachgewiesen werden, daß die operative Stabilisierung großer Frakturen ein additives Trauma im Sinne des traumatisch-hämorrhagischen Schockgeschehens darstellt.

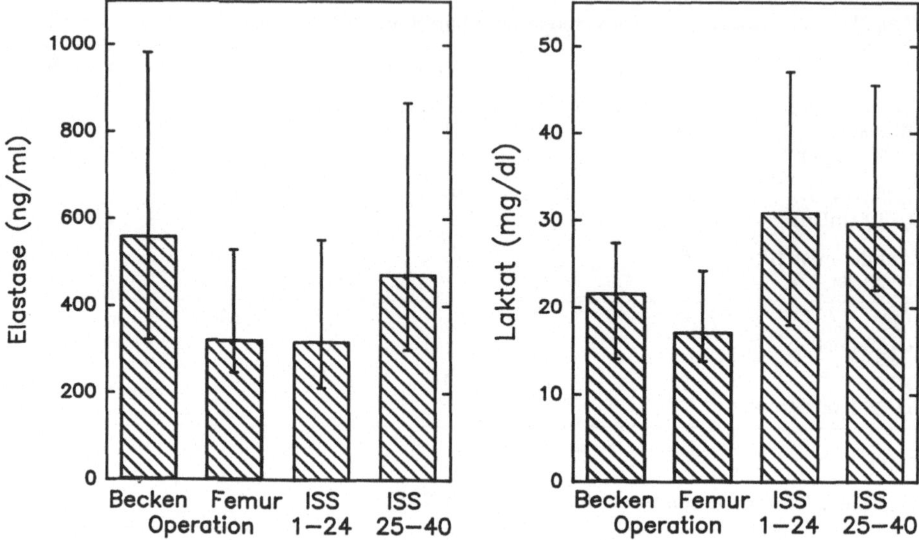

Abb. 3. Postoperativer Anstieg der Plasmaspiegel (± SEM) von PMN-Elastase und Laktat nach Becken- und Femurosteosynthesen im Vergleich zum posttraumatischen Anstieg nach leichtem (ISS:1–24) und mittelschwerem (ISS:25–40) Trauma

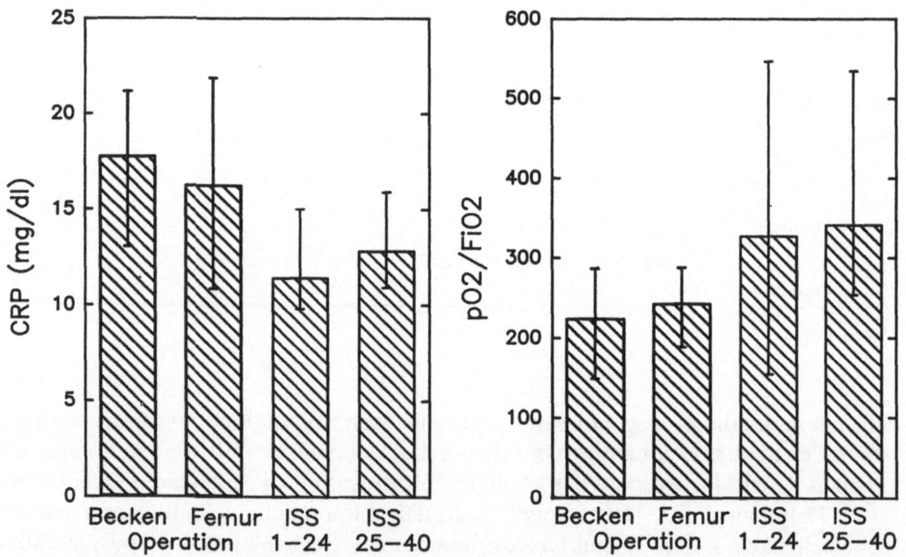

Abb. 4. Postoperative Veränderungen des Plasmaspiegels (± SEM) von C-reaktivem Protein (*CRP*) sowie des Oxygenerierungsquotienten nach Becken- und Femurosteosynthesen im Vergleich zum posttraumatischen Anstieg nach leichtem (ISS:1–24) und mittelschwerem (ISS:25–40) Trauma

Dieses Ergebnis konnte von Pape et al. [5] mit Darstellung der Auswirkungen von Marknagelungen auf die pulmonale Funktion auch durch Messung der Chemilumineszenz isolierter polymorphkerniger Leukozyten sowohl tierexperimentelle als auch klinisch bei Polytraumatisierten bestätigt werden.

Mit dem Operationstrauma erhebt sich zwangsläufig auch die Frage nach dem Operationszeitpunkt. Bezüglich einer möglichen Sekundärstabilisierung der Oberschenkelfraktur wird diskutiert, ob die dazu erforderliche zwischenzeitliche Extensionsbehandlung ebenfalls zu einer zusätzlichen Mediatorenfreisetzung führt. Es ist uns keine einzige Publikation bekannt, die dies durch entsprechende Messungen belegen konnte. Wir haben deshalb während der Femurextension bei 6 Patienten insgesamt 39 gleichzeitige Blutentnahmen arteriell und aus den beiden Femoralvenen durchgeführt und sahen dabei bei allen untersuchten Parametern annähernd gleiche Werte, so daß eine zusätzliche Mediatorenfreisetzung der verletzten Extremität damit nicht nachgewiesen werden konnte. Die Abb. 5 und 6 zeigt dazu beispielhaft den Verlauf der Plasmaspiegel von PMN-Elastase, Kathepsin B, CRP, AT III und Prothrombin bei einem Polytraumatisierten (ISS: 29 Punkte), dessen Femurfraktur am 7. Tag mittels Marknagelung versorgt wurde.

Nachdem, wie dargestellt, biochemische Parameter während des gesamten 14tägigen Untersuchungszeitraums signifikant zwischen den Prognosegruppen differenzierten, untersuchten wir, ob diese Faktoren eine, klinische Relevanz zur Festlegung des günstigsten Zeitpunktes von Sekundäroperationen beim Polytraumamanagement besitzen. Bei 106 Patienten der prospektiven Polytraumastudie wurden Sekundäreingriffe durchschnittlich nach 8 Tagen (5–12 Tage) durchgeführt. Dabei kam es bei 40 Patienten (mittlerer ISS: 36 Punkte) postoperativ zu einem neu auftretenden Organversagen oder aber zu einer wesentlichen Verschlechterung einer vorbestehenden Organdysfunktion. 66 Patienten (mittlerer ISS: 42 Punkte) wiesen nach dem Eingriff einen ungestörten Verlauf auf. Wir überprüften, ob präoperativ erhobene Befunde zwischen diesen beiden Gruppen unterschieden werden können und verglichen dazu allgemein anerkannte Routineparameter für die Beurteilung der Operabilität (Tabelle 3) mit prognostisch relevanten biochemischen Faktoren (Tabelle 4). Von den herkömmlichen Parametern ergaben lediglich die Thrombozytenzahl und der Oxygenierungsquotient ein signifikantes Ergebnis, von den Mediatoren ließen die heute mittels moderner Analysegeräte routinemäßig bestimmbare PMN-Elastase sowie das CRP eine hochsignifikante Unterscheidung zu, während die übrigen Faktoren (Laktat, Neopterin, AT III) nur tendenzielle Differenzierungen zeigten. Zur tatsächlichen Bestimmung der klinischen Relevanz dieser Ergebnisse wurde die prognostische Aussagekraft biochemischer Faktoren hinsichtlich der Vorhersage postoperativen Organversagens untersucht. Waren 2 der 3 Faktoren PMN-Elastase (250 ng/ml), CRP (11 mg/dl) und Thrombozyten (180.000/ul) pathologisch, so ließ sich der Ausgang mit einer Genauigkeit von 79% vorhersagen. Dabei betrug die Sensitivität 73 %, die Spezifität 83 %, der positiv prädiktive Wert 730/0 und der negativ prädiktive Wert 83 %.

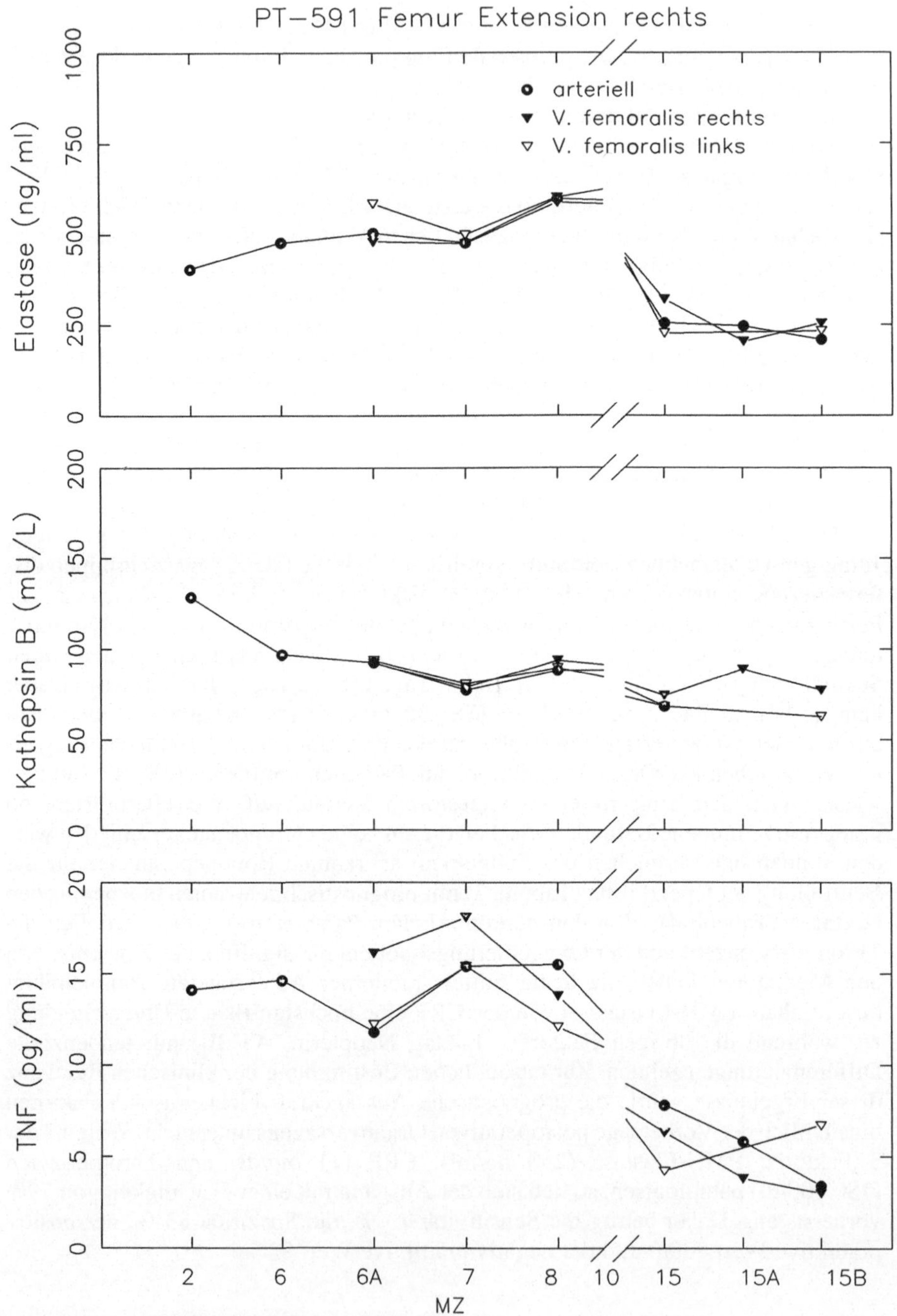

Abb. 5. Plasmaspiegelverläufe von PMN-Elastase, Kathepsin B, Tumornekrosefaktor (TNF) der Blutentnahmen aus A. femoralis und V. femoralis beidseits während Femurextension bei Polytraumatisiertem mit Oberschenkelschaftfraktur

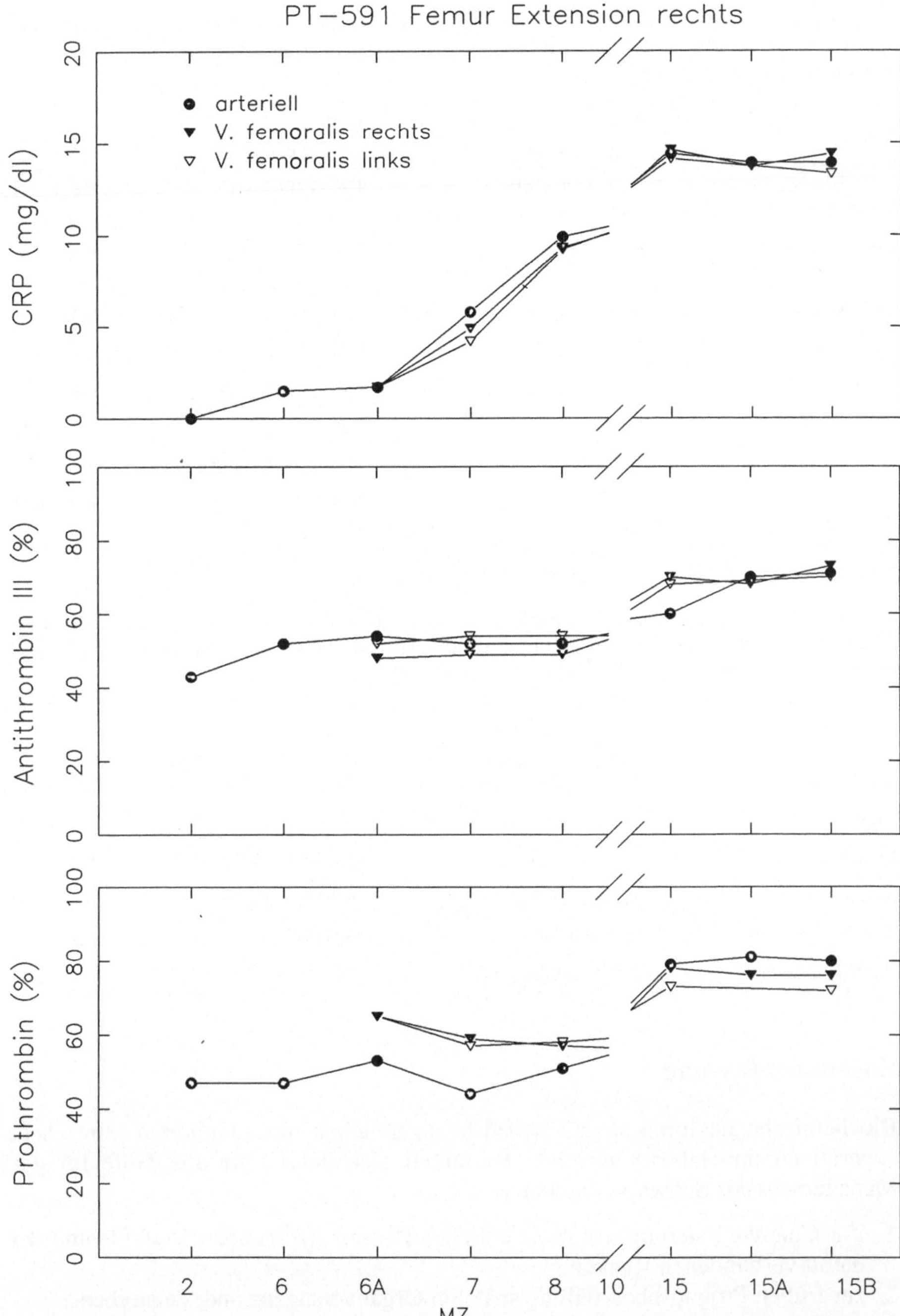

Abb. 6. Plasmaspiegelverläufe von C-reaktivem Protein, Antithrombin III, Prothrombin der Blutentnahmen aus A. femoralis und V. femoralis beidseits während Femurextension bei Polytraumatisiertem mit Oberschenkelschaftfraktur.

Tabelle 3. Präoperative Werte herkömmlicher Operationsparameter für Patienten mit (n=40) und ohne (n=66) postoperativ neu auftretendes oder sich verschlechterndes Organversagen mit oberer und unterer Quartile

	Mit Organversagen	Ohne Organversagen	
Systemischer Blutdruck (mmHg)	140 (130–150)	130 (120–140)	n.s.
Herzfrequenz (1/min)	119,5 (105–123,5)	105 (90–122)	n.s.
PTT (s)	33 (30–37)	31 (29–35)	n.s.
PTZ (%)	89 (81–95)	88,5 (81–97)	n.s.
pH-Wert	7,43 (7,39–7,45)	7,43 (7,41–7,45)	n.s.
Kreatinin (mg/dl)	0,8 (0,7–1,1)	0,8 (0,7–1,0)	n.s.
Diurese (ml/24 h)	3100 (2200–4420)	2800 (2250–3200)	n.s.
Thrombozyten (· 103/ul)	118 (92,5–186,5)	236,5 (162–374)	$p < 0{,}001$

Tabelle 4. Präoperative Werte des Oxygenerierungsqotienten sowie biochemischer Faktoren für Patienten mit (n=40) und ohne (n=66) postoperativ neu auftretendes oder sich verschlechterndes Organversagen (Median mit oberer und unterer Quartile)

	Mit Organversagen	Ohne Organversagen	
pO_2/FiO_2-Quotient	305,5 (263,5–357,5)	351 (316–409)	$p < 0{,}001$
CRP	12,4 (9,6–17,6)	7,6 (4,4–10,8)	$p < 0{,}001$
Laktat	13,1 (10,6–16,2)	11,0 (9,1–13,5)	n.s.
Neopterin	20,0 (13,5–32)	16,1 (9,6–22,2)	n.s.
Antithrombin III	83 (68,5–94	96,5 (84–112)	n.s.
PMN-Elastase	278,5 (205,5–398)	184 (139–260)	$p < 0{,}001$

Zusammenfassung

Biochemische Faktoren stellen neben heute üblichen und etablierten klinischen, apparativen und laborchemischen Verfahren eine neue wertvolle Hilfe für das Management des Schwerverletzten dar:

1. Zur Charakterisierung des in 3 zeitlichen Phasen erfolgenden Verlaufs und der damit verbundenen Risiken,
2. zur frühen Prognosebeurteilung späteren Organversagens und Versterbens,
3. zur Bestimmung des additiven Operationstraumas und Differenzierung der Schwere verschiedener Eingriffe,
4. zur Beurteilung des Operationsrisikos und des günstigsten Operationszeitpunkts.

Literatur

1. Baker S P, O'Neill B, Haddon W, Long W B (1974) The Injury Severity Score: a method for describing patients with multiple injuries and evaluating emergency care. J Trauma 14:187-196
2. Nast-Kolb D, Jochum M, Waydhas Ch, Schweiberer L (1991) Die klinische Wertigkeit biochemischer Faktoren beim Polytrauma. Hefte Unfallheilkd 215: 1162
3. Nast-Kolb D, Waydhas C, Jochum M, Duswald K-H, Machleidt W, Fritz H, Schweiberer L (1992) Biochemische Faktoren als objektive Faktoren zur Prognoseabschätzung beim Polytrauma. Unfallchirurg 95:59–66
4. Oestern H J, Tscherne H, Sturm J, Nerlich M (1985) Klassifizierung der Verletzungsschwere. Unfallchirurg, 88:465–472
5. Pape H-C, Dwenger A, Regel G, Jonas M, Krumm K, Schweitzer G, Sturm J (1991) Hat die Lungenkontusion und allgemeine Verletzungsschwere einen Einfluß auf die Lunge nach Oberschenkelmarknagelung? Unfallchirurg 94:381-389
6. Schlag G, Redl H, (1988) Neue Erkenntnisse der Pathogenese des Schockgeschehens in der Traumatologie. Unfallchirurgie 14:3–11
7. Waydhas Ch, Nast-Kolb D, Jochum M, Machleidt W, Schweiberer L (1993) Die Traumatisierung durch unfallchirurgische Operationen im Vergleich mit schweren Verletzungen beim Polytrauma. Hefte Z Unfallchir (im Druck)

Klinische Erstversorgungsstrategie bei Brandverletzungen

P. Müller-Lange

Die initiale Therapie einer Gewebezerstörurvg durch thermische Quellen oder elektrischen Strom kann schwerpunkt mäßig in die Schockbehandlung sowie in chirurgische Frühmaßnahmen eingeteilt werden. Bei der Erstversorgung des Verletzten in der Klinik ist außer der Festlegung der Verbrennungsausdehnung noch die Erfassung von Nebenverletzungen wie

1. Inhalation toxischer Substanzen,
2. Frakturen,
3. stumpfes Bauch- oder Thoraxtrauma,

von Bedeutung.

Die Schocktherapie ist bei thermischen oder elektrischen Verletzungen nahezu identisch. Die mit der Verbrennung regelmäßig einhergehende ausgedehnte Gewebeschädigung führt zu Volumenverschiebungen in das Interstitium oder an die Körperoberfläche. Bei einer Hypovolämie kommt es zu Mikrozirkulationsstörungen mit schweren metaboli schen Störungen, zunehmender Azidose und Erythrozyten- und Thrombozytenaggregationen. Der Volumenmangel kann bei ausgedehnten Verbrennungen ein derartiges Ausmaß annehmen, daß eine Flüssigkeitssubstitution so früh wie möglich eingeleitet werden sollte, um einem Multiorganversagen vorzubeugen. Für die Bestimmung der Flüssigkeitssubstitution ist die Ausdehnung der verbrannten Körperoberfläche von Bedeutung. Diese wird nach der Neunerregel nach Wallace [4] ermittelt. Der notwendige Flüssigkeitsbedarf wird nach dem Parkland-Infusionsschema berechnet:

1. Tag: % verbrannte Körperoberfläche x kg Körpergewicht x 4 ml Ringer-Laktat.

Mit der Volumenzufuhr sind gleichzeitig Verschiebungen im Säure-Basen-Haushalt zu korrigieren.

In der Frühphase nach dem Verbrennungstrauma bewirken kolloidale Lösungen und Plasmaexpander eine Verstärkung des Wundödems.

Eine Urinausscheidung von 1 ml/kg KG ist anzustreben. Für die ersten Tage ist ein zentraler Venenkatheter empfehlenswert, um eine regelmäßige Messung des Zentralvenendrucks durchführen zu können. In den ersten Stunden nach dem Trauma sind folgende Parameter von Bedeutung: Hämatokrit, RR, Puls, Nieren- und Leberwerte, Gerinnungsstatus.

Bei Starkstromverletzungen liegen meist Kombinationsverletzungen vor durch thermische Schäden im Gewebe – in Abhängigkeit vom jeweiligen Gewebewiderstand und die spezifisch elektrischen Reizwirkungen z. B. auf Nervenzellen, kontraktile Elemente oder das Reizleistungssystem des Herzens.

Bei Starkstromverletzungen ist durch den hohen Anfall von Hämo- und Myoglobin eine Verstopfung der Nierentubuli zu erwarten; deshalb ist es hier besonders wichtig, eine ausreichende Infusionstherapie einzuleiten.

Neben der unmittelbaren thermischen Schädigung der Lunge kann es im Rahmen des Schockgeschehens zur interstitiellen Ödembildung oder zur Ausbildung von hyalinen Membranen kommen. Die sich daraus ergebende Indikation zur Intubation beim Brandverletzten sehen wir bei

1. Gesichtsverbrennung mit der Möglichkeit der Ausbildung von Schleimhautödemen
2. Inhalationstrauma
3. begleitendem Polytrauma.

Bei thermischen Verletzungen ist insbesondere der Gesichtsverbrennung mit der Möglichkeit eines Inhalationstraumas besondere Bedeutung beizumessen. Die routinemäßige Bronchoskopie ist eine wesentliche diagnostische Maßnahme im Rahmen der Erstversorgung. Sie zeigt wesentlich häufiger als vermutet, daß eine thermische Schädigung der Atemwege vorliegt. Bronchoskopische Befunde beim Inhalationstrauma sind: Ruß, Hämorrhagie, Oedem, Ulzerationen und Pseudomembranen.

Die begleitende medikamentöse Therapie innerhalb des 1. Tages sollte sich auf eine ausreichende hohe Analgesie und Sedierung konzentrieren. Der Einsatz von Breitbandantibiotika entspringt mehr dem Sicherheitsbedürftnis des Therapeuten als einem klaren therapeutischen Konzept. Die ebenso beliebte Gabe hoher Kortisondosen ergibt keinen nachweisbaren positiven Effekt, schwächt aber die ohnehin angegriffene Immunlage.

Alle Verbrennungswunden werden zunächst nach der stationären Aufnahme debridiert. Nach Entfernung der Hautfetzen ist eine Tiefenbestimmung der Verletzung möglich. Chirurgische Sofortmaßnahmen beim Brandverletzten sind nur selten indiziert. Sie beschränken sich auf die Tracheotomie bei tief-dermalen Verbrennungen im Gesicht und insbesondere der Nase und auf die Escharotomie bei drittgradigen zirkulären Verbrennungen der Extremitäten, des Thorax und am Hals.

Da es im verbrannten Gebiet zu einer exzessiven Ödembildung kommt mit einer Mikrozirkulationsstörung im Sinne eines Kompartmentsyndroms muß mit einer Kompression der Gefäße und Nerven gerechnet werden, die Atemexkursion ist eingeschränkt und am Hals kommt es zu Strangulationseffekten. Bei nachweisbarem Sistieren des Kapillarpulses oder bei einer mechanischen Behinderung der Atembewegung muß die Escharotomie, in manchen Fällen auch die Fasziotomie durchgeführt werden. Besonders wichtig sind diese Maßnahmen bei Starkstromverletzungen, da hierbei besonders häufig Kompartmentsyndrome auftreten und bei der betroffenen Extremität zur Amputation führen können.

Die Indikation zur Inzision beim Brandverletzten sollte jedoch außerordentlich kritisch gestellt werden, da durch diese eine Eintrittspforte für Staphylokokken geschaffen wird, die über eine Frühinfektion zur Sepsis führen kann. Bei der Eröffnung großer Gefäße sollten diese unterbunden werden. Bei diffusen Nachblutungen decken wir die Wunden mit lokalen Hämostyptika ab, ansonsten wird die Inzisionswunde mit Jodoform®-Tamponade versorgt.

Wenn die Indikation zur Escharotomie gestellt wird, sollte man im Zweifelsfall die Fasziotomie mit einschließen. Da bei der Escharotomie nur nekrotische Haut durchtrennt wird, ist eine Nakrose hierfür nicht erforderlich. Der Patient klagt lediglich über einen kurzen Entlastungsschmerz, der beim Auseinanderklaffen der Wunden auftritt. Hierfür reicht eine Analgesie z. B. mit Piritramid (Dipidolor®).

Ist die Durchtrennung der Haut doch schmerzhaft, müßte die Indikation erneut geprüft werden.

Die Inzision sollte zickzackförmig über den Gelenken abgewinkelt sein, um eine spätere Narbenstrangbildung zu verhindern. An Klein- und Ringfingern sind sie radialseits, am Zeige- und Mittelfinger ulnarseits anzulegen. Die Spaltung des Karpaltunnels und der Logen der Handmuskulatur verhindert die Nekrose der Mm. interossei und Mm. lumbricales.

An der unteren Extremität ist bei der Inzision die Tibialis-anterior-Loge mit einzubeziehen. Die Spaltung der Faszie geht bis zum Retinaculum extensorum, um die tiefe und distale Muskulatur zu entlasten. Der Verbrennungsschorf wird über den Fußrücken bis zu den Endgliedern der Zehen gespalten.

Die Escharotomie am Hals und Thorax wird durch 4 seitliche und vorne angebrachte Entlastungsschnitte durchgeführt. Inzisionen im Gesicht sind grundsätzlich abzulehnen. Hier ist die Lagerung die Behandlungsmethode der Wahl.

Literatur

1. Hettich R (1991) Spezielle chirurgische Maßnahmen. Unfallmedizinische Tagungen der Landesverbände der gewerblichen Berufsgenossenschaften 76:57–61
2. Müller FE (1979) Die Infektion der Brandwunde. Springer, Berlin Heidelberg New York Tokyo
3. Steen M (1984) Vergleichende Untersuchungen zur Infusionsbehandlung in der Schockphase Schwerverbrannter. Hefte Unfallheilkd 164:147–152
4. Wallace A B (1951) The exposure treatment of burns. Hancet I:501
5. Zellner PR (1989) Verbrennungskrankheiten in (Praxis der Intensivbehandlung. In: Lawin P (Hrsg) Praxis der Intensivbehandlung 5. Aufl. Thieme, Stuttgart, S 55. 1–55.14
6. Zellner P R (1991) Verbrennungsbehandlung – heutiger Stand. Unfallmedizinische Tagungen der Landesverbände der gewerblichen Berufsgenossenschaften 78:103–115
7. Zellweger G (1985) Die Behandlung der Verbrennungen. Deutscher Ärzteverlag, Köln

Der Stellenwert des Thoraxtraumas beim Schwerverletzten

P. Hoffmann

Gerade der schwerverletzte Unfallpatient ist auf eine optimale Erstversorgung während der präklinischen Phase angewiesen, um die Auswirkungen der Verletzungen auf seinen Gesamtorganismus zu überstehen. Durch die verschiedenen Fortschritte auf anästhesiologischem und operativem Gebiet konnte die Letalität polytraumatisierter Patienten seit 1970 von ca. 50 % auf unter 20 % gesenkt werden. In den letzten Jahren konnte jedoch keine weitere Verbesserung dieser Ergebnisse erreicht werden.

Wenn man die klinischen Verläufe polytraumatisierter Patienten analysiert, so kann man feststellen, daß die Patienten vor 20 Jahren noch häufig bereits am Unfalltag an den unmittelbaren Unfallfolgen wie Blutungsschock und Organversagen starben. Heute dagegen ist in vielen Fällen das Multiorganversagen in der posttraumatischen Phase die Haupttodesursache; dieses Multiorganversagen wird bereits in der Frühphase des Polytraumas durch Schock und Gewebezerstörung initiiert und in der Spätphase durch posttraumatische Sepsis und Organversagen manifestiert. Der Polytraumapatient verstirbt in der Regel also an den späteren Auswirkungen eines Unfallgeschehens, wenn es nicht gelingt, die pathophysiologischen Veränderungen in der unmittelbaren Phase nach dem Unfall zu beherrschen. Insbesondere die Thoraxtraumatisierung scheint im Pathomechanismus polytraumatisierter Patienten, besonders hinsichtlich ihrer Spätergebnisse, von besonderer Bedeutung zu sein.

Es ist außerordentlich schwierig, von „dem Thoraxtrauma" zu sprechen, da eine rein mechanistische Differenzierung aufgrund der Pathomechanismen verschiede-

Tabelle 1. Pathomechanismen verschiedener Thoraxtraumatisierungen

Schädigung	Mechanismus	Verletzungstyp
Dezeleration – horizontal (Unfall) – vertikal (Absturz)	Intrathorakale Scherkräfte Lunge-Bronchien, zentrale Gefäße-WS	Ruptur großer intrathorakaler Gefäße, Contusio cordis, Bronchusruptur
Kompression (crush) – Anprall – Verschüttung	Intrathorakaler Druckanstieg und reflektorischer Glottisschluß	Lungenkontusion, Ruptur von intrathorakalen Gefäßen, Herzbeutel, Myokard und Bronchialbaum
Barotrauma – Explosion	Intrathorakaler Druckanstieg	Pneumothorax, Pneumomediastinum, Bronchusruptur
Hyperextension und Hyperflexion der HWS der BWS	Hoher Querschnitt > C4 mit Asphyxie, Überdehnung, Zerreißen	Atemmuskulatur-Ausfall N.-phrenicus, Nn. intercostales Gefäßrupturen, Sternumfraktur, Perikardtamponade

ner Thoraxtraumatisierungen wenig hilfreich erscheint. Zwar gibt es für die verschiedenen Schädigungsarten Dezeleration, Kompression, Hyperextension und Barotrauma typische Schädigungsmechanismen und auch Verletzungstypen (Tabelle 1), dennoch ist fast allen Thoraxtraumatisierungen ein relativ einförmiger pathophysiologischer Ablauf zu eigen.

Man kennt mittlerweile einen Großteil der pathophysiologischen Abläufe nach Polytrauma, insbesondere mit Beteiligung der Lunge als primärem oder sekundärem Schockorgan. Schon in der unmittelbaren posttraumatischen Phase kommt es zu einer maximalen Stimulierung der humoralen und zellulären Systeme mit Aktivierung unterschiedlicher Mediatorsysteme. Gründe für diese Aktivierung sind:

- allgemeine Gewebehypoxie bei eingeschränkter Lungenfunktion,
- Überstimulation des sympathikoadrenergen Systems durch Schmerz, Schock, Angst etc.,
- massive Blutverluste mit nachfolgenden Makrozirkulations- und Mikrozirkulationsstörungen,
- Einschwemmung zerstörter Gewebepartikel nach massiven Gewebeschädigungen durch Quetschungen, Kontusionen oder Zerreißungen,
- Einschwemmung von Knochenmarkpartikeln in die Blutbahn nach Frakturen großer Röhrenknochen und nach Beckenfrakturen.

Ein Teil der pathophysiologischen Abläufe, so z. B. die Aktivierung des Komplementsystems, des Gerinnungssystems und des Kallikrein-Kinin-Systems geht aus Abb. 1 hervor. Es ist bei der Entwicklung der sekundären pulmonalen Störung nach Polytrauma relativ unwichtig, ob die Thoraxtraumatisierung die Lunge, den Pleuraraum, das Mediastinum oder den knöchernen Thoraxbereich umfaßt (Abb. 2). Die gemeinsamen Auswirkungen Schmerz und Atem- sowie Kreislaufinsuffizienz führen über die Schocksituation zum Lungenversagen und schließlich zum Multiorganversagen, dessen irreversible Schocksymptomatik die Begrenzung des Lebens eines polytraumatisierten Patienten darstellen kann.

Die pathologische Situation für die respiratorische Lage kulminiert in 3 Hauptpunkten: in Hypoxie, in respiratorischer Azidose und in Hyperkapnie. Ob diese

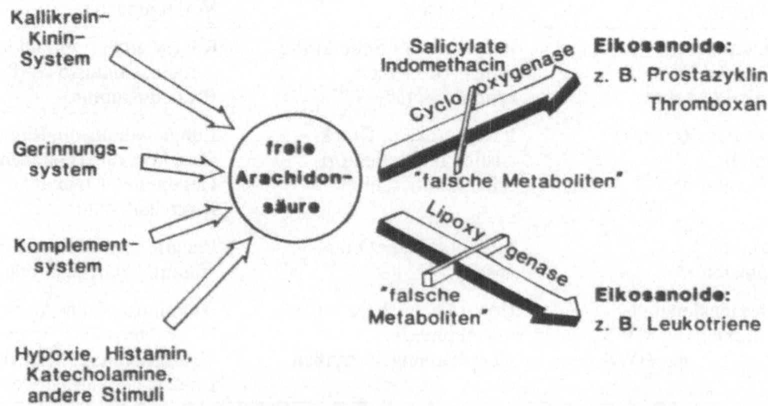

Abb 1. Pathophysiologische Veränderungen im traumatischen Schockgeschehen (nach Neuhof)

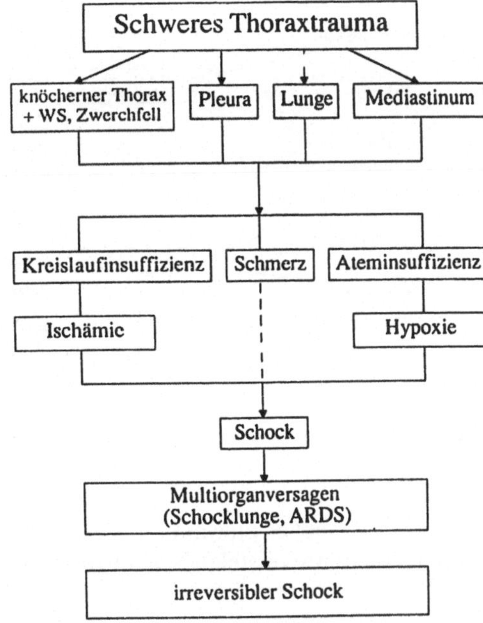

Abb. 2. Verlaufsmöglichkeiten beim schweren Thoraxtrauma

Veränderungen durch Schnellinfusionen großer Mengen freien Wassers, durch Zunahme der Atemarbeit, durch kardiovaskuläre Dysfunktion, durch mechanische Störungen der Atemexkursionen oder durch Pneumothorax, Hämatothorax oder Lungenkontusion zustande kommen, ist nur von zweitrangiger Bedeutung (Abb. 3).

Erheblich vielschichtiger stellt sich die Pathogenese des sekundären Thoraxtraumas dar, bei dem es durch die verschiedensten pathophysiologischen Auslösemechanismen zu ebenfalls 3 zentralen Veränderungen kommt:

- Bronchial- und Gefäßobstruktion,
- intravaskuläre Gerinnung,
- Mikrogefäßembolien.

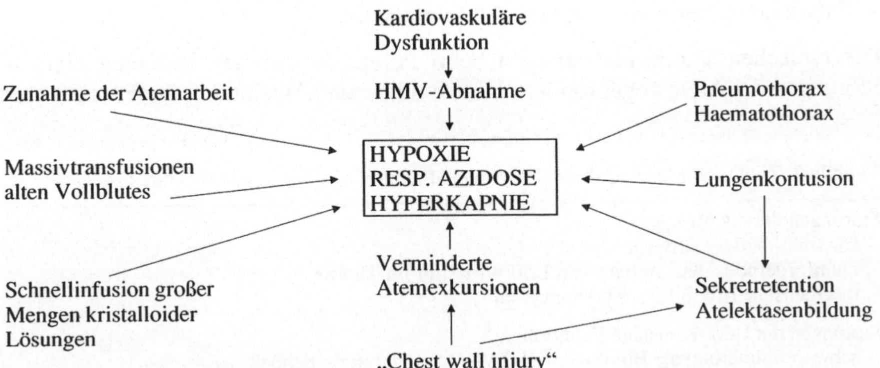

Abb. 3. Pathogenese des primären Thoraxtraumas

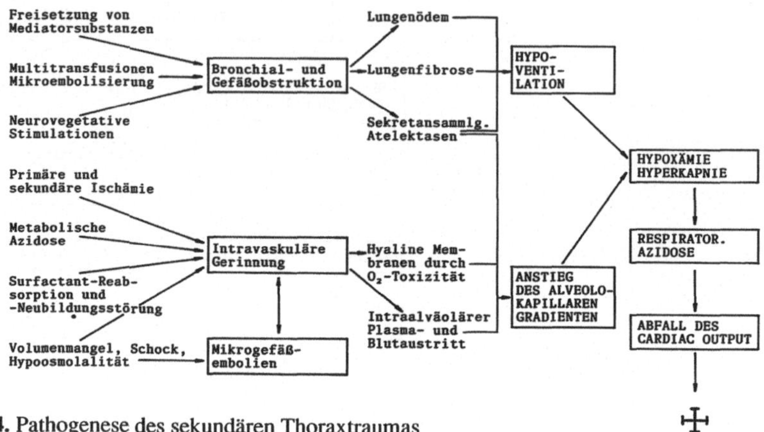

Abb. 4. Pathogenese des sekundären Thoraxtraumas

Auch hier kommt es im weiteren Verlauf zum Lungenversagen und schließlich zum Tod in einem irreversiblen Schockzustand (Abb. 4).

Der gemeinsame Faktor der prognostisch relevanten Schädigungsmechanismen beim polytraumatisierten Patienten ist somit die generalisierte Zellschädigung und Permeabilitätsstörung als Folge primärer und sekundärer pulmonaler Schädigung. Fehler in der präklinischen Versorgung polytraumatisierter Patienten betreffen in sehr vielen Fällen die Lunge und müssen in der Regel der kritischen Analyse des Notarztes entgehen, da sich ihre Auswirkungen häufig erst im weiteren Verlauf der klinischen Intensivtherapie darstellen. Die Erkennung von pulmonalen Störungsfaktoren bereits am Notfall muß daher eine zentrale Stellung in der Ausbildung von Notärzten bekommen, da man die typischen pulmonalen Störungen bei polytraumatisierten Patienten sehr genau kennt: Es sind dies:

- Zunahme des Recht-Links-Shunts,
- Verminderung der Compliance,
- Ausbildung von Atelektasen,
- Senkung der funktionellen Residualkapazität,
- Entwicklung eines interstitiellen Lungenödems.

Die typischen Thoraxverletzungen beim Polytraumatisierten bedeuten nicht nur Störungen der Atemwege, sondern insbesondere auch Beeinträchtigungen der Herz-

Tabelle 2. Thoraxverletzungen beim Polytraumatisierten

Störungen der Atemwege
- Obstruktion der Luftwege
- raumfordernde Ansammlung von Luft oder Blut im Thorax
- mechanische Instabilität der Thoraxwand

Störungen der Herz-Kreislauf-Funktionen
- schwere intrathorakale Blutungen – HZV-Verminderung – Schock
- Perikardtamponade
- direkte Herzverletzung (contusio cordis, Ruptur)

Kreislauf-Funktion (Tabelle 2). Die folgenden 10 Fragen bei der Erstbeurteilung schwerer Thoraxverletzungen können bei der Diagnose und denen sich daraus zwangsläufig ergebenden Therapieerfordernissen hilfreich sein:

1. Hypovolämie?	Blutungen nach außen oder innen? Kreislaufinsuffizienz?
2. Respiratorische Insuffizienz?	Fehlende Atemexkursionen? Zyanose?
3. Spannungspneumothorax?	Schwere Dyspnoe? Obere Einflußstauung? Einseitig (beidseitig) Fehlendes Atemgeräusch?
4. Herzbeuteltamponade?	Schocksymptomatik trotz Volumengabe? Obere Einflußstauung?

Nach Orientierung über die ersten 4 vital bedrohlichen Symptome sollen die folgenden Kriterien untersucht werden:

5. Pneumothorax?	Hautemphysem? Dyspnoe? Einseitig abgeschwächtes Atemgeräusch?
6. Hämatothorax?	Dyspnoe bei Volumenmangel? Einseitig abgeschwächtes Atemgeräusch bei Volumenmangel?
7. Rippenserienfraktur?	Paradoxe Atmung? Atemabhängiger Thoraxschmerz?
8. Herzkontusion?	Pektanginöse Beschwerden? EKG-Veränderungen?
9. Aortenruptur?	Schocksymptomatik? Herzrhythmusstörungen?
10. Zwerchfellruptur?	Dyspnoe bei einseitig (meist rechts) abgeschwächtem AG und hörbaren Darmgeräuschen im Thoraxraum

Nach der Feststellung des Vorliegens einer schweren Thoraxverletzung ergeben sich die folgenden therapeutischen und logistischen Konsequenzen für den erstbehandelnden Notarzt:

1. Suffiziente Analgesie und Sedierung zur Reduktion sympathikoadrenerger Überreaktionen, die in der Auslösung der Kallekrein-Kinin-Kaskade, der Gerinnungskaskade und der Komplementkaskade bestehen können (Abb. 5).
2. Aggressive Volumentherapie über mehrere großlumige venöse Zugangswege, wobei es sekundär ist, ob eine möglichst vortemperierte Vollelektrolytlösung, wie z. B. Ringer-Lösung, mit einer kolloidalen Volumenersatzlösung, wie z. B. Hydroxyäthylstärke 6%ig, appliziert wird, oder ob eine hypertone Lösung im Sinne einer „small-volume-resuscitation“ als Basis der initialen Schocktherapie durchgeführt wird. Hiermit soll erreicht werden, daß frühzeitig die Kapillardurchblutung und damit die Sauerstoffversorgung der parenchymatösen Organe gesichert wird.

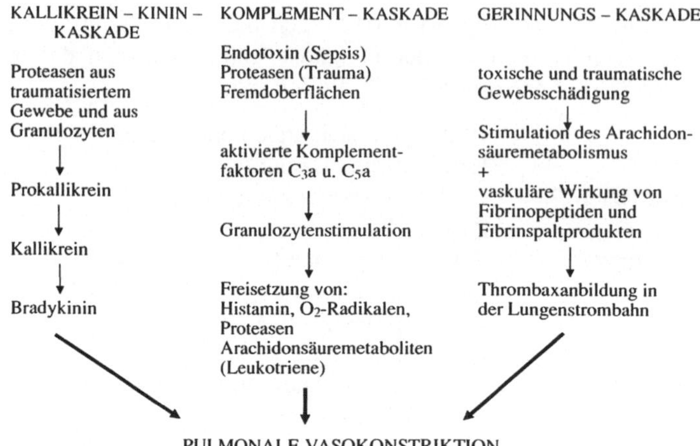

Abb. 5. Ereigniskaskaden im Verlauf einer schweren Thoraxtraumatisierung

3. Möglichst frühzeitige Intubation und Beatmung mit sauerstoffreichem Atem-Gas-Gemisch schon am Unfallort zur Sicherung des Sauerstoffbedarfs der kapillären Strombahngebiete lebenswichtiger Organsysteme. Die Indikationen zur Anwendung positiv-endexspiratorischer Drücke bei der Beatmung (Tabelle 3) sind häufiger als mögliche Kontraindikationen (Tabelle 4). Allerdings müssen gerade bei der Anwendung von PEEP bei thoraxtraumatisierten Patienten die möglichen Komplikationen beachtet werden (Tabelle 5).
4. Frühzeitiges Anlegen von Thoraxdrainagen bei massivem Hämatothorax oder Spannungspneumothorax, um die Beatmungssituation zu verbessern und durch die Wiederentfaltung der Lunge einen blutstillenden Effekt auf Blutungen aus Lungenparenchymverletzungen zu erreichen.

Tabelle 3. Indikationen für PEEP-Anwendung nach Thoraxtrauma

Verminderte funktionelle Residualkapazität durch
– Lungenkontusion
– Thoraxwandverletzung
– Pleuraerguß / Hämatom
– Mikroelektasen in anhängigen Lungenpartien
Verschlechterter Gasaustausch durch
– Verdickung der alveolokapillären Membran
– Lungenödem
– Verteilungsstörungen innerhalb der Lunge

Tabelle 4. Kontraindikationen für PEEP-Anwendung nach Thoraxtrauma

Erhöhte funktionelle Residualkapazität (Emphysem, Asthma)
Vermindertes zirkulierendes Blutvolumen (Blutverlust, „third space")
Lungenzerreißung mit Lungenfistel und hohem Gasverlust
Multiorganversagen (Beeinflussung von Nieren- und Leberfunktion)

Tabelle 5. Komplikationen bei PEEP-Anwendung nach Thoraxtrauma

1. Kardiovaskuläre Depression durch
   - Abnahme des venösen Rückflusses und Verminderung der Ventrikelfüllung
   - Erhöhung des pulmonalvaskulären Widerstandes
   - Freisetzung negativ inotrop wirkender Substanzen
2. Flüssigkeitsretention durch
   - vermehrte Ausschüttung des antidiuretischen Hormons ADH
   - Verminderung der Nierenausscheidungsleistung
3. Anstieg des intrakraniellen Druckes durch
   - Erschwerung des hirnvenösen Blutabstromes
   - ZVD-Anstieg durch erhöhung des intrathorakalen Druckes
4. Baraotrauma der Lunge durch
   - Pneumothorax, Pneumomediastinum, Pneumoperikard, Hautemphysem
   - Unerkannte Lungen- oder Pleuraverletzungen
5. Shunterhöhung bei streng einseitigen Prozessen (Lungenkontusion)

5. Möglichst suffiziente Reposition dislozierter Frakturen und Weichteile mit dem Ziel, die Durchblutung im Verletzungsgebiet zu verbessern, sekundäre Druckschäden auf Weichteile und Gefäßnervenstraßen durch fehlstehende Knochenfragmente zu verhindern und um die Freisetzung von Gewebemediatoren zu vermindern.
6. Sachgerechte Lagerung reponierter Extremitätenfrakturen in der Vakuummatratze, anschließender schonender Transport des Verletzten unter Verwendung des bestgeeigneten Transportmittels in die nächstgelegene, für das individuelle Verletzungsmuster am besten geeignete Klinik.

Insbesondere die frühzeitige Intubation ist von besonderer Bedeutung. Intubation und Beatmung des polytraumatisierten Patienten mit Lungenbeteiligung sind von besonderer Bedeutung, da gerade durch unzureichende Erstversorgung, hier durch Hypoxie und Minderbelüftung, die schwersten Schädigungen entstehen. Die Kriterien der Notfallbeatmung eines traumatisierten Patienten gehen aus Tabelle 6 und 7 hervor. Sie sind insbesondere auch geeignet für die Behandlung polytraumatisierter Patienten mit Schädel-Hirn-Trauma, da es unter diesen Beatmungsparametern weder zu einer ungünstigen Hypoventilation, noch zu einer Hyperventilation mit entsprechender Spastik der Hirngefäße kommt.

Daß dennoch auch unter präklinischer Beatmung durch den Notarzt nicht alle Patienten ausreichend versorgt werden, zeigt eine Analyse von Kirberger und Mitarbeitern, aus der hervorgeht, daß nur 25 % seines Patientenklientels beim Eintreffen in der Klinik ausreichende Blutgasanalysen aufwiesen, somit 3/4 seiner Patienten unzureichend beatmet waren (Abb. 6).

Tabelle 6. Kriterien der Notfallbehandlung

- Stets kontrollierte Betamung
- Mäßiger PEEP (ca. 5 cm H_2O)
- Atemhubvolumen 600–1000 ml
- Atemfrequenz 10–12/min
- Inspirations-Expirations-Verhältnis 1:1

Tabelle 7. Inadäquate Beatmungstherapie

Unterlassen wichtiger Therapiemaßnahmen
- Zulassen von Spontanatmungsphasen
- Zu niedrige inspiratorische Sauerstoffkonzentration
- Verzicht auf PEEP
- I:E-Verhältnis < 1:1

ergibt
- Schlechte Oxygenerierung und Atelektasenausbildung

„Übertherapie" beatmeter Patienten
- Exzessiver PEEP > 10 cm H_2O
- IRV (I:E > 1,5:1)
- Nicht indiziert hohe Sauerstoffgabe im Inspirationsgemisch
- Exzessive Hyperventilationen

Eine inadäquate Beatmungstherapie ist also eher für den Patienten ungünstig. Diese z. B. fehlerhafte Beatmungstherapie kann im Unterlassen wichtiger Therapiemaßnahmen bestehen: Hierzu gehört das Zulassen von Spontanatmungsphasen, zu niedrige inspiratorische Sauerstoffkonzentrationen und beispielsweise der Verzicht auf PEEP-Beatmung. Weiterhin kann einer Übertherapie beatmeter Patienten durch Anwendung exzessiv hoher PEEP-Werte oder durch extreme Hyperventilation zustandekommen (Tabelle 7).

Zusammenfassend läßt sich sagen, daß beim Vorliegen eines Thoraxtraumas die Patienten durch fehlerhafte oder unterlassene Maßnahmen seitens des Notarztes auf schwerste gefährdet sind, daß andererseits aber besonders in der Frühphase der präklinischen Erstversorgung außerordentlich günstige Ansatzpunkte für eine verbesserte Frühtherapie und damit für einen besseren Out come der Patienten möglich sind.

Das Thoraxtrauma nimmt also eine zentrale Stellung im Gesamtzusammenhang des Polytraumageschehens ein.

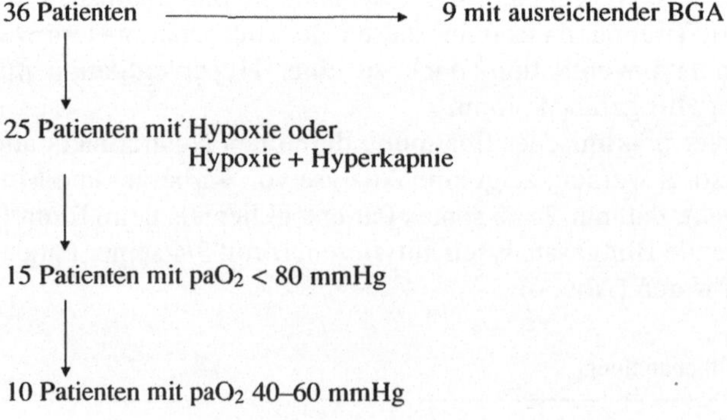

Abb. 6. Blutgasanalysen bei präklinisch beatmeten Patienten

Bedeutung des Thoraxtraumas

G. Irlich

Die Bedeutung des Thoraxtraumas ergibt sich aus zwei einfachen Tatsachen: Die Verletzten sind in der Regel jung, die Letalität ist nach wie vor hoch. Allerdings sind Zahlenangaben über die Häufigkeit von Thoraxverletzungen äußerst unterschiedlich:

Es bestehen ebenso regionale Unterschiede in der Art der Verletzung, wie Unterschiede in den politischen Zeiten. In Friedenszeiten rechnet man mit etwa 5–10 % an Thoraxverletzungen in einem traumatologischen Krankengut, wobei hier das stumpfe Thoraxtrauma infolge von Verkehrsunfällen mit einem Anteil von 60–70 % überwiegt. In Kriegszeiten liegt der Anteil der Thoraxverletzungen bei etwa 35 %, wobei hier die perforierenden, penetrierenden und durch Explosion entstandenen Verletzungen überwiegen. Im Rahmen von Polytraumen wird der Thorax je nach Schrifttum zwischen 34 und 96 % mitverletzt. Die Prognose ist wesentlich ungünstiger als beim isolierten Thoraxtrauma. Rechnet man bei Brustkorbverletzungen mit einer Gesamtletalität von ca. 16–26 %, so steigt diese bei Mehrfachverletzungen bis zu 60 % an. Die häufigsten tödlichen Folgen von Verletzungen der Thoraxwand, der Lunge sowie des Herzens und der großen Gefäße sind die respiratorische Insuffizienz, als Folge der Lungenkontusion, das akute Herz-Kreislauf-Versagen durch nicht beherrschbare Blutungen und das chronische Herzversagen aufgrund einer schweren Herzkontusion. Generell unterscheidet man isolierte Verletzungen der Lunge und der intrathorakalen Organe bei intakter Thoraxwand, das sog. geschlossene Thoraxtrauma, sowie die kombinierte Verletzung von intrathorakalen Organen und der Thoraxwand, das sog. offene Thoraxtrauma.

Ursachen isolierter Verletzungen intrathorakaler Organe bei intakter Thoraxwand

- Inhalationsschäden: Giftige Gase, Dämpfe, reiner Sauerstoff, Hitzeschäden
- Explosionsschäden: Bombendetonation, Narkosegasexplosionen
- Kompressions- und Kontusionsschäden: Ohne Begleitverletzungen anderer Organe des Thorax

Ursachen kombinierter Verletzungen von Thoraxwand, Lungenparenchym und anderer intrathorakaler Organe

- Kontusions- und Kompressionsschäden mit Verletzungen anderer Organe des Thorax

Tabelle 1. Anteil polytraumatisierter Patienten bei kombinierten Verletzungen von Lungenparenchym und Thoraxwand

Gesamtzahl 1970–1976	n = 136	
Isolierte Thoraxtraumen mit Lungenbeteiligung	n = 40	(29 %)
Polytraumen mit Lungenbeteiligung	n = 96	(71 %)
Durchschnittsalter	42,6 Jahre	
Letalität	n = 45	(33 %)

Tabelle 2. Anteil polytraumatisierter Patienten bei isolierten Lungenverletzungen bei intakter Thoraxwand

Patientenzahl 1970–1976	n = 19	
Durchschnittsalter	20 Jahre	
Polytrauma	n = 96	(97,9 %)
Letalität		(26,3 %)

Tabelle 3. Klinische Zeichen am Beispiel der isolierten Lungenverletzungen bei intakter Thoraxwand

	n	%
Hämatothorax	11	57,8
Spannungspneumothorax	1	
Kombination von Pneumothorax, Hämatothorax und Hautemphysem	7	36,8

- Verletzungen des Lungenparenchyms durch Anspießung oder Zerreißung bei Rippenfrakturen
- Verletzungen des Lungenparenchyms durch Stich-, Schuß- und Pfählungsverletzungen
- Mitverletzung der Lunge bei offenen Thoraxtraumen

In beiden Kategorien (Tabelle 1 und 2) überwiegt weitaus die Brustkorbverletzung infolge eines Polytraumas, bei isolierten intrathorakalen Verletzungen und intakter Thoraxwand ist das Patientengut allerdings deutlich jünger. Dies ist bedingt durch die große Elastizität der knöchernen Thoraxwand bei jüngeren Patienten. Es kann hierbei ohne äußerlich sichtbare Zeichen zu schwersten inneren Zerreißungen der Lunge, des Tracheobronchialbaumes sowie der Gefäße kommen.

Insgesamt führen die Verletzungen des Thorax und seiner Organe zu relativ einheitlichen klinisch relevanten Erscheinungen wie Hämatothorax, Pneumothorax, Spannungspneumothorax sowie die Kombination von Pneu- und Hämatothorax mit Haut- und Mediastinalemphysem, Atelekstase und Kontusion der Lunge sowie Lungenödem unterschiedlichen Schweregrades (Tabelle 3).

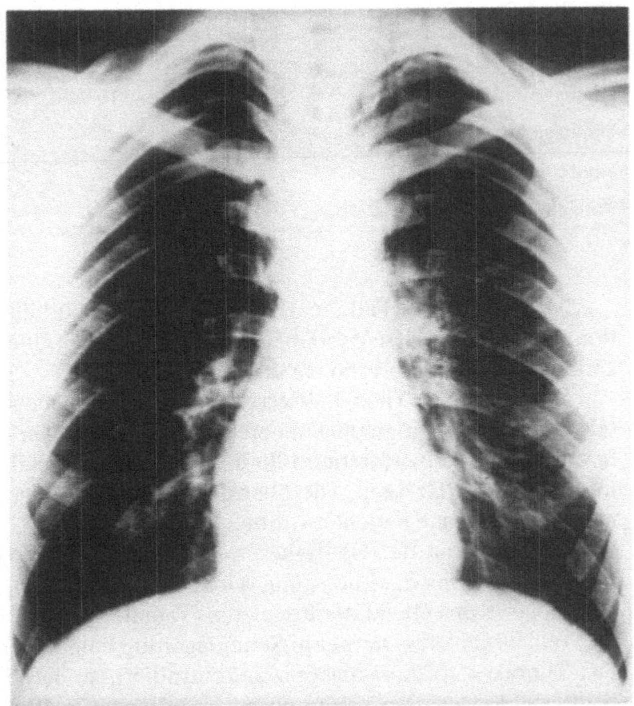

Abb. 1. Thoraxröntgenbild (a.–p.) einer Trachealverletzung: deutliche Zeichen des Haut- und Mediastinalemphysems. Abhebung der mediastinalen Pleura vom Mediastinum, insbesondere links zu erkennen

Schock und respiratorische Insuffizienz, nicht zuletzt das akute Herzversagen und die Herzbeuteltamponade sind die Folgen der Verletzungen intrathorakaler Organe.

Stumpfe und penetrierende Brustkorbtraumen unterscheiden sich in ihren Folgen nicht. Das Ausmaß der festgestellten Thoraxverletzung, die Schwere des Schocks, die Stärke der intrathorakalen Blutung sowie die Art und Schwere weiterer Organverletzungen bestimmen den Zeitpunkt und die Art der Therapie.

Rodewald berichtet über einen Spannungspneumothorax bei 26 % von Thoraxverletzungen; wir konnten an einem unselektierten Krankengut in 60 % der Fälle die Kombination von Hämatopneumothorax/Hautemphysem sehen, wobei in 94 % Rippenfrakturen vorlagen. Hierbei handelt es sich in der Regel um stumpfe Thoraxtraumen. Aber auch bei Schußverletzungen durch großkalibrige Geschosse findet man diese Kombination, Pfählungsverletzungen sind leicht zu erkennen.

Bei Dezelerationstraumen findet sich zu 95 % an typischer Stelle im Isthmusbereich eine Aortenruptur. Das typische klinische Zeichen ist die Doppelkontur der Aorta im Nativröntgenbild sowie der Hämatothorax und das Pseudokoaktationssyndrom mit deutlicher Druck- und Pulsdifferenz zwischen der oberen und unteren Körperhälfte (Abb. 1).

Traumatisch bedingte Bronchus- und Trachealverletzungen finden sich in einer Häufigkeit zwischen 0,2 und 3 % in einem traumatologischen Krankengut. Im akuten Stadium werden sie leicht übersehen, das führende Symptom ist das Haut- und Mediastinalemphysem mit oder ohne Pneumothorax in Kombination mit Rippenfrakturen.

Tabelle 4. Therapieformen bei isolierten Lungenverletzungen bei intakter Thoraxwand

	n	%
Drainage und Beatmung	10	52,6
Drainage	5	26,3
Konservative Therapie	4	21
Thorakotomie	4	21

Nur in 11 % der Fälle rechnet man mit einer notfallmäßigen Operationsindikation, wobei Längsrisse der Trachea über 1 cm oder Querrisse mit mehr als 1/3 der Zirkumferenz die Operationsindikation darstellen.

Etwa 2 % der Thoraxverletzungen sind iatrogenen Ursprungs. Zentralvenöse oder Pulmonalangiographiekatheter und Schrittmacherelektroden können zu Vorhof und Ventrikelperforation führen; wandernde Spickdrähte finden sich ebenso in intrathorakalen Gefäßen, wie über dissezierende Aneurysmen des linken Vorhofs nach Herzmassage berichtet wurde.

Entsprechend der Häufigkeit von Hämato- und Pneumothorax reicht in der Primärversorgung die Entlastung durch eine großkalibrige Drainage unter thorakoskopischer Kontrolle in der Regel aus (Tabelle 4).

Wir führen diese immer in Seitenlagerung unter Operationsbedingungen durch. Der Thorax wird thorakoskopisch kontrolliert, so daß die intrathorakale Situation sofort geklärt werden kann und evtl. vorhandenes Blut und Blutkoagel komplett entfernt werden können. Unter digitaler Kontrolle wird sodann am tiefsten Punkt die Drainage eingelegt. Dehnt sich unter diesen Bedingungen die Lunge vollständig wieder aus, bessert sich der klinische Zustand und sistiert die Blutung, ist das weitere Vorgehen konservativ unter intensivmedizinischer Betreuung. Besteht allerdings der Verdacht auf eine intrathorakale Organverletzung, sollte eine notfallmäßige Thorakotomie durchgeführt werden. Deswegen sollten Lagerung und Abdekkung so gewählt werden, daß eine Thorakotomie der betroffenen Seite durchgeführt, der Zugang bei Herzverletzungen unter querer Durchtrennung des Brustbreins weiter eröffnet sowie unter Umschneiden der jeweiligen Skapula der dorsale Brustkorb bei Gefäß- und Trachealverletzungen erreicht werden kann. Wenn nach Einlegen der Drainage die Blutung nicht sistiert, die Lunge sich nicht entfaltet, der Blutverlust in der ersten Stunde etwa 800 ml beträgt und sich eine Gesamtblutmenge von 2000–3000 ml findet, sollte unbedingt eine Thorakotomie durchgeführt werden.

Zusammenfassung

Bei allen polytraumatisierten, insbesondere bei bewußtlosen Verletzten sollte eine Thoraxübersichtsaufnahme, auch bei Fehlen äußerer Verletzungszeichen, angefertigt werden.

Die Diagnose einer Lungenkontusion bei Rippenserienfraktur ohne bzw. mit mantelförmigen Pneumothorax macht eine intensivmedizinische Überwachung notwendig.

Bei Pneumato- und Hämatothorax sollte unter thorakoskopischer Kontrolle eine Bülau-Drainage unter Operationsbedingungen angelegt werden. Bei Patienten mit Überdruckbeatmung und vermutetem Pleuraerguß soll man zugunsten des Einlegens einer Bülau-Drainage auf jeden Punktionsversuch verzichten. Tritt bei einem Polytraumatisierten unter Beatmung ein plötzlicher Abfall des arteriellen Sauerstoffdruckes oder ein Anstieg des arteriellen CO_2-Druckes auf, so ist die Wahrscheinlichkeit eines Pneumothorax sehr hoch. Bei frischen Verletzungen und therapieresistentem Hämatothorax ist vor einer etwaigen Thorakotomie zunächst ein Lavagekatheter in den linken Unterbauch einzulegen, um nicht eine Milz- oder Zwerchfellruptur zu übersehen.

Der Stellenwert des Oberschenkel- und Beckentraumas beim Schwerverletzten

W. Fleischmann, W. Strecker und L. Kinzl

Lebensbedrohend für den Schwerverletzten sind der akute Blutverlust mit konsekutivem hypovolämischem Schockzustand und das Ausmaß der traumatischen und ischämischen Gewebezerstörung.

Das schwere Oberschenkel- und Beckentrauma führt zu einem wesentlichen Anstieg eines bereits vorbestehenden Volumenverlusts, häufig protrahiert in Form der okkulten Blutung in Weichteile und Körperhöhlen, weiterhin zu bedrohlicher Zunahme der Gewebezerstörung bei dem bereits schwerverletzten Patienten.

Es gilt in allererster Liniedurch adäquate Volumensubstitution und chirurgische Maßnahmen den Verblutungstod abzuwenden und durch Abkürzung der hypotensiven Schockphase eine Reduzierung der Spätletalität durch Multiorganversagen oder Sepsis zu bewirken.

Eine besondere Bedeutung im Rahmen des Polytraumas kommt den Beckenverletzungen zu. Die Auswertung der Patienten mit Beckenverletzungen an der Medizinischen Hochschule Hannover von 1972–1990 zeigte, daß nur 10,8 % der Patienten isolierte Beckenfrakturen aufwiesen. An Begleitverletzungen fanden sich am häufigsten Schädel-Hirn-Traumata, Verletzungen des Thorax und der unteren Extremitäten. Die komplexen Beckenverletzungen wiesen eine Letalität von 34,8 % auf. Beim Vorliegen offener Beckenfrakturen stieg die Letalität auf 58,3 % [5]. Häufigste Todesursache bei komplexen Beckenverletzungen waren Multiorganversagen und Verbluten [3].

Die Auswertung von 233 eigenen unfallverletzten Patienten aus dem Jahre 1990 ergab einen Anteil von 6,4 % isolierten Beckenverletzungen.

Komplexe Beckenverletzungen fanden sich bei 114 Polytraumatisierten in 24,9 % mit einer Letalität von 54,6 %, der Anteil von Thoraxverletzungen im Rahmen der Polytraumatisierung betrug 30,9 %, die Letalität 40,9 %.

Die Problematik der Kombination von Becken- und Oberschenkel- mit Thoraxverletzungen zeigt die Auswertung von 676 thoraxverletzten Patienten von Besson u. Saegesser [2].

Während isolierte Thoraxverletzungen eine Letalität von ca. 15 % aufwiesen, stieg diese bei der Kombination mit Oberschenkelverletzungen auf 40 % und mit Beckenverletzungen sogar auf ca. 50 % an.

Diese hohen Letalitätswerte reflektieren das Ausmaß der großflächigen Gewalteinwirkung zum Zeitpunkt des Unfalles, ablesbar an der Sofort- und Frühsterblichkeit. Andererseits haben unterschiedliche Körperregionen wohl auch einen spezifischen Einfluß auf die Spätsterblichkeit in septischem Schock und im Multiorganversagen.

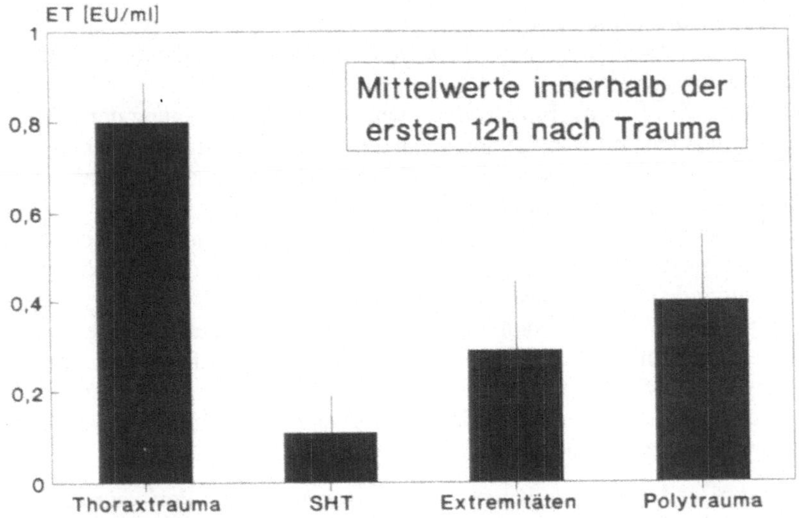

Abb. 1. Endotoxin nach Trauma

So fanden wir langanhaltend hohe Endotoxinwerte bei thoraxkontusionierten Patienten, während isolierte Schädel-Hirn-Traumen und Extremitätenverletzungen deutlich niedrigere Werte aufwiesen [7] (Abb. 1).

In dieser z. Zt. noch laufenden Studie sind interessanterweise 3 Patienten mit komplexen Beckenverletzungen enthalten. Sie wiesen gleichförmig hohe Endotoxinspiegel in der Frühphase nach Trauma auf, die noch über denen der isolierten Thoraxverletzungen lagen.

Wenn dieses Ergebnis aufgrund der geringen Fallzahl auch nur einen Trend angibt, so weist es doch hin auf die Bedeutung des Schockorgans Darm für die hohe Spätletalität von komplexen Beckenverletzungen und besonders auch der Kombination von Becken- mit Thoraxverletzungen.

Auf den Darm wirken gleich 2 Noxen ein:
- Einmal die mechanische Sprengkraft des zerberstenden Beckenrings, der die Beckenorgane explosionsartig erschüttert und am Darm zu mechanischen Wandläsionen führt.
- Zum anderen der hypovolämische Schock, der einen ischämischen und, nach Kreislaufstabilisierung, einen Reperfusionsschaden der Darmwand verursacht [4].

Das Resultat ist eine Durchlässigkeit der Darmwand für die intraluminal gelegenen Endotoxine, die eine generalisierte, unspezifische Entzündungsreaktion und das Epiphänomen einer bakteriellen Translokation auslösen [1]. Es entsteht aus dem protrahierten hypovolämischen Schock ein, oft infektionsunabhängiges, septisches Krankheitsbild, das den Patienten im Multiorganversagen das Leben kosten kann [6].

Die therapeutische Konsequenz für den polytraumatisierten Patienten mit Oberschenkel- und komplexer Beckenverletzung besteht aus:

1. Unverzüglicher Volumensubstitution zur Vermeidung eines protrahierten hypotensiven Schocks mit ischämischem Gewebeuntergang und evtl. nachfolgendem Reperfusionsschaden.
2. Weichteildébridement (Etappendébridement) zur Eindämmung der Überflutung des Organismus mit Entzündungsmediatoren aus zerstörtem Gewebe.
3. Vakuumversiegelung von größeren Gewebedefekten zur Vermeidung zusätzlicher nosokomialer Infektionen.
4. Schnellstmögliche Oberschenkel- und Beckenstabilisation zur Reduktion des Blutverlusts und Begrenzung des progredienten, druckbedingten Weichteilschadens durch dislozierte Knochenfragmente.
5. Ausschluß von Darmschäden, insbesondere bei komplexen und offenen Beckenverletzungen, und frühzeitiges Anlegen eines doppelläufigen Anus praeter mit Reinigung und Spülung des ausgeschalteten Dickdarmabschnitts zur Risikoreduzierung bezüglich Endotoxinämie, bakterieller Translokation und fäkaler Kontamination des Bauchraums.

Die Becken- und Oberschenkelverletzung im Rahmen des Polytraumas trägt wesentlich zur Zunahme des Schweregrads des verletzungsbedingten Gesamtschadens beim Polytrauma bei. Die Beckenverletzung weist infolge Mitverletzung von Bekkenorganen Besonderheiten auf, die bei der unfallchirurgischen Therapie Berücksichtigung finden müssen.

Literatur

1. Berger D, Beger HG (1991) Neue Aspekte zur Pathogenese und Behandlung der Sepsis und des septischen Schocks. Chirurg 62:783
2. Besson A, Saegesser F (1982) Chest trauma. Wolfe, London
3. Bosch U, Pohlemann T, Tscherne H (1992) Strategie bei der Primärversorgung von Beckenverletzungen. Orthopädie 21:385–392
4. Haglund U (1973) The small intestine in hypotension and hemorrhage. Acta Physiol Scand Suppl: 387
5. Pohlemann T, Kiessling B, Gänsslen A, Bosch U, Tscherne H (1992) Standardisierte Osteosynthesetechniken am Beckenring. Orthopäde 21:373–384
6. Schlag G, Redl H (1988) Neue Erkenntnisse der Pathogenese des Schockgeschehens in der Traumatolgie. Unfallchirurgie 14:3
7. Strecker W, Gonschorek O, Bux R, Berger D, Kinzl L (1993) Endotoxin im Blutplasma von Patienten nach Trauma. Unfallchirurg (im Druck)

Diagnostik und Erstversorgung bei Beckenfrakturen

H.-U. Langendorff

Beckenfrakturen treten selten als Einzelverletzung, sondern regelhaft im Rahmen einer Polytraumatisierung auf. Dabei steht die Beckenfraktur am Anfang einer Verletzungskette, die sich über intra- und extraabdominelle Verletzungen bis in den retroperitonealen Raum fortsetzen kann (Tabelle 1).

Im Vordergrund der Akutbedrohung steht mit dem Blutverlust der hämorrhagische Schock. Bei schweren Beckenfrakturen muß mit Blutungen bis zu 3.000 ml und mehr gerechnet werden.

Äußerer Ausdruck sind Schwellung des Leibes und der Beckenregion, Hämatombildung und blutige Suppilation in der Haut sowie Vulva- oder Skrotalödem. Höchste Priorität ist daher bei der Versorgung des schweren Beckentraumas der Bekämpfung des hämorrhagischen Schocks einzuräumen. Gleichzeitig erfordert es die rasche Koordination und Auswahl diagnostischer und therapeutischer Maßnahmen. Dabei steht die allgemeine und auch operative Versorgung im Vordergrund, während alle weiterführenden diagnostischen Maßnahmen sich dem Kriterium der Dringlichkeit unterzuordnen haben.

Tabelle 1. Begleitverletzungen bei Beckenfrakturen (n = 327)

	%
Schädel	15
Thorax	12
Abdomen	6
Urogenitale	12
Obere Extremität	17
Untere Extremität	25
Wirbelsäule	9

Übersichtsröntgenaufnahmen von Thorax, Abdomen und Becken geben nicht nur Auskunft über das Ausmaß knöcherner Verletzungen, sie ergeben auch erste Hinweise auf abnorme Organkonturen oder Organverlagerungen.

Als ein unverzichtbarer Bestandteil der Notfalldiagnostik hat sich die Sonographie erwiesen. Sie erlaubt einen raschen Überblick über Verletzungen parenchymatöser Organe und gestattet beliebig wiederholbare Verlaufskontrollen.

Verletzungen von Leber und Milz, sowie begleitende Darmverletzungen erfordern eine frühzeitige definitive Versorgung. Besteht auch nur der geringste Verdacht auf eine extraperitoneale Rektumverletzung, ist eine entlastende Kolostomie anzulegen. Langwierige und ausgedehnte Rekonstruktionen sind in dieser Situation kontraindiziert.

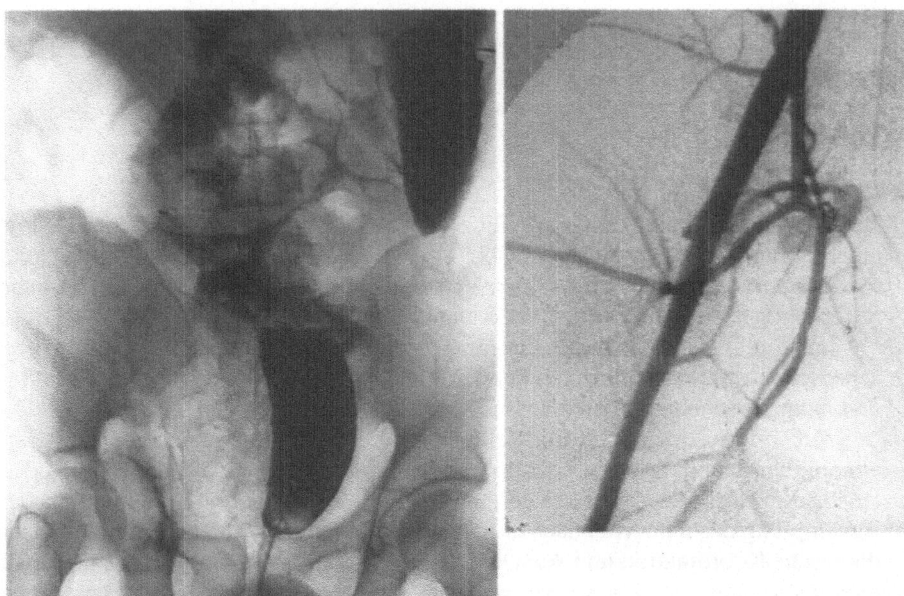

Abb. 1. Zystogramm bei intraperitonealer Blasenruptur und Azetabulumfraktur

Abb. 2. Angiographie mit Zerreißung der A. glutaealis cranialis bei kombinierter Azetabulumfraktur

Bei Verdacht auf eine Beteiligung der Niere oder der ableitenden Harnwege erlauben retrograde Kontrastdarstellung und Infusionsurogramm eine Aussage über Verletzungen von Urethra und Blase und die Nierenfunktion. Leitsymptome sind: Blut am Meatus der Urethra sowie Mikro- und Makrohämaturie. Dennoch schließt ein klarer Urin eine schwere Nierenverletzung, wie z. B. den Nierenstielabriß, nicht aus.

Prädisponierend für hintere Harnröhrenrupturen, wie sie fast ausschließlich durch Beckenfrakturen verursacht werden, sind v. a. Sprengungen des vorderen Beckenringes, wenn diese das Diaphragma urogenitale bzw. die Ligg. puboprostatica kreuzen. Hier wird man sich in den meisten Fällen zunächst auf eine suprapubische Harnableitung beschränken. Eine Versorgung der kompletten Harnröhrenruptur kann dann im Abstand von 3 Monaten durch den Urologen erfolgen. Extraperitoneale Blasenrupturen können durch Katheterdrainage versorgt werden, während intraperitoneale Verletzungen der chirurgischen Sofortversorgung bedürfen (Abb. 1).

Die Frage, ob beim Nierentrauma operativ revidiert werden soll oder nicht, hängt entscheidend mit von der präoperativen Nierenfunktion ab. Dabei ist das Boluscomputertomogramm in seiner Aussagekraft allen anderen nicht invasiven Verfahren weit überlegen. Während die Nierenkontusion (60–80 %) immer konservativ, die komplette Nierenzerreißung (5 %) und der Nierenstielabriß (5 %) hingegen immer operativ zu behandeln ist, wird die Behandlung des Nierenparenchymeinrisses (10–15 %) kontrovers diskutiert. Unter Berücksichtigung, daß Früh- und Spätkomplikationen selten sind und mit Hilfe moderner Diagnostik gut erkannt und rechtzeitig beherrscht werden können, besteht heute eher die Tendenz konservativ vorzugehen.

Seltener sind vital bedrohende Blutungen aus den großen Venen und Arterien. Ohne vorausgegangene Angiographie bietet die operative Revision wenig Aussicht auf Erfolg. Sie kann sogar sekundär die Verstärkung der Blutung provozieren. Bei Verletzungen der A. iliaca und ihrer Äste wird heute die Katheterembolisation favorisiert, die der Angiographie unmittelbar angeschlossen wird. Von Verletzungen häufig betroffen ist die A. glutaealis cranialis in Nachbarschaft zur Incisura ischiadica major (Abb. 2).

Die Verletzung der A. iliaca externa bzw. der A. iliaca communis hingegen ist in der Regel leicht ablesbar an der Ischämie des Beines. Sie verlangt die sofortige operative Rekonstruktion der Strombahn.

Gelingt trotz adäquater Schocktherapie eine Stabilisierung der Kreislaufverhältnisse nicht, ist deren Ursache zumeist in einem ausgedehnten retroperitonealem Hämatom zu suchen. Seine Letalität beträgt zwischen 18 und 31 %. Die Symptome der retroperitonealen Verletzung stellen sich dem Untersucher so unzulänglich dar, wie ihm diese Körperregion zugänglich ist. Unterlassene Exploration kann dabei ebenso deletär sein wie die Eröffnung des Hämatoms. Entscheidend sind Ausdehnung und Lokalisation des retroperitonealen Hämatoms.

Obere, zentrale Hämatome sind selten beim Beckentrauma und eher Folge eines begleitenden stumpfen Bauchtraumas. Sie zwingen immer zu einem operativen Vorgehen. Mit hoher Wahrscheinlichkeit liegt eine Verletzung der Aorta oder der V. cava oder eine ihrer relevanten Zu- bzw Abflüsse vor.

Darüber hinaus muß auch immer an die Duodenalruptur und die Verletzung des Pankreas gedacht werden. Zu spät erkannte Verletzungen dieser Organe schaffen kritische Situationen mit Stoffwechselentgleisungen, Autodigestion und retroperitonealer Abszedierung, die in ihrem septischen Verlauf kaum zu beherrschen sind.

Während Flankenhämatome auf Verletzungen der Niere und der oberen ableitenden Harnwege hinweisen, finden sich die häufigsten retroperitonealen Hämatome jedoch in der Beckenetage.

Als Blutungsquelle stehen Spongiosa und das Niederdrucksystem im Vordergrund. Eine Blutstillung durch Gefäßreaktion bleibt aus. Trotz verschiedenartiger therapeutischer Ansätze ist dieses Problem nicht gelöst. Die Ligatur der A. iliaca interna hat sich experimentell wie klinisch als wenig wirksam erwiesen.

Hier bietet sich die Stabilisierung mit dem Fixateur externe oder die Beckenzwinge an, die rasch und ohne großen operativen Aufwand anzubringen sind (Abb. 3). Durch die Reposition und Ruhigstellung werden die offenen Spongiosaflächen geschlossen, womit die Voraussetzung für eine Selbsttamponade des retroperitonealen Hämatoms am ehesten gewährleistet wird, wenngleich hierdurch nicht immer eine vollständige Reposition erzielt und aufrecht erhalten werden kann. Unter keinen Umständen sollte das diffuse retroperitoneale Hämatom operativ angegangen werden, da die Voraussetzungen für eine Selbsttamponade des Hämatoms dann nicht mehr gegeben sind.

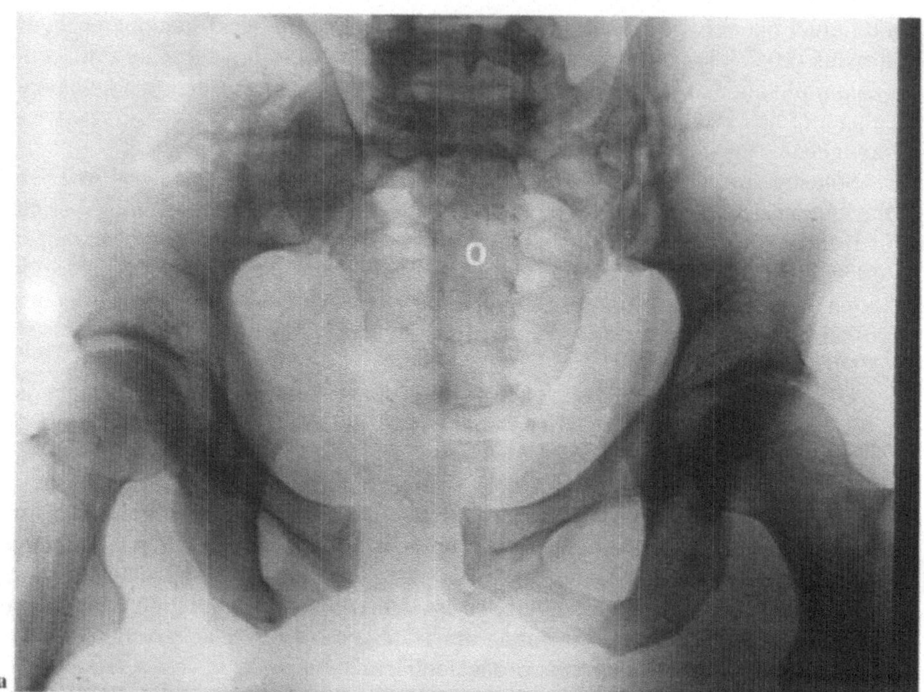

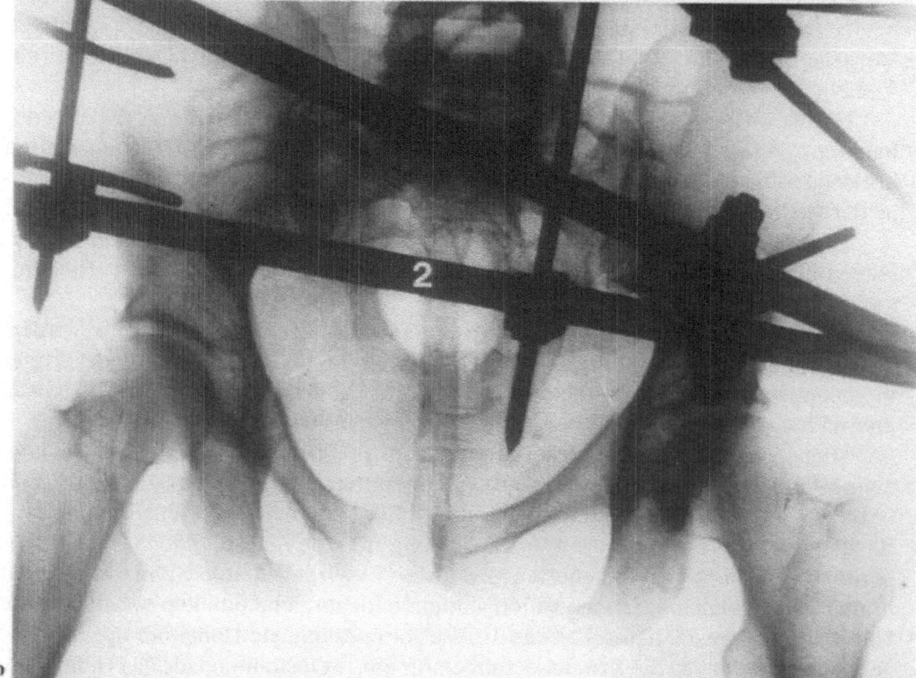

Abb. 3a,b. Sprengung des vorderen und hinteren Beckenringes (**a**) und Stabilisierung durch Fixateur (**b**)

Die Letalität der Beckenverletzung betrug in unserem Krankengut 12 %. Sie wird in ihrem Krankheitsverlauf aber entscheidend von der krankheitsführenden Organverletzung bestimmt. Bezogen auf die Organverletzungen liegt sie bei der Aorten- und V. cava-Ruptur um 40 %, bei der Pankreasverletzung und der Duodenalruptur bei 16–18 % und bei der geschlossenen Beckenfraktur um 10 %. Bei kombinierten Organverletzungen werden allerdings Sterberaten bis über 50 % erreicht, wobei die Infektion mit Multiorganversagen und das ARDS als Todesursache die überragende Rolle spielen.

Erst nach Sicherung der Vitalfunktionen und Versorgung lebensbedrohender Organverletzungen treten frakturstabilisierende und rekonstruktive Maßnahmen in den Vordergrund.

Mit Hinblick auf die Belastung des Einzelverletzten wie des Polytraumatisierten haben Frakturen des vorderen Beckenringes, ausgenommen die stark dislozierten Frakturen, nur eine geringe Bedeutung.

Biomechanisch bedeutsamer sind Frakuren, die mit einer Instabilität des Bekkenringes einhergehen, wie sie in den unterschiedlichsten Kombinationen möglich sind.

Nur das CT läßt hier eine exakte Beurteilung des Grades der Instabilität zu. Entscheidend für die Therapiewahl ist das Ausmaß der Dislokation bzw. der Instabilität.

Bei nur geringer Dislokation einer Beckenhälfte nach kranial ist eine konservative Behandlung mittels Beckenschwebe und Extension möglich. Sie begünstigt aber gerade beim polytraumatisierten Patienten Darmatonie und Lungenventilationsstörungen. Darüber hinaus sind ihre Behandlungsergebnisse unbefriedigend.

Bis zu 70 % der Patienten klagen über statische Beschwerden, obgleich eine Instabilität nur in wenigen Fällen radiologisch durch die Symphysenverschiebung bei wechselndem Einbeinstand nachzuweisen ist. Kommt es bei instabilen Beckenfrakturen nicht kurzfristig zu einer befriedigenden Einstellung der Fragmente, ist die Indikation zur Stabilisierung und Fixation von Symphyse und Iliosakralfuge großzügig zu stellen, um Asymmethen des Beckens, Beinverkürzung und Skoliosen zu vermeiden.

Eine Sonderform der Beckenfrakturen bilden die Azetabulumfrakturen. Die Dringlichkeit ihrer Versorgung wird bestimmt von der Erhaltung und Wiederherstellung des Hüftgelenkes. Wichtigste Aufgabe ist die Beseitigung der Luxationen und groben Fragmentdislokationen. Hierfür ist die notfallmäßige manuelle Reposition und anschließende Extensionsbehandlung ausreichend. Bei zentralen Luxationsfrakturen wird die Extension am Oberschenkel zweckmäßig ergänzt durch einen Seitenzug am Oberschenkel. Nur wenn eine konservative Weiterbehandlung endgültig festgelegt ist, ist der Zug über eine Trochanterschraube zweckmäßig und erleichtert die frühfunktionelle Behandlung.
Indikationen für einen späteren Eingriff sind gegeben:

- bei verbliebener Luxation oder Subluxation des Kopfes,
- bei Interposition von Fragmenten und Gelenkkapselanteilen,
- bei verbliebener Dislokation gelenkbildender Knochenstrukturen im dorsokranialen Bereich mit konsekutiver Instabilität des Gelenkes.

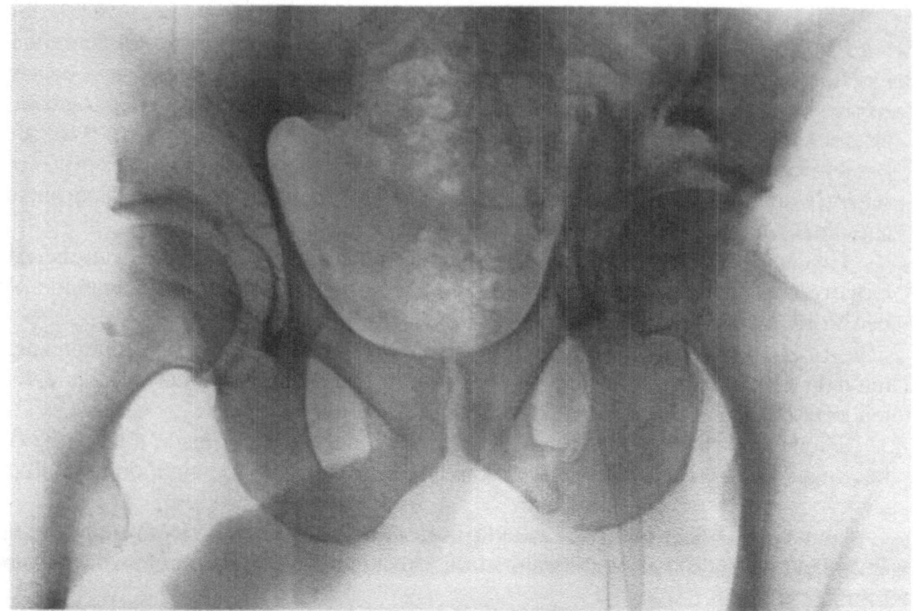

a

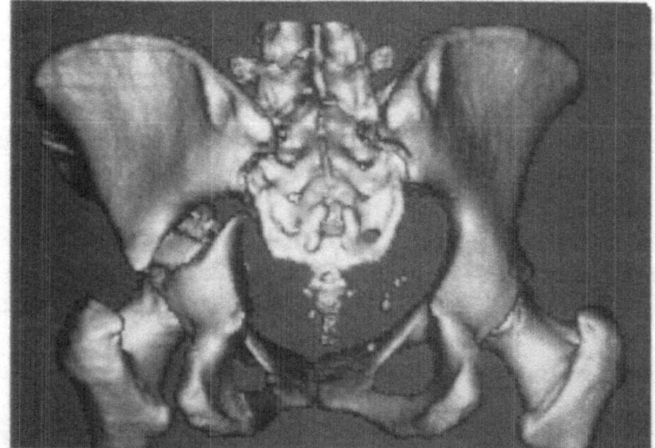

b

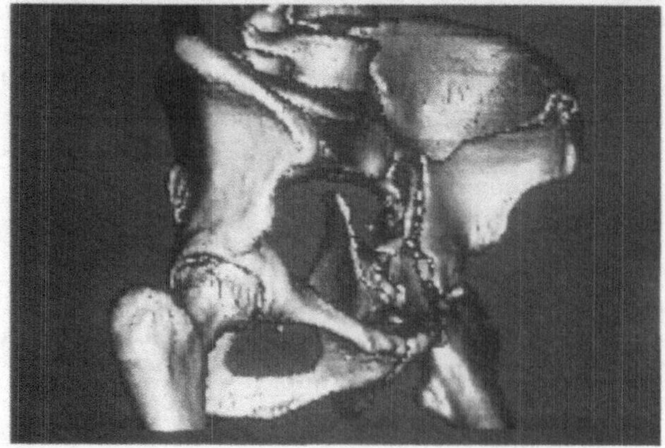

c

Abb. 4a–c. Vordere und hintere Pfeilerfraktur des Azetabulums (**a**) und 3-D-Rekonstruktion nach CT in a.-p.-Ansicht (**b**) und 45° Schrägansicht (**c**)

Voraussetzung für alle rekonstruktiven Eingriffe ist die sorgfältige röntgenologische Abklärung. Nur dann lassen sich operationstechnische Probleme erkennen, operativer Zugang und taktisches Vorgehen festlegen. Neben Beckenübersicht, Ala- und Obturatoraufnahmen vermittelt v. a. die CT-Untersuchung eine gute Orientierung. Rechnergestützte 3-dimensionale Bildverarbeitung verbessert unsere räumliche Orientierung hierbei entscheidend (Abb. 4).

Da, wie auch bei den übrigen Beckenfrakturen, in über 80 % der Fälle mit polytraumatisierten Patienten zu rechnen ist, wird die sofortige operative Rekonstruktion die Ausnahme sein.

Man muß in diesem Zusammenhang jedoch darauf hinweisen, daß die Verzögerung rekonstruktiver Eingriffe auch Gefahren in sich birgt.

Es zeigte sich, daß der Anteil schlechter Ergebnisse sprunghaft ansteigt, wenn die operative Rekonstruktion später als 14 Tage nach dem Unfallereignis vorgenommen wird. Bei der Verschiebung rekonstruktiver Maßnahmen muß man sich bewußt sein, daß infolge biologischer und technischer Nachteile der optimale Operationszeitpunkt versäumt werden kann. Gerade bei Beckenfrakturen ist es deshalb wichtig, nach Abschluß der Stabilisierungsphase die operativen Rekonstruktionen so früh wie möglich einzuleiten. Unter diesen Voraussetzungen sind allerdings auch bei schwersten Verletzungen des Azetabulums Rekonstruktionen möglich, die wir in der Ära der alleinigen konservativen Behandlung nicht für möglich gehalten hätten.

Besonderheiten beim polytraumatisierten Kind

H. Meier

Einleitung

Nichts bedroht Kinder mehr als Straßenunfälle. Im Jahr 1989 verunglückten insgesamt 43.484 Kinder im Alter unter 15 Jahren im Verkehr. 11.480 wurden schwer verletzt, und 388 starben an den Unfallfolgen. Kinder waren hauptsächlich als Fußgänger oder Radfahrer in Unfälle verwickelt. 40 % aller im Straßenverkehr verunglückten Kinder gehören zur Altersgruppe der 10- bis 14jährigen, ein weiteres Drittel ist 6–9 Jahre alt. Nach Untersuchungen des Statistischen Bundesamtes in Wiesbaden hat das Verletzungsrisiko für Kinder in den vergangenen 10 Jahren um fast 10 % abgenommen. Die Ursachen sind in der begonnenen Verkehrserziehung zu sehen, in der Schaffung verkehrsberuhigter Zonen, in der Sicherung von gefährdeten Verkehrsüberwegen und schließlich in der Berücksichtigung entwicklungsphysiologischer Komponenten des heranwachsenden Kindes als Verkehrsteilnehmer. Kinder sind gegenwärtig weniger gefährdet als andere Bevölkerungsgruppen, allerdings ist der Tod im Straßenverkehr bei Kindern weiterhin die wichtigste Todesursache [7].

Aussagekräftige Erstuntersuchung

Die primäre klinische Versorgung ist richtungsweisend für den weiteren Verlauf [1,9]. Das bedeutet, daß für eine sachgerechte Erstversorgung von Kindern Spezialkenntnisse notwendig sind. In der ersten Phase der Beurteilung des kindlichen Polytraumas können bereits erhebliche Probleme auftreten:

- Schreien und heftige Gegenwehr des Kindes können eine Erstuntersuchung erschweren, wenn nicht unmöglich machen. Auskultation und Perkussionsbefunde können nicht mit ausreichender Sicherheit erhoben werden, abdominelle Abwehrspannung, nicht beurteilt werden.
- Tachypnoe kann auch durch Schmerz oder Angst verursacht sein.
- Zyanose kann ein Hypothermie- oder Katecholamineffekt sein.
- Zentralisation kann auch schmerz- oder hypothermiebedingt sein.
- Die Beurteilung der Bewußtseinslage setzt eine gewisse Kooperation voraus, die beim verletzten Kind fehlt.
- Beim Kind besteht eine lange Kompensationsfähigkeit auch nach massiven Volumenverlusten. Das Ausmaß des Volumenmangels wird daher unterschätzt. Bei einem Blutverlust von 15 % (das sind 35 ml beim Säugling) muß man von einer relativen Hypovolämie ausgehen (Abb. 1).

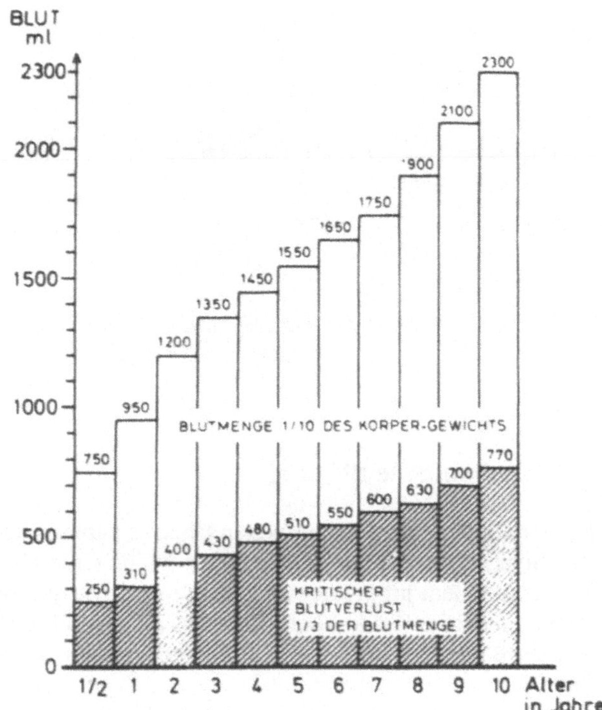

Abb. 1. Überblick über das physiologische Blutvolumen in verschiedenen Altersstufen und die kritischen Blutvolumenverluste

Trotz dieser Schwierigkeiten ist eine aussagekräftige Erstuntersuchung unerläßlich. Sie umfaßt Schwerpunkte [3,6]:

1. Beurteilung der respiratorischen Situation. Warnsymptome sind Nasenflügeln, Tachypnoe, Zyanose, Stridor und Einziehungen.
2. Beurteilung der Kreislaufsituation mit Pulstastung, Kapillarfüllung, Konjunktivaldurchblutung.
3. Beurteilung der Bewußtseinslage.
4. Suche nach Begleitverletzungen durch Inspektion, Palpation, Befragung und Funktionsprüfung bei kooperativen Kindern bzw. Rekonstruktion des Unfallhergangs.

Als Besonderheit des polytraumatisierten Kindes gilt, daß weder aus dem Unfallhergang noch aus äußerlich sichtbaren Verletzungen sicher auf die Schwere des Traumas geschlossen werden kann. Bei Kindern sind innere Verletzungen ohne für die Diagnose wegweisende Prellmarken oder Frakturen häufig.

Priorität für das chirurgische Vorgehen in der Akutphase ist die Beurteilung und Behandlung von Massenblutungen. Hier muß oft noch während der Reanimationsphase im Schockraum aktiv interveniert werden [10].

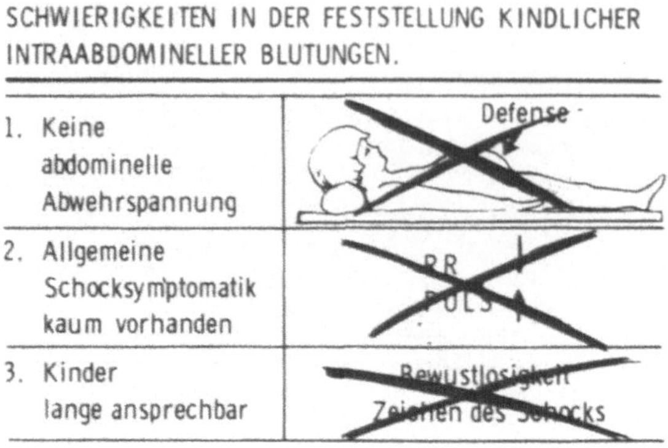

SCHWIERIGKEITEN IN DER FESTSTELLUNG KINDLICHER INTRAABDOMINELLER BLUTUNGEN.

1. Keine abdominelle Abwehrspannung	Defense
2. Allgemeine Schocksymptomatik kaum vorhanden	RR PULS
3. Kinder lange ansprechbar	Bewustlosigkeit Zeichen des Schocks

Abb. 2. Zusammenstellung der Unterschiede in der Symptomatik der kindlichen abdominellen Blutung im Vergleich zu den Erwachsenen

Intraabdominelle Blutung

Kinder mit einer intraabdominellen Blutung haben selten eine abdominelle Abwehrspannung, es sei denn, es handelt sich um eine massive Blutung, wobei die Kinder bereits in einem progredienten Schock sind. Weiterhin ist die allgemeine Schocksymptomatik im Kindesalter anders als im Erwachsenenalter: Die Bewußtlosigkeit als Zeichen eines Schocks tritt nahezu erst im irreversiblen Schockzustand ein (Abb. 2).

Charakteristisch bei Kindern ist das Blutdruck-Puls-Diagramm beim hämorrhagischen Schock. Der kindliche Kreislauf zeichnet sich dadurch aus, daß die Kompensationsfähigkeit von verlorengegangenem Blut sehr lange andauern kann. Erst bei 25–30 % Blutverlust ist die Kompensationsbreite sehr schmal und es kommt dann ganz akut zu einem Zusammenbruch der Kreislaufsituation mit Atem- und Herzstillstand. Dieser Übergang vom verunfallten ansprechbaren Kind zu einem (nahezu irreversiblen) durch den Schock geschädigten, bewußtlosen Kind erfolgt ganz abrupt. Erst in diesem Zustand treten die klinischen Zeichen der Pulserhöhung und des Blutdruckabfalls, wie sie beim Erwachsenen bekannt sind, auf (Abb. 3).

Zur Sofortdiagnostik intraabdomineller Blutungen sind die Bestimmungen des Hämatokrits, die Urinausscheidung und v. a. auch Umfangmessungen völlig unzureichende Maßnahmen, um eine klare Aussage über abdominelle Blutungen machen zu können. Insbesondere sind Bauchumfangmessungen bei unruhigen Kindern und der damit verbundenen Schwankungsbreite so variabel, daß man daraus keinerlei Aussagen über Bauchumfangvermehrung und Durchblutung geben kann. Hier ist die Sonographie das Vorgehen der Wahl [8].

Kindliches Thoraxtrauma

Jedes 50. Kind, das wegen eines Unfalls in die Klinik eingeliefert wird, hat ein Thoraxtrauma, das eine stationäre Behandlung, in den meisten Fällen sogar eine Behandlung auf der Intensivstation notwendig macht. Meistens trifft die stumpf einwirkende Kraft die Kinder nicht an isolierten Stellen, sondern am Stamm und an

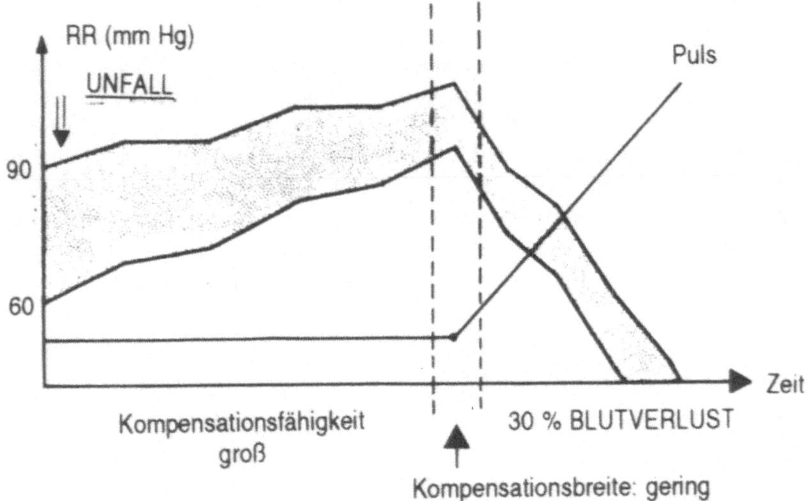

Abb. 3. Bei Kindern besteht eine große Kompensationsfähigkeit bei Blutverlust. Erst bei 25–30 % Blutverlust kommt es dann ganz akut zum Kreislaufzusammenbruch

den Extremitäten, so daß häufig kombinierte Verletzungen vorkommen. Wir fanden in 12 % der Fälle Kombinationsverletzungen von stumpfen Thoraxtrauma mit anderen Organläsionen. Ein klares Konzept für Diagnose und Therapie des Thoraxtraumas ist notwendig um durch schnelles und richtiges Vorgehen die Kinder retten zu können.

Ein besonderer Gefahrenmoment beim kindlichen Thoraxtrauma ist der Blutverlust. Ein relativ kleiner Blutverlust kann zu einer äußerst bedrohlichen und kritischen Kreislaufsituation mit plötzlich eintretendem Schockzustand führen. Eine Probepunktion des Thorax als Sofortmaßnahme klärt die Ursache des akuten Atemnotzustandes. Die Aufnahmeuntersuchung muß zügig und sorgfältig durchgeführt werden. Diagnose und Therapie gehen Hand in Hand. Lokal äußerlich sichtbare Schürfstellen und subkutane Hämatome sind Wegweiser für die Traumatisierung. Je nach Schwere des Thoraxtraumas besteht eine charakteristische bläulich-livide

Dringliche Thoraxtraumafolgen

1. Tracheaab(ein)riß
   Bronchusab(ein)riß
2. Herzbeuteltamponade
3. Aortenruptur
4. Kavaruptur
   Pulmonalgefäßruptur
5. Ductus-thoracius-Verletzung

Verfärbung von Gesicht, Hals und Schultern. Punktförmige oder kleinfleckige Blutergüsse in diesem Bereich, Blutaustritt unter die Konjuktiven und Schleimhäute und aus dem Mund sind Folgen von Rupturen kleinster Venen. Beim schweren Thoraxtrauma liegt eine posttraumatische Bewußtlosigkeit vor, eine Unregelmäßigkeit der Atmung, Ateminsuffizienz und Verschlechterung der Blutgasanalyse. Die hier entsprechenden Sofortmaßnahmen sind Freimachen und Freihalten der Atemwege und die Sicherung der Sauerstoffzufuhr durch Intubation. Simultan erfolgt die Stabilisierung des Kreislaufs durch einen sicheren venösen Zugang und die Applikation von onkotisch aktiver Flüssigkeit bzw. von verlorengegangenem Blut.

Indikationen zur Thorakotomie

1. Persisitierender Hämathorax
2. Persisitierender Pneumothorax
3. Zwerchfellruptur
4. Zunehmendes Mediastinalphysem

Fehlendes Auskultationsgeräusch bzw. der Verdacht auf einen Spannungspneumothorax erfordert sofortiges Handeln. Die Diagnose muß klinisch frühzeitig gestellt und die Behandlung gleichzeitig eingeleitet werden. Die einfachste diagnostische und therapeutische Sofortmaßnahme ist die Probepunktion des Thorax. Das Ablassen des Überdrucks beseitigt die Mediastinalverdrängung und befreit das Kind aus der akuten lebensbedrohlichen Situation. Unter Belassung der Punktionskanüle wird die Thoraxdrainage eingelegt. Beim Hämathorax muß sofort eine dicke Thoraxdrainage im 6. Interkostalraum eingelegt werden, um das Blut abzulassen, noch ehe es gerinnt. Mit dem vollständigen Entfalten der Lungen steht in der Regel die Blutung. Sistiert die Blutung nicht und bringt eine zweite Thoraxdrainage keine ausreichende Entleerung des Hämatothorax ist eine frühzeitige Thorakotomie notwendig. Ein weiterer wichtiger Punkt sind die Elastizitätsverhältnisse des Thorax (Abb. 4). Sie sind im Kleinkindesalter und Schulalter größer als beim Erwachsenen. Rippen, Sternum und Wirbelkörperfrakturen sind deswegen in dieser Altersgruppe äußerst selten. Häufiger ist als unmittelbare Traumafolge die Lungenkontusion. Sie führt zu einem hohen pulmonalarteriovenösen Shunt und zu einer arteriellen Hypoxie als Folge der Diffusionsstörungen, und es kommt zu einer Abnahme der Lungencompliance mit erhöhter Atemarbeit. Die Lungenkontusion ist in der Regel auf einen Lappen lokalisiert. Sie wird aber radiologisch erst nach 1–2 Tagen sichtbar und zeigt erst nach 48 h eine gewisse Progression. Bei beginnender respiratorischer Insuffizienz muß das Kind intubiert und beatmet werden. Bei bestehendem Subkutan- und Mediastinalemphysem ist eine diagnostische Bronchoskopie unerläßlich, um Einrisse im Bronchialsystem auszuschließen. Beim negativen Befund muß eine Bronchographie durchgeführt werden. 60 % aller Bronchusrupturen werden nicht primär sondern erst sekundär nach Entwicklung von Atelektasen und Sepsis erkannt [5] (Abb. 5).

Vermeidung von Fehlern bei Thoraxdrainagen

1. *Monaldi*-Drainage (Pneumothorax) 2 ICR parasternal
2. *Bülau*-Drainage (Hämatothorax) 5–6 ICR Axillarlinie
3. Hautinzision 1 ICR tiefer als Durchtrittsstelle
4. U-Naht (Haut und Faszie)
5. Leberverletzung

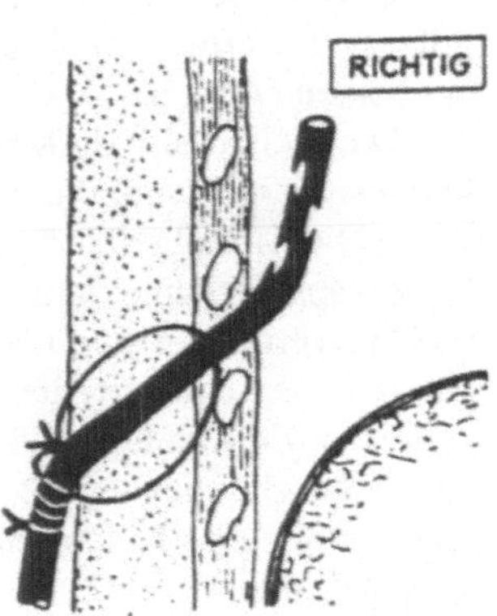

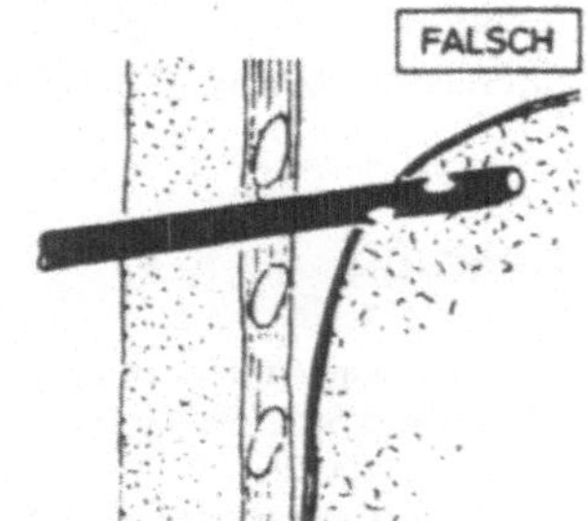

Abb. 4. Technisches Vorgehen beim Anlegen einer Thoraxdrainage: Die Inzisionsstelle in der Haut liegt 1 ICR tiefer als die Durchtrittsstelle des Schlauches durch den Thorax; dadurch ist eine sichere Abdichtung und nach Schlauchentfernung ein dichter Verschluß nach Knüpfen der U-Naht gewährleistet

POSTTRAUMATISCHE HYPOXIE

Ursache	Abhilfe
↓	↓
Lungenatelektasen	1. Aktive Bronchialtoilette 2. Endoskopische Spülung 3. Endoskopisches Absaugen 4. Überdruckbeatmung

Abb. 5. Durch Bronchiallavage und wiederholte endobronchiale Absaugungen lassen sich posttraumatische Atelektasen vermeiden

Entwicklungsphysiologische Komponenten

Denkfähigkeit	Konzentration	Motorik/ Bewegungskoordination	Sinnesfunktionen

Abb. 6. Beeinflussung des Verhalten des Kindes im Verkehr durch entwicklungsphysiologische Komponenten

Ursache des Polytraumas beim Kind ist in der Regel der Verkehrsunfall. Diesen gilt es zu vermeiden. Das Verkehrsverhalten von Kindern ist nicht isoliert zu betrachten (Abb. 6).

Die Sicherheit von Kindern drückt sich in ihrer Beteiligung an Verkehrsunfällen aus. Verkehrsunfälle von Kindern sind Ausdruck der Überforderung von Kindern. Die Unfallgefährdung muß unter dem Aspekt des entwicklungsbedingten Handikaps bei Kleinkindern gesehen werden: Ihre Reaktionszeit ist verlängert, Seh- und Hörvermögen sind noch nicht voll ausgebildet, die Fähigkeit der Tiefenwahrnehmung ist reduziert, die sog. Links-Rechts-Dimension und die richtige Einschätzung der Entfernung sind unvollständig; die Umwelt wird vorwiegend effektiv sowie ganzheitlich erfaßt. Kinderunfälle sind auch Ausdruck dafür, in welcher Unkenntnis über Kinder, bisweilen auch mit welchem Desinteresse an ihnen Umwelt gestaltet wird [2, 4]. Kinderverkehrsunfälle sind nicht schicksalhaft unabwendbar. Sie sind Folge von Entscheidungen, vom politischen Handeln von Prioritätensetzungen in Wirtschaft und Politik.

Literatur

1. American College of Surgeons (1986) Caring for the injured patient. Bull (ACS) 71:10
2. Chan B S H, Walker P J, Cass D T (1989) Urban trauma: An analysis of 1116 paediatric cases. J Trauma 29:1540
3. Kasperk R, Paar O (1991) Das polytraumatisierte Kind. Akt Traumatologie 21:1
4. Meier H, Willital G H (1978) Unfallgefährdung und Unfallverhütung bei Kleinkindern und Schulkindern im Straßenverkehr – dargestellt anhand einer Sammelstatistik von 4100 Verkehrsunfällen. Hefte Unfallheilk 132:86
5. Meier H, Willital G H (1981) Besonderheiten bei der Diagnsotik des Kindlichen Thoraxtraumas. Z Kinderchir [Suppl] 33:74
6. Muhr G, Tscherne H (1978) Bergung und Erstversorgung beim Schwerverletzten. Chirurg 49:593
7. Statistisches Bundesamt (1990) Kinderunfälle im Straßenverkehr 1989. Fachserie 8 7:1
8. Willital G H, Meier H (1981) Erfahrungen mit der diagnostischen Bauchspülung – eine Routinemaßnahme beim stumpfen Bauchtrauma im Kindesalter. Z Kinderchir [Suppl] 33:66
9. Wolff G, Dittmann M, Frede K E (1978) Klinische Versorgung des Polytraumatisierten. Chirurg 49:737
10. Zenker w, Havemann D, Besch L (1992) Verletzungsmuster – Leitlinie bei der Beurteilung des Mehrfachverletzten. Unfallchirurgie 18/2:69

Teil III
Endoprothetische Verfahren in der Unfallchirurgie

Endoprothetischer Hüftgelenkersatz in der Traumatologie im Spiegel der letzten 30 Jahre – Entwicklungstendenzen

G. Hierholzer und G. Böhmer

Einleitung

Innerhalb der letzten 30 Jahre entwickelte sich der Hüftgelenkersatz von einem in nur wenigen Kliniken praktizierten und dem Spezialisten vorbehaltenen Eingriff zum Routineverfahren. Allein in Deutschland, so ergibt sich aus neueren Veröffentlichungen [3], werden mittlerweile pro Jahr zwischen 50000 und 60000 künstliche Hüftgelenke als Erstimplantationen eingebracht.

„Erstmalig implantiert“ weist auf das zentrale Problem des totalen Hüftgelenkersatzes hin, die Prothesenlockerung. Über 100 im deutschsprachigen Raum erhältliche Prothesentypen schaffen hinsichtlich der Frage einer dauerhaften Prothesenstabilität mehr Verwirrung als Sicherheit.

Vieles wurde euphorisch publiziert und ist von der Zeit längst überholt, einiges fand Eingang als chirurgisches Allgemeingut. Viele Ergebnisse wurden vorgestellt, abschließend diskutiert sind sie keinesfalls. Nachfolgend der Versuch einer Bestandsaufnahme.

Allgemeine Gesichtspunkte

Debrunner [1] formuliert 1990: „Endoprothesen sind als endgültige Lösung von Gelenkproblemen konzipiert. Die Idee ist, ob ausgesprochen oder nicht, daß sie funktionieren und ihrem Träger dienen, solange er lebt. Wir haben lernen müssen, daß eine Prothese eine individuelle Überlebensrate hat wie ihre Träger.“

Debrunner [1] hat diese unter Verwendung von Überlebenskurven der Charnley-Müller-Hüftprothesen [4] gegen die Überlebenskurven von Schweizer Frauen graphisch dargestellt (Abb. 1). Es ergibt sich eine Übereinstimmung der beiden Überlebensraten, wenn die Patienten im Alter von etwa 65 Jahren operiert werden. Nur diese Patienten haben statistisch eine gute Chance, daß die Prothese bis zu ihrem Tode in situ bleibt. Die Abb. 2 zeigt das Auseinanderklaffen der beiden Kurven, d. h. das Auseinanderklaffen der Überlebenschance von künstlichem Gelenk und Patient, für den Fall, daß der künstliche Hüftgelenkersatz bereits im Alter von 40 Jahren implantiert wurde. Hier treffen wir dann auf das Problem des Prothesenwechsels, des ersten, zweiten, dritten Prothesenwechsels.

Diese Kurvenverläufe begrenzen nicht nur hinsichtlich des Operationszeitpunktes. Sie zeigen uns die unbefriedigenden Langzeitergebnisse der Prothesenchirurgie, sofern man 20 Jahre überhaupt als Langzeit bezeichnen will. Und sie stehen symptomatisch für alle z. Z. erhältlichen Prothesentypen, wobei die meisten dieser Hüftgelenkmodelle einen Zeitvergleich mit der Funktionsdauer des Typs Charnley-Mül-

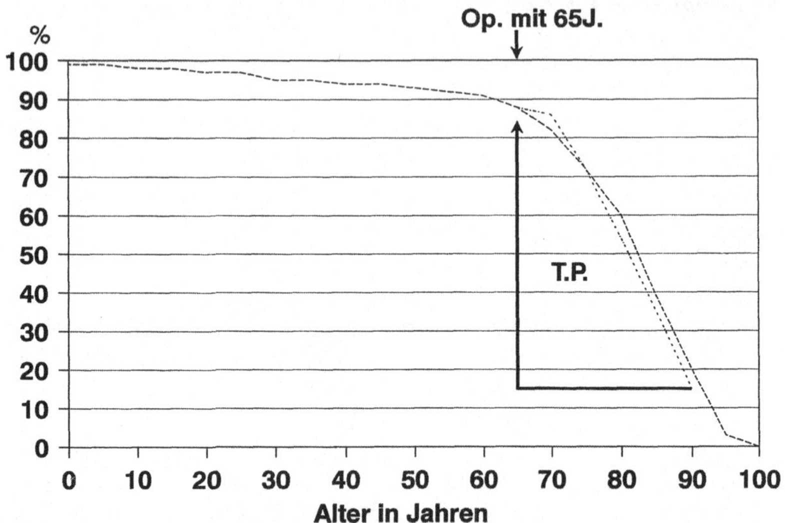

Abb. 1. Hüftgelenkersatz im Alter von 65 Jahren

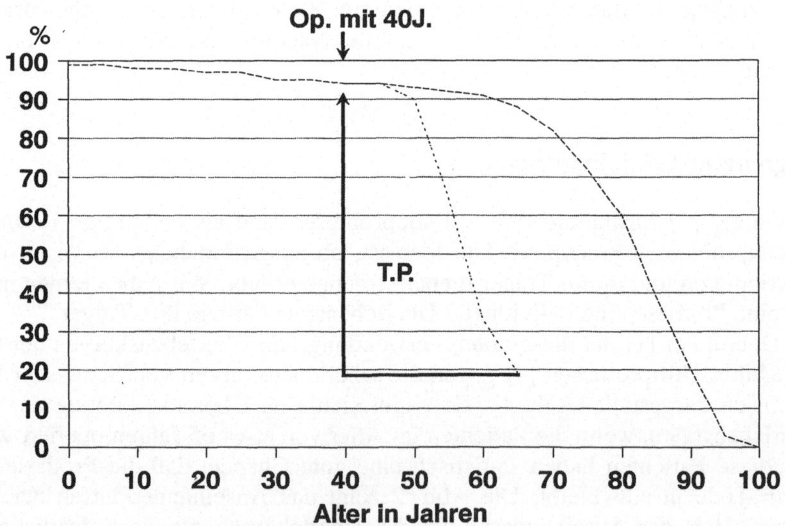

Abb. 2. Hüftgelenkersatz im Alter von 40 Jahren

ler nicht antreten können. Es ist daher zu fordern, daß grundsätzlich nur im Langzeitversuch bewährte Prothesenmodelle allgemein zum Einsatz gelangen. Die Erprobung und Einführung neuer Materialien und Modelle muß wenigen Zentren mit entsprechender Erfahrung vorbehalten bleiben. Hierbei ist eine Qualitätssicherung durch regelmäßige Nachkontrollen und kritische Überprüfung, möglichst an neutraler Stelle, unabdingbar.

Bevor wir auf einzelne Gesichtspunkte der Prothesenchirurgie eingehen, sei ganz ausdrücklich betont, daß vor jeder Indikation zum künstlichen Hüftgelenkersatz in der Traumatologie die alternativen Operationsverfahren, auch wenn sie zum größten Teil aufwendiger und technisch schwieriger sind, einbezogen werden müssen. Die Entscheidung zum Gelenkersatz in der Traumatologie hat für jeden Patienten unter Berücksichtigung dieser Gesichtspunkte individuell zu erfolgen.

Verletzungsfolgen Hüftgelenkbereich

Fraktur
Pseudoarthrose
Nekrose
Fehlstellung
Arthrose

Therapeutische Möglichkeiten

Osteosynthese
Osteotomie
Arthrodese

Gelenkersatz

Zementprobleme

Der Einsatz des Methylmetacrylats vor nunmehr über 30 Jahren durch Charnley hat die Hüftendoprothetik damals zweifelsfrei vorangebracht. Hierdurch wurde sie zu einer klinisch breit anwendbaren Methode. Der Zement gleicht die Inkongruenz zwischen Implantat und Knochen aus. Er garantiert eine hohe Anfangsstabilität und bereits am 1. postoperativen Tag Belastungsstabilität. Im Hinblick auf die geforderte Thromboseprophylaxe ein Vorteil.

Nach dem Konzept von J. Charnley ist der Zement initialer Stabilisator und Kraftüberträger. Es hat sich gezeigt, daß er dieser Aufgabe auf Dauer nicht gewachsen ist. Die Eigenschaften des Werkstoffes Zement in Verbindung mit operativtechnischen Unzulänglichkeiten führen zum Problem der Prothesenlockerung, entweder an der Grenzfläche Metall/Zement oder Zement/Knochen. In den letzten Jahren konnten einige Mängel der Zementtechnik beseitigt werden.

Wie Versuche von Kallenberger und Schneider [6] an menschlichen und tierischen Fibroblastenkulturen ergaben, ist Zement ab der 16. Minute nach der Polymerisation an nicht mehr zytotoxisch. Draenert et al. [2] zeigten auf, daß sich Osteoblasteninseln nach wenigen Tagen auf der Zementoberfläche finden und neuen Knochen bilden. Schneider u. Eulenberger (zit. nach [7]) konnten nachweisen, daß Zementabriebpulver nach 14 Monaten unter stabilen Bedingungen in der Kaninchentibia keine Fremdkörperreaktion und keine Bildung von Granulationsgewebe induziert. Der Volumenverlust bei der Aushärtung des Zementes, der zwischen

3 und 7 % beträgt und bei dicken Zementschichten eine Instabilität begründet, wird teilweise durch eine Quellung kompensiert.

Andererseits wurden insbesondere für die Zementiertechnik zahlreiche Vorschläge erarbeitet, um eine Verlängerung der Zementstabilität zu erreichen. Als Standard gilt heute das Ausspülen oder das Ausbürsten von Blut und Gewebetrümmern aus Schaft- und Pfannenlager vor der Zementapplikation. Die „JetLavage" des Markraumes ist hierzu eine Alternative. Die Zementzubereitung soll ohne Lufteinschlüsse erfolgen. Hierzu ist eine vorsichtige manuelle Mischtechnik erforderlich oder die teilweise propagierte Verwendung von Zentrifugen, Vakuumapplikatoren oder Ultraschallanwendung. Die Zementapplikation „mit dem Finger" führt zu einer inhomogenen Verteilung im Knochen und sollte der Vergangenheit angehören. Als Minimalstandard gilt heute die Applikation mit Spritzensystemen. Um eine gleichmäßige Zementverteilung in der Markhöhle zu erreichen, wird die Markraumdrainage empfohlen. Damit kann das in der Markhöhle liegende Blut bzw. die bei der Applikation komprimierte Luft entfernt werden. Eine Alternative ist der distale Markhöhlenverschluß durch Pfropfen. Eine gleichmäßige Einpressung des Zementes in die spongiösen Knochenstrukturen ist bis heute weitgehend durch die niedrigviskösen Zemente gewährleistet, eine Druckapplikation wirkt hierbei unterstützend.

Hüftpfanne

Um eine zementierte Pfanne implantieren zu können, ist eine spezielle Vorbereitung des Lagers erforderlich. Durch das Fräsen der Zapfenlöcher kommt es neben einer subchondralen Eröffnung des Markraumes zu einer gewissen Reduktion der Beckenstabilität. Der rigide Zement kann der Elastizität des Beckens nicht folgen. Es resultiert eine beginnende Lockerung kaudal-medial, Schließlich fehlt bei der zementierten Pfanne die Vorspannung, so daß bei wechselnder Druck- und Zugbelastung ein dekompensierter Nulldurchgang entstehen kann.

Zementfrei verankerte Pfannen sind im Vergleich dazu mit Vorteilen verbunden. Zur Vorbereitung des Pfannenlagers ist eine anatomische Präparation des Pfannengrundes durch Entfernung des Knorpels erforderlich. Im Bedarfsfall ist eine Knochenspanplastik möglich, d. h. Knochendefekte können aufgefüllt werden. Zur Erreichung der erforderlichen Vorspannung bei der Pfannenimplantation stehen zahlreiche Pfannentypen zur Verfügung. Wir verweisen auf den Typ Morscher, auf die vielen Typen der Schraubenpfannen und die Pfannentypen mit Zapfen und z. B. auf die von uns verwendete Mathys-Pfanne. Ein weiterer Vorteil der zementfreien Pfannenimplantation besteht in der Kontaktförderung durch die Beschichtung z. B. mit Hydroxylapatit oder Titan. Ein Nachteil dieser Pfannen liegt in der begrenzten primären Belastungsstabilität. Erst nach knöcherner Abheilung kann eine volle Belastung erfolgen.

Schaftprobleme

Zementierter Schaft

Die in der Anfangszeit der Endoprothetik verwendete Bananenform des Schaftanteils der TEP bestach durch eine „einfache“ Implantationstechnik. Die Nachteile einer nicht primären knöchernen Verankerung und der notwendigerweise dicken Zementschicht wurden aber offenkundig.

Nach Schneider [7] ist die Versteifung des prothesentragenden Schaftsegmentes durch ein schlüssiges Implantat am besten geeignet, Belastungsdeformationen und damit Relativbewegungen im Ausmaß des dekompensierten Nulldurchganges zu vermeiden. Die Überlegungen führten somit weg von der Bananenform zu den Geradschaftprothesen, die markraumausfüllend, wie z. B. die Prothese Lubinus, oder markraumverklemmend, z. B. die Geradschaftprothese nach Müller, in den Schaftraum eingebracht werden. Auch die Schaftlänge wurde gegenüber dem Bananenschaft größer gewählt. Der Vorteil dieser Prothesenänderung besteht einmal darin, daß der Prothesenstiel Kontakt mit dem Knochen hat, so daß eine Verklemmung in der Markhöhle zustande kommt. Weiterhin wird das Zementbett im Bereich der Kontaktpunkte getrennt und dient im wesentlichen der Rotationssicherung. Zumindest ein Teil der Kraftübertragmg findet direkt zwischen Implantat und Knochen statt. Relativbewegungen fehlen weitgehend, wodurch die Beanspruchung des Zementes zusätzlich verkleinert wird.

Die Hüftkopfkomponenten erfuhren ebenfalls Veränderungen. Die starren Halssysteme wurden durch Steckmodule ersetzt. Hierdurch kann eine variable Halslänge gewählt und die Möglichkeit einer besseren individuellen Anpassung genutzt werden. Als tribiologisch sinnvolles Material für die Kopfsegmente hat sich Keramik herausgestellt. Nach Lösung der tribiologischen Probleme konnte ein kleinerer Kopf-/Pfannendurchmesser gewählt werden mit der Bedeutung: Je kleiner der Kopfdurchmesser, desto weniger Rotationskräfte wirken auf das System ein.

Zementfreier Schaft

Während die primäre Markraumverklemmung oder Markraumausfüllung als wesentlicher Fortschritt bei der zementierten Schaftverankerung angesehen werden kann, ist sie zwingend erforderlich für die zementfreie Schaftverankerung. Um das Ziel dieser primären Verklemmung zu erreichen, wird mit Formraspeln der Markraum präpariert. Durch die markraumverklemmende und markraumsausfüllende Schaftverankerung kann das Prinzip der Vorspannung erfüllt werden. Der Nachteil besteht in einem teilweise und bis zu Monate andauernden tiefen Oberschenkelschmerz. Nach der knöchernen Festigung kommt es zu einem Rückgang der subjektiven Beschwerden, die szintigraphisch durch eine Veminderung der Aktivität objektiviert werden können [5].

Um einen möglichst langwährenden stabilen Sitz des Schaftes zu erreichen, wurden neben Veränderungen der Prothesenlänge zusätzliche Rotationssicherungen durch Änderungen der Prothesenschaftform erreicht. Aufgebrachte Rippen, sog. Antirotationsflügel, oder die laterale Zuggurtung durch zusätzliche Schrauben ließen die Verbesserung der Rotationsstabilität erreichen.

Die zahlreichen Prothesenformen der zementfreien TEP unterscheiden sich in der Grundform, der Oberflächengestaltung und Oberflächenbeschichtung. Alle diese Veränderungen der Makrostrukturen und Mikrostrukturen der Prothese dienen letztlich dem Ziel der Vergrößerung des Oberflächen-Knochenkontaktes. Auch die Erwartungen durch individuell angefertigte Prothesen, die „Custom-made-Endoprothesen", eine Erhöhung der Primärstabilität zu erzielen, haben sich nicht erfüllt. Unabhängig vom speziellen Aufwand und den Kosten stößt man auf eine technische Schwierigkeit beim Einbau bzw. Ausbau. Eine so angefertigte Prothese ist regelhaft nicht zu implantieren, auch nicht auszubauen, wie Ausgüsse aus der Markhöhle beweisen, so daß entweder Implantat- oder Markraummaterial geopfert werden muß. Der Vorteil der Custom-made-Prothese liegt wohl darin, daß Patienten mit schwierigen anatomischen Vorgaben mit zementfreien Prothesen versorgt werden können.

Weitere Versuche zur Verbesserung des Oberflächen-Knochenkontaktes bedeuten Veränderung an der Prothesenoberfläche. Aufgebracht wurde auf den Schaftbereich z. B. ein Gitternetz, sog. Metallspongiosa, andere Hersteller bevorzugen Schweißperlen, Kugeln mit Unterschneidungen. Aufrauhungen des Prothesenschaftes an unterschiedlicher Höhe bei den verschiedenen Typen sind ein weiterer Versuch, durch veränderte Oberflächengestaltung eine Erhöhung der Primärstabilität und eine dauerhafte Verankerung zu erreichen. Dem gleichen Ziel dient eine Veränderung der Oberflächenbeschichtung, hierbei kommt ebenfalls der Hydroxylapatit oder das Titan wie bei den Pfannenmodellen zur Anwendung, mit gleicher Zielsetzung.

Eine seit mehreren Jahren laufende Entwicklung hat sich zum Ziel gesetzt, mit biochemischen Methoden aus dem menschlichen Knochen Substanzen zu isolieren, die gezielt das Knochenwachstum anregen. Diese als Osteopoetin bezeichneten Eiweißverbindungen sollen die Umwandlung unspezialisierter Zellverbände in Osteoblasten beeinflussen. Inwieweit in absehbarer Zeit diese Konzeption zur Beschichtung von Endoprothesen erfolgreich umgesetzt werden kann, bleibt abzuwarten.

Die Diskussion über Metallendoprothesen zur zementfreien Implantation ist nicht abgeschlossen. Sie besitzen gegenüber dem Knochen eine etwa 20mal größere Steifigkeit und sind deshalb bei zementfreier Implantation in situ an der Grenze zwischen Endoprothese und Knochen mit der Frage des dekompensierten Nulldurchganges verbunden. Durch eine ungleichmäßige Kraftverteilung und Krafteinleitung kann es auch zu einer Entlastungsatrophie an nicht belasteten Knochenabschnitten kommen, da hier der funktionelle Reiz für den Erhalt der Knochensubstanz fehlt.

Dem Problem der Prothesenlockerung sollte nach Robert Mathys durch die Verwendung eines elastischen Prothesenwerkstoffes begegnet werden. Das ausgewählte Polyacetal-Kunstharz, welches einen Stahl- oder Titankern ummantelt, besitzt eine dem Knochen vergleichbare Elastizität, ohne diese jedoch exakt zu erreichen. Da das Problem der Isoelastizität nicht gelöst ist, bleibt das Lockerungsproblem. Alle heute verfügbaren Prothesenmodelle führen zu einer Änderung der Elastizität des proximalen Femurs und damit zu einer unphysiologischen Beanspruchung des Oberschenkelschaftes. Hieraus resultiert eine ungleichmäßige Krafteinleitung mit Kraftspitzen.

Das Grundproblem ist mehr oder weniger für die verschiedenen Prothesentypen das gleiche: Knochendystrophie z. B. am Kalkar, am Trochanter minor, am Trochanter major. Das biologische Material Knochen unterliegt einer physiologischen Umbaurate von ca. 3,5 % pro Jahr. Dieser „turnover" wird erheblich erhöht nach Implantation der Prothese und führt zunächst zum Knochenanbau. Im weiteren Verlauf kommt es jedoch entsprechend den Belastungsspitzen an einzelnen Prothesenstellen zur negativen Bilanz des Remodelling. Die Folge ist die Lockerung.

Zusammenfassung

Die Forderungen an das ideale Prothesensystem sind wie folgt zusammenzufassen:

Philosophie des Prothesensystems

Einfache präoperative Planung
Einfache Operationstechnik
Universelle Anwendbarkeit
Sofortstabilität
Dauerstabilität

(Leichter Prothesenwechsel)

Eine einfache Implantationstechnik ist gewünscht, um durch ein abgestimmtes Instrumentarium und ein einfach zu implantierendes Prothesensystem eine gewebeschonende und zeitsparende Operationstechnik zu ermöglichen, Die verwendeten Prothesentypen sollen möglichst primärstabil sein, um eine frühestmögliche Mobilisierung des Patienten zu gewährleisten. Sie sollen dauerstabil oder isoelastisch sein, um einen Prothesenwechsel vermeiden zu können. Die heutige Prothesenimplantation ist noch keine optimale Lösung. Sie stellt den Versuch dar, ein biologisches Problem technisch zu lösen und kann deshalb die in sie gesetzten Erwartungen nicht voll erfüllen.

Literatur

1. Debrunner A M (1990) Wozu Langzeitresultate? In: Debrunner A M (Hrsg) Langzeitresultate in der in der Orthopädie. Enke Stuttgart
2. Draenert K, Rudiger J, Schenk R, Herrmann W, Willenegger H (1978) Tierexperimentelle Studie zur Histomorphologie des Knochen-Zement-Kontaktes. Chirurg 49.276-285
3. Gierse H, Maaz B, Wessolowski T (1992) Hüft-Endoprothetik. Dtsch Ärztebl 42:3454-3460
4. Gschwend N, Radovanovilc-Ivosevilc D, Siegrist H (1990) Langzeitergebnisse von Hüfttotalprothesen In: Debrunner A M (Hrsg) Langzeitresultate in der in der Orthopädie. Enke, Stuttgart
5. Heitemeyer U, Hierholzer G, Hax P M (1987) Szintigraphische Ergebnisse nach Hüftgelenkersatz mit der isoelastischen Prothese. In: Refior H J (Hrsg) Zementfreie Implantation von Hüftgelenksendoprothesen Standortbestimmung und Tendenzen. Thieme, Stuttgart New York
6. Kallenberger A, Schneider H R (1975) Untersuchungen zur Gewebeverträglichkeit von Implantatmaterialien: Die Wirkung von Implantatkunststoffen und Implantatmetallen auf kultivierte menschliche Fibroblasten Schweiz Monatsschr Zahnheilkd 85:357–371
7. Schneider R (1987) Die Totalendoprothese der Hüfte. Huber, Bern Stuttgart Wien

Differenzierte Indikationsstellung zum primären Kniegelenkersatz nach Trauma

C. Lütten und A. Benthien

Die häufig zur Invalidisierung führenden schlechten Spätergebnisse der kniegelenkbeteiligenden Frakturen des älteren Menschen konfrontieren uns regelmäßig mit einem erforderlichen Zweiteingriff. Meist mußte noch innerhalb 1 Jahres nach der primären Rekonstruktion eine zementlose Knietotalendoprothese das durch sekundäre posttraumatische Arthrose zerstörte Kniegelenk ersetzen (Abb. 1).

Unter bestimmten Voraussetzungen erscheint daher ein primär endoprothetisches Verfahren bei kniegelenkbeteiligenden Frakturen angezeigt. Insbesondere die verkürzte Rehabilitationszeit und die Endgültigkeit der Versorgung in Verbindung mit den guten Langzeitergebnissen bei dem gewählten zementlosen Endoprothesenverfahren sprechen für ein solches Vorgehen bei älteren Patienten.

So wie seit über 10 Jahren die primäre Hüftendoprothese bei der medialen Schenkelhalsfraktur des älteren Menschen sich aufgrund bekannter Vorteile überall als Therapie der Wahl durchgesetzt hat, sehen wir in gleicher Weise eine gute Indikation für ein solches Vorgehen am Kniegelenk, welches unter Abwägung der vorgestellten Indikationen und Kontraindikationen in Betracht gezogen werden sollte.

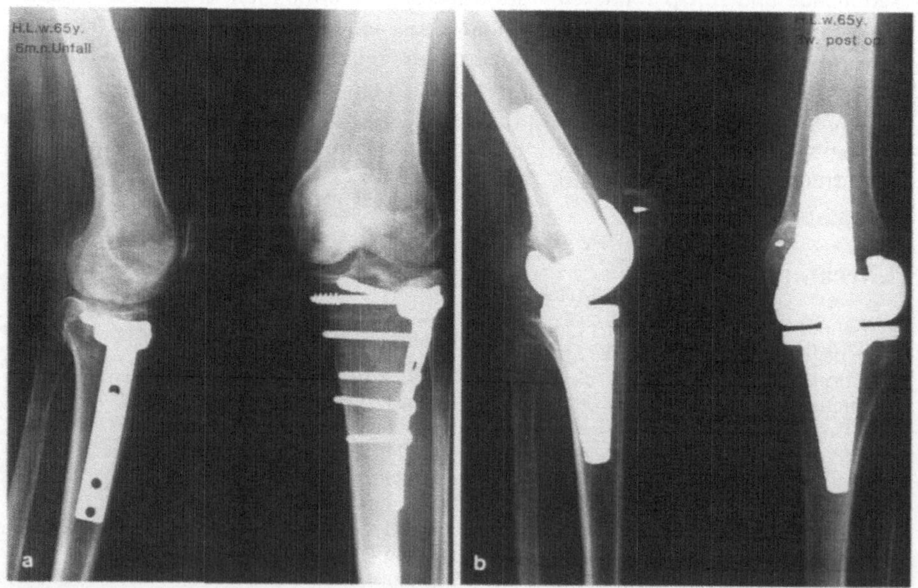

Abb. 1 a, b. Typischer Fall einer posttraumatischen Arthrose mit sekundärendoprothetischem Ersatz

Die AO-Sammelstatistik von Muggler et al. [9] aus dem Jahre 1975 sieht Altersgipfel der Tibiakopffraktur getrennt nach Sport- und Verkehrsunfällen einerseits, und Haushalts- und Arbeitsunfällen andererseits. Bei den Haushalts- und Arbeitsunfällen liegt der Altersgipfel jenseits des 60. Lebensjahres. Dieses deckt sich zudem weitgehend mit den Berliner Ergebnissen von Jäger et al. [5].

Häufig kommt es jedoch wie auch bei unseren Patienten nach einer osteosynthetischen Versorgung von Tibiakopffrakturen zu einem relativ guten postoperativen Frühergebnis mit einer dann eintretenden Verschlechterung bei zunehmender Belastung schon in den ersten 12 Monaten. Dieses führt zu einem Funktionsverlust und zu einer Gehbehinderung, die z. T. mit einer Invalidisierung einhergeht.

Die eingetretene posttraumatische Arthrose führt dann zum Sekundäreingriff im Sinne eines Kniegelenkersatzes, der durch die vorgeschaltete osteosynthetische Versorgung ein deutlich erhöhtes Infektionsrisiko bedeutet.

Die eigentlichen Schwierigkeiten mit der Versorgung von kniegelenknahen Frakturen im hohen Lebensalter beginnen bekanntermaßen postoperativ in der frühen Phase der Rehabilitation. Die Osteosynthesen, soweit übungsstabil hergestellt, sind selten belastungsstabil und verlangen in der Regel eine lange postoperative Entlastungszeit. Diese wird von allen Autoren übereinstimmend mit einem Zeitraum von 12–16 Wochen angegeben.

Während dieser langen Zeit ist der Mobilisationsgrad gering, und insbesondere ältere Patienten haben trotz Gehhilfen einen entsprechend eingeschränkten Aktionsradius. Dieses führt häufig zu Immobilisationsproblemen, da Patienten nicht immer mit Gehhilfen mobilisiert werden können.

Des weiteren führt die dann mißlungene Primärversorgung zu erhöhtem rekonstruktivem Aufwand beim Zweiteingriff.

Wir haben für uns somit folgende Indikationen für den primären endoprothetischen Ersatz bei kniegelenkbeteiligten Frakturen vorgeschlagen:

- Alter über 65 Jahre und Gelenkbeteiligung mit deutlicher Depression,
- Gelenkflächenimpression,
- bikondyläre Trümmerfraktur,
- bestehende Gonarthrose.

Jedoch ebenso sollten folgende Kontraindikationen beachtet werden:

- Alter unter 65 Jahren,
- nichtdislozierte Fraktur,
- Randabriß- oder Spaltfrakturen ohne Depression,
- Infekt
- offene Frakturen.

Als Implantat wird eine rotationsbewegliche, aber verkoppelte Endoprothese verwendet, die über ein Modularsystem in unterschiedlich kombinierbaren Größen der tibialen wie auch femoralen Verankerung vorliegt. Die Corallo-Forte-Oberfläche erlaubt durch die Offenzelligkeit eine perfekte Osteointegration und somit stabile Verankerung (Abb. 2–4).

Die Möglichkeit des primär stabilen Sitzes ermöglicht eine sofortige Mobilisation ab dem 1. postoperativen Tag mit eine Sohlenkontaktbelastung für zunächst 10

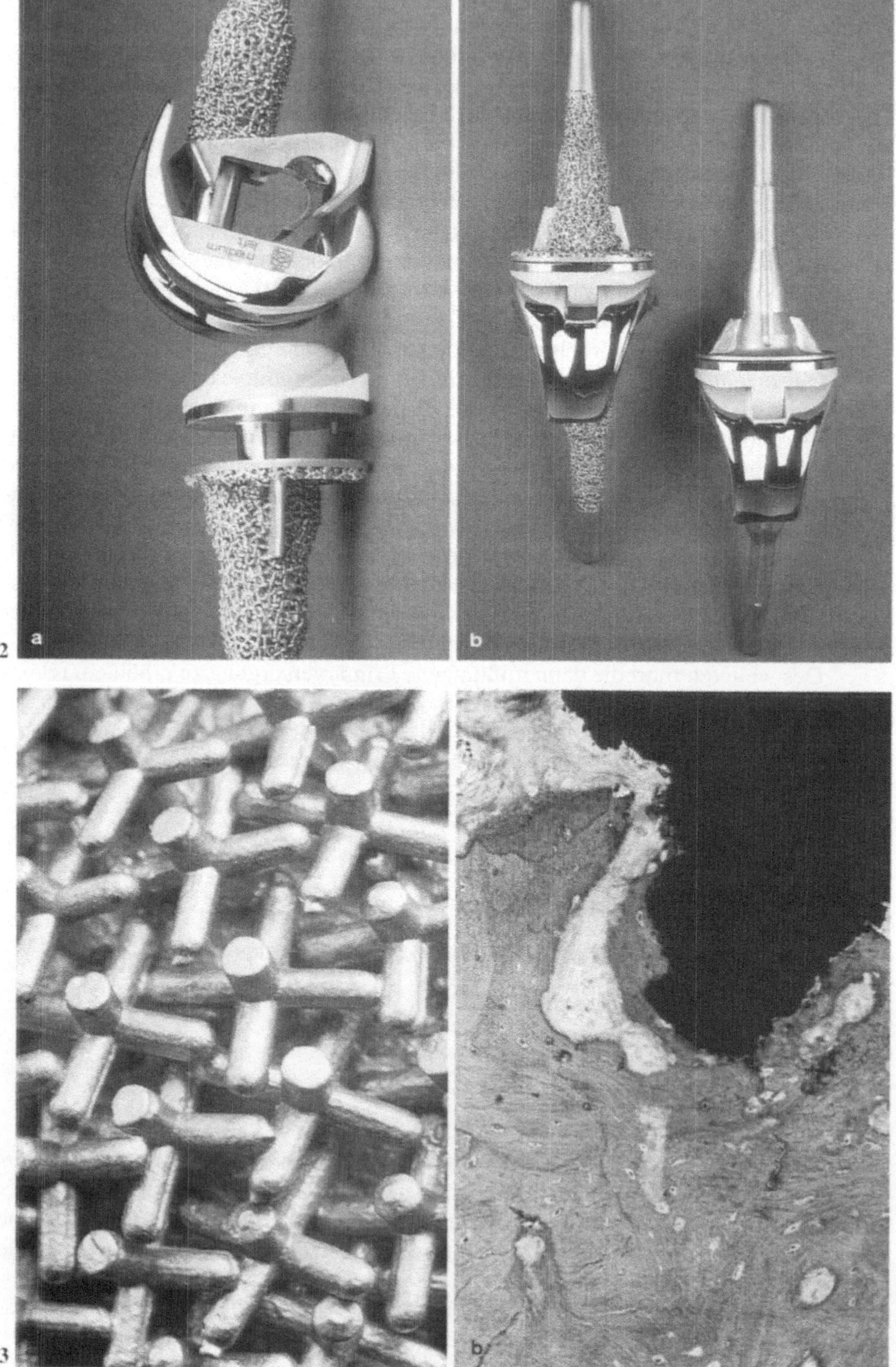
2
a
b
3
b

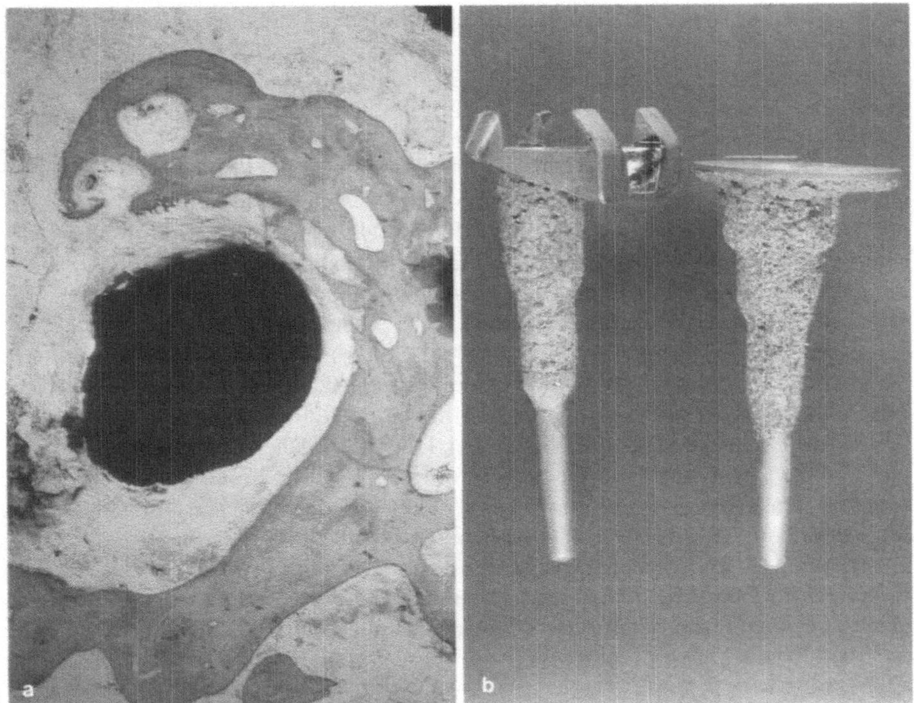

Abb. 2a,b. Kegelendoprothese im Modullarsystem in zementloser und zementierter Version

Abb. 3a,b. Corallo-Forte-Oberflächenstruktur mit humanhistologischem Präparat und Zeichen des knöchernen Anbaus an das Implantat

Abb. 4a,b. Es zeigt sich eine knöcherne Spange um ein offenzelliges Metallstück und ein makroskopisches Präparat einer Explantation post mortem einer stabilen, eingewachsenen Kegelendoprothese

Tage. Dann Belastungssteigerung in 10-kg-Schritten zweitäglich ohne Bewegungslimitierung.

Bei aufgetretenen Knochendefekten erfolgt die Defektauffüllung mit autologer Spongiosa in Kombination mit einem antibiotikumbeladenen Kollagenschwamm (Sulmycin-Implant®) und bei Bedarf Fibrinkleber (Abb. 5 und 6).

Dieses wahlweise aus autologer oder homologer Spongiosa hergestellt, blutplastiformbare Gemisch, welches durch eine Knochenmühle zu Brei gemahlen wird, stellt eine ideale Substanz zur vitalen Defektüberbrückung mit rascher knöcherner Integration dar. Im Falle einer nicht primär stabilen zementlosen Verankerung wäre in gleicher Bauart auch eine Zementversion implantierbar. Bei uns erfolgt in jedem Falle auch der Ersatz der retropatellaren Gelenkfläche.

Friedebold [3] deutete 1975 bereits eine alloplastische Möglichkeit zur Primärversorgung der gelenkbeteiligten Frakturen an; die Kniegelenkendoprothetik verfügte damals jedoch noch nicht über hierfür geeignete Implantate.

Hierholzer [4] hält im selben Jahr bei Trümmerbrüchen des Schienbeinkopfes die Osteosynthese nur dann für gerechtfertigt, wenn es gelingt, die Gelenkfläche wiederherzustellen. Als Alternative wird offenbar aus den gleichen Gründen wie bei Friedebold die Arthrodese des Gelenkes als Früheingriff vorgeschlagen.

Bei den ersten vorliegenden Ergebnissen der Primärimplantation und den hervorragenden Dauerergebnissen unserer Implantate bei degenerativen Veränderungen der Kniegelenke scheint das Problem des alloplastischen Kniegelenkersatzes nunmehr besser gelöst zu sein. Eine Arthrodese kommt insofern nur als Ultima ratio in Betracht.

Die Abb. 7 und 8 zeigen eine typische Fallbeschreibung eines 67jährigen Patienten, der eine gelenkbeteiligende Tibiakopffraktur erlitten hat, die nach osteosynthetischer Versorgung 20 Monate postoperativ zur Invalidisierung durch posttraumatische Arthrose führte. Der knieendoprothetische Ersatz mit autologem Knochenaufbau führte zum schmerzfreien, belastungsstabilen Gangbild.

Die Abb. 9 zeigt die für uns typische Situation der Notwendigkeit der primär endoprothetischen Versorgung einer Depressionsfraktur des lateralen Tibiakopfes mit autologem Knochenaufbau des Defektes. Auch hier wurde der von uns propagierte, in diesem Falle autologe, Spongiosa-Sulmycin®-Fibrinkleber-Verbund verwandt.

Anknüpfend an die guten Resultate der problematischen Versorgung der Grenzzonenfrakturen nach Knie- oder Hüftgelenkendoprothetik zeigt die Abb. 10 a, wobei einer knieendoprothetisch versorgten Patientin bei einer Grenzzonenfraktur im Bereich des proximalen Femurstiels eine Auffädelungsendoprothese implantiert wurde. Hier kommt es zu einer primär stabilen Befestigung der Spezialendoprothese im Femurschaft.

Bei der Patientin mit der Tibiakopffraktur ohne Gelenkbeteiligung bei jedoch bestehender Gelenkarthrose wurde ebenfalls eine Auffädelungsendoprothese implantiert, und die postoperativen Resultate in Abb. 11 zeigen ein beschwerdefreies Gangbild mit zunehmender knöcherner Solidierung der Frakturzone.

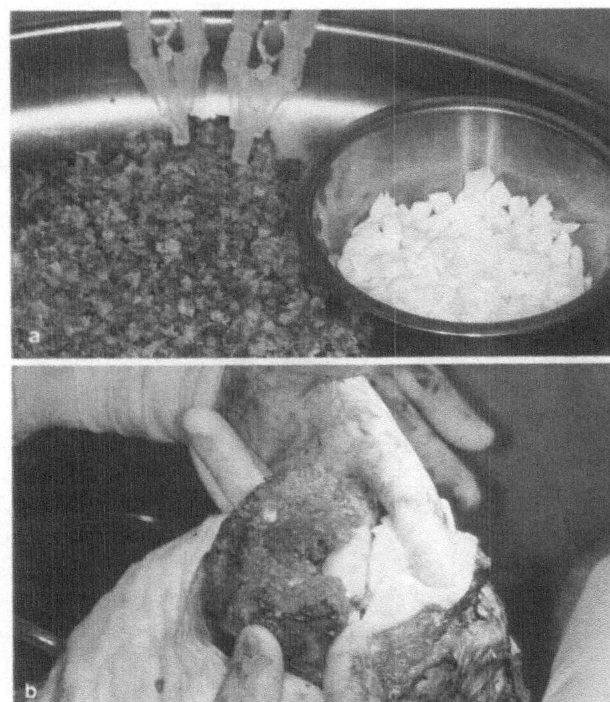

Abb. 5 a, b. Die Herstellung des Spongiosa-Sulmycin-Fibrinkleber-Verbundes zur autologen oder homologen Knochentransplantation

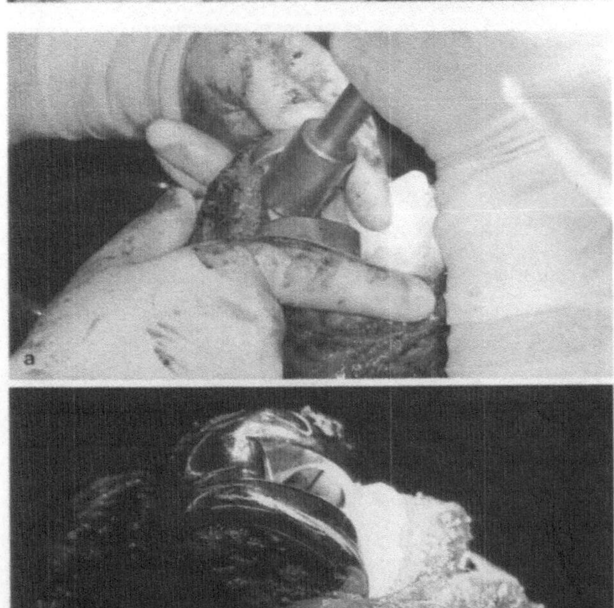

Abb. 6 a, b. Rekonstruktion von Knochendefekten mit paßgerechter Situation des Endoprothesenimplantates

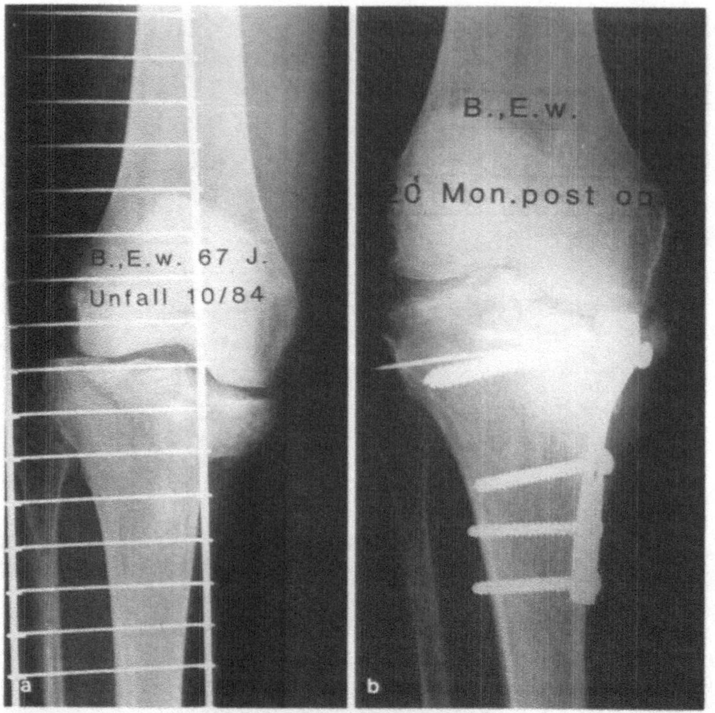

Abb. 7a,b. Tibiakopffraktur mit Gelenkbeteiligung, postoperative Versorgung und eingetretene posttraumatische Arthrose 20 Monate postoperativ

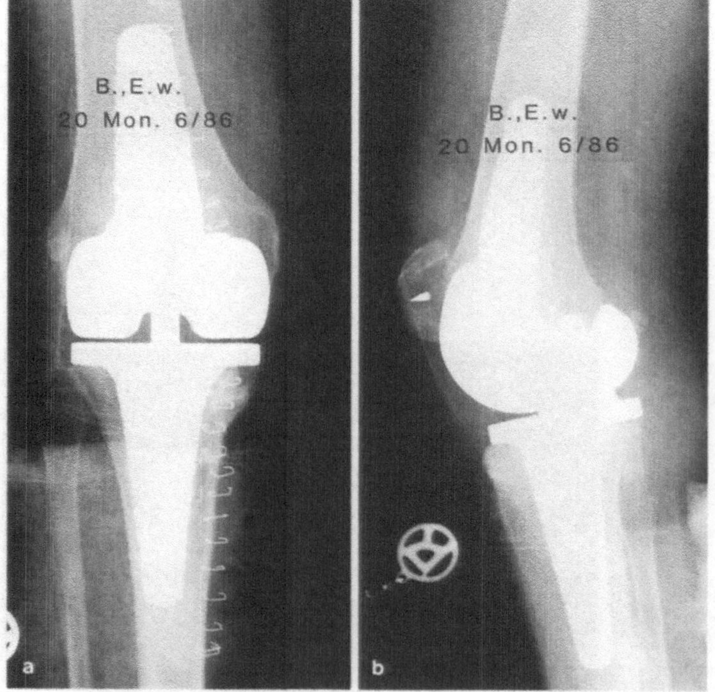

Abb. 8a,b. Postoperatives Resultat 20 Monate nach einer endoprothetischen Versorgung mit autologem Knochenaufbau im Tibiakopfbereich

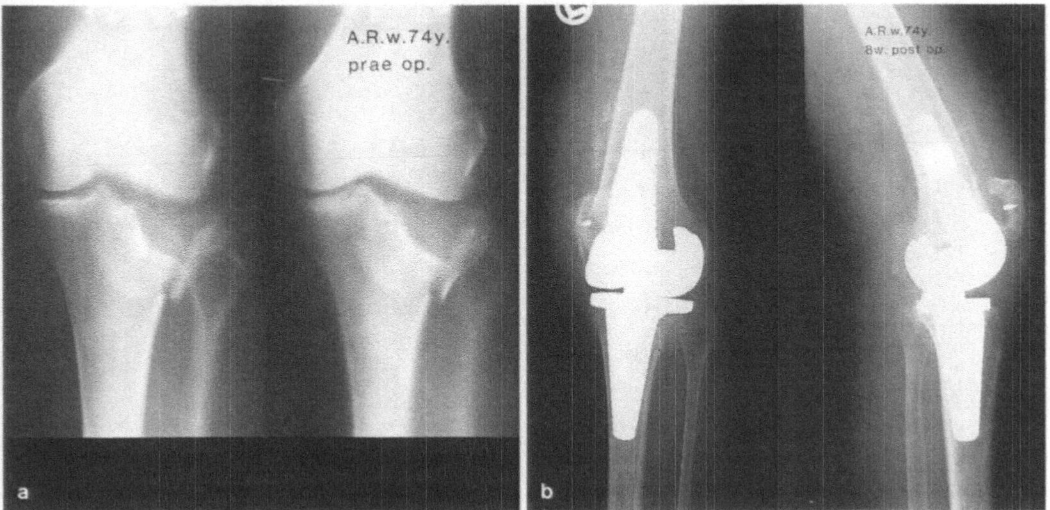

Abb. 9 a, b. Laterale Tibiakopfimpressionsfraktur mit Defektbildung und primär-endoprothetischem Ersatz

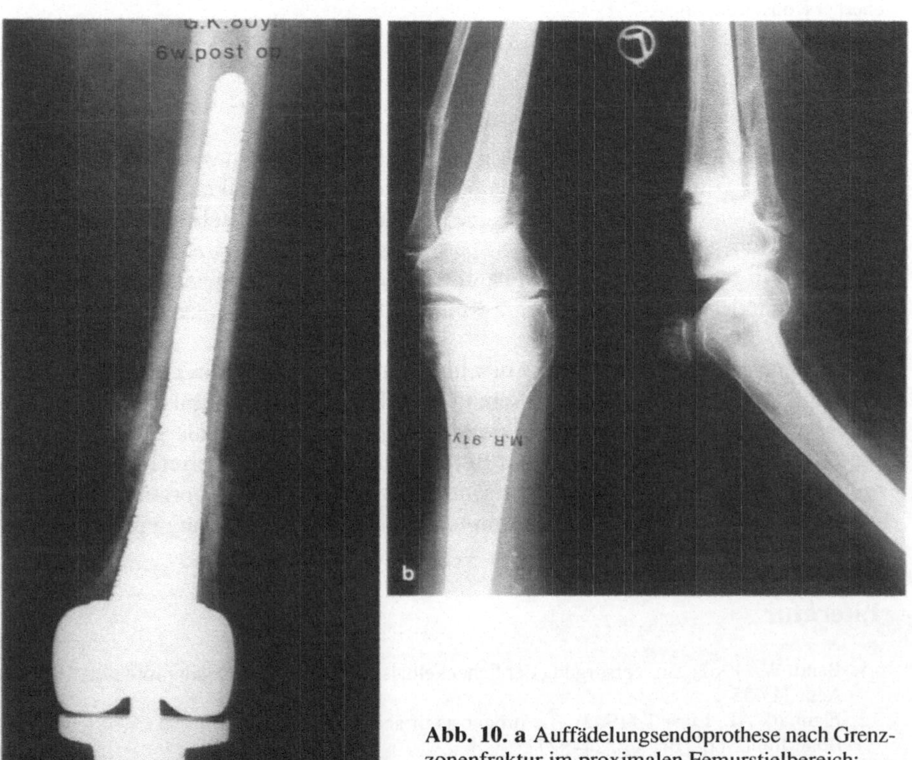

Abb. 10. a Auffädelungsendoprothese nach Grenzzonenfraktur im proximalen Femurstielbereich; **b** Gonarthrose mit Tibiakopffraktur ohne Gelenkbeteiligung

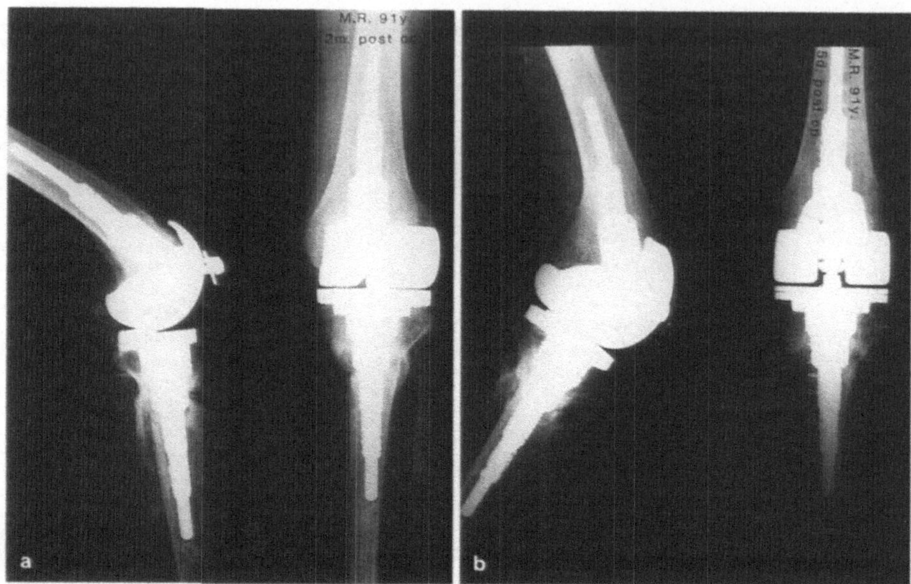

Abb. 11a,b. Postoperative Versorgung einer Auffädelungsendoprothese mit zunehmender knöcherner Konsolidierung

Zusammenfassung

Flatmark u. Lone [2] wiesen 1962 auf die hohe Rate posttraumatischer Arthrosen auf der Basis von Hüftkopfnekrosen bei der medialen Schenkelhalsfraktur hin. Als Konsequenz schlug Bandi [1] 1967 das primär-endoprothetische Verfahren bei der medialen Schenkelhalsfraktur vor. Spätestens seit den Arbeiten von Scharf et al. [10] und Kirgis u. Möseneder [6] ist diese Operationsmethode aufgrund bekannter Nachteile anderer rekonstruktiver Verfahren bei älteren Patienten die Therapie der Wahl.

Unter Wahrung bestimmter Ausschlußkriterien sehen wir in gleicher Weise für die kniegelenknahe Fraktur des älteren Menschen die primärstabile Versorgung mit einer verkoppelten, zementfrei fixierten Kegelendoprothese als gute Alternative zum Rekonstruktionseingriff. Unter Berücksichtigung der kürzeren Rehabilitationszeit und der definitiven Versorgung mit ausgezeichneten Spätergebnissen ist der primären Endoprothese unter bestimmten Umständen der Vorrang einzuräumen.

Literatur

1. Bandi W. (1967) Zur Versorgung der Schenkelhalsfrakturen mit Hüftendoprothesen. Helv Chir Acta 34:455
2. Flatmark AL, Lone T (1962) The prognosis of abduction fracture of the neck of the femur. J Bone Joint Surg [Br] 44:324–327
3. Friedebold G (1975) Die Arthroplastik nach Schienbeinkopfbrüchen. Hefte Unfallheilkd 126:275–281

4. Hierholzer G (1975) Arthrodese nach Schienbeinkopfbrüchen. Hefte Unfallheilkd 126:283–289
5. Jäger M, Gasteiger W, Weseloh G (1970) Die Tibiakopffraktur des alten Menschen. Monatsschr Unfallheilkd 73:228–236
6. Kirgis A, Möseneder H (1983) Operative Behandlung medialer Schenkelhalsbrüche. Unfallheilkd 86:429–434
7. Klems H, Talke M (1975) Kompressionsarthrodese nach Schienbeinkopfbrüchen. Hefte Unfallheilkd 126:292–295
8. Muggler E (1975) Spätergebnisse nach 225 operativ versorgten Tibiakopffrakturen. Hefte Unfallheilkd 126:313–315
9. Muggler E, Heil K, Laak E et al. (1975) Spätergebnisse von 160 operativ versorgten Tibiakopffrakturen. Hefte Unfallheilkd 120:123–131
10. Scharf W, Hertz H, Zöch G (1981) Die Behandlung des Schenkelhalsbruches mittels Hüftkopfprothese. Unfallheilkd 84:153–157
11. Schulitz KP, Dustmann HO (1975) Spätschäden nach Tibiakopffrakturen. Hefte Unfallheilkd 120:318–321

Differenzierte Indikation zum primären Hüftgelenkersatz

F. Henning

Die Resektion eines natürlichen Hüftgelenkes muß mit der Implantation eines technisch unzureichenden und letztlich unphysiologischen künstlichen Hüftgelenkes therapeutisch beantwortet werden. Die oft katastrophalen Zerstörungen im Hüft- und Oberschenkelschaftbereich nach Lockerung langjährig getragener künstlicher Hüftimplantate weist uns immer wieder auf die Unzulänglichkeit dieses Implantates hin und zwingt uns – v. a. im Bereich traumatischer Verletzung – zur zurückhaltenden Indikationsstellung. Lediglich schwere degenerative Schäden am Hüftgelenk erleichtern die Entscheidung zum primären Hüftgelenkersatz nach Trauma, da hier der Schenkelhalsbruch lediglich den definitiven Zeitpunkt im Therapieschema einer arthrotischen Hüfte gesetzt hat.

Der kopferhaltenden Therapie ist für alle Altersgruppen die Pauwels-I-Fraktur zugänglich. Bei allenfalls 2–3 Tagen Bettruhe und wenigen Tagen stationärer Behandlung eignet sie sich besonders für die zahlenmäßig dominante Gruppe der hochbetagten Patienten, bei denen der alloarthroplastische Hüftgelenkersatz bei einer hohen Frequenz von Begleiterkrankungen mit einer beträchtlichen Komplikationsrate behaftet ist. In 65 % der Fälle wird durch dieses Therapieverfahren ein altersgemäßes freies Gangbild erzielt. Bei 18 % sekundären Dislokationen und 16 % Kopfnekrosen ist der Wechsel zum operativen Verfahren nicht durch eine verschlechterte Ausgangssituation bei vorausgegangenen konservativen Therapieverfahren belastet.

Bei allen Frakturen des Schenkelhalses mit steiler Bruchlinie (Pauwels II und III) oder starker Dislokation (Garden III und IV) muß das Therapieverfahren altersdifferenziert durchgeführt werden.

Patienten, die kalendarisch oder biologisch 60 Jahre und jünger sind, werden in jedem Fall einem kopferhaltenden Therapieverfahren zugeführt. In aller Regel leistet die interfragmentäre Verschraubung hier die besten Dienste, je nach Situation können aber auch andere Osteosyntheseverfahren zum Einsatz kommen. Die kopferhaltende Therapie der Schenkelhalsfraktur ist mit einer hohen Komplikationsrate behaftet, wobei die Ausbildung einer Pseudarthrose (15–25 %) nicht zur Aufgabe des kopferhaltenden Therapieverfahrens zwingt. Ganz im Gegenteil müssen korrigierende valgisierende Eingriffe (mit entsprechender Osteosynthese) zur Therapie der Pseudarthrose eingesetzt werden. Für dieses umfangreiche Therapiekonzept, das mitunter zu einem Dritteingriff zur Wiederherstellung der Beintrageachse zwingt, müssen wir unseren Patienten gewinnen. Dies setzt voraus, daß wir von der funktionellen Hochwertigkeit des natürlichen Hüftgelenkes selber überzeugt sind. Die Kopfnekrose – zu 2/3 total, zu 1/3 partiell – muß in aller Regel mit einem alloarthroplastischen Hüftgelenkersatz beantwortet werden. Bei traumatisch vorgeschädigter Kopfzirkulation halten wir Drehosteotomien bei der Teilnekrose für nicht geeignet. Die mikrovaskuläre Revitalisierung des Kopfes steht klinisch noch im Experimentierstadium.

Kann also die Entscheidung für ein kopferhaltendes Therapieverfahren bei „jungen“ und vitalen Patienten und für den alloarthroplastischen Hüftgelenkersatz bei greisen Patienten sicher gefällt werden, so stellt die Patientengruppe in der Altersspanne von 50–70 Jahren ein Problem dar, das im Sinne der multifaktoriellen Nutzen- und Risikoabwägung gelöst werden muß. Als Orientierungsmaßstab dient uns das Alter des Patienten – ein Faktor, der für die Kopfnekrosen und damit für das Scheitern kopferhaltender Maßnahmen entscheidend ist. Konnten wir bei einem großen eigenen Patientengut in Übereinstimmung mit den Literaturangaben bei 40jährigen Patienten nach Schenkelhalsfraktur eine Kopfnekroserate von ca. 5 % ermitteln, so lag dieser Wert bei 60jährigen Patienten bereits 4 mal so hoch und bei 70jährigen mit 40 % 8 mal so hoch. Ausgehend vom Lebensalter müssen weitere negative, d. h. nekrosebegünstigende, Faktoren – steile Bruchlinie, starke Dislokatioii, später eitpunkt, schwere Systemerkrankung – gewichtet werden, um die richtige Entscheidung zu treffen. Nicht unberücksichtigt bleiben darf hierbei die Langzeitprognose geheilter Schenkelhalsbrüche. Neben den Frühkomplikationen Pseudarthrose und Kopfnekrose stellt der Schenkelhalsbruch während der Frakturheilung eine für den Knorpel ungünstige trophische Situation dar, die sich in den Folgejahren durch eine deutlich erhöhte Koxarthroserate bemerkbar macht. Nach ca. 10 Jahren müssen wir mit einer gut 30 %igen nicht durch die Altersdegeneration bedingten Koxarthroserate rechnen.

Entschließen wir uns beim vitalen 70jährigen Patienten zur kopferhaltenden Therapie bei sonst günstiger Ausgangssituation, so werden wir bei jedem 3. dieser Patienten im 80. Lebensjahr mit der Notwendigkeit einer Hüftgelenkimplantation konfrontiert sein bei nun deutlich altersbedingt erhöhtem Operationsrisiko. Ganz anders wird unsere Entscheidung beim vitalen 61jährigen ausfallen. Die auch hier in etwa 30 % der Fälle nur 10jährige Funktionstüchtigkeit des konservativ ausgeheilten Hüftgelenkes stellt für ihn als 70jährigen Patienten keine wesentliche Erhöhung des Operationsrisikos, jedoch eine um 10 Jahre verminderte Tragezeit für das künstliche Hüftgelenk dar und damit eine deutliche Reduzierung der Langzeittragekomplikation wie Lockerung und Skelettdestruktion.

Bei der Auswahl des alloarthroplastischen Totalersatzes (Kopf und Pfanne) und des Teilersatzes – (hier nur noch als bizentrische Duokopfprothese) haben wir in einzelnen Fällen in den letzten Jahren unsere Indikation erweitert. Stellt der totale alloarthroplastische Hüftgelenkersatz, je nach Alter, zementfrei oder zementiert, das Standardimplantat zur Therapie des Schenkelhalsbruches dar, so bewährte sich zunehmend in den letzten Jahren der bizentrische Duokopfersatz bei alten Menschen ohne schwere koxarthrotische Pfannenschädigung. Das Operationstrauma ist deutlich geringer als der Totalersatz,die Remobilisation unkomplizierter und das funktionelle Ergebnis der Totalprothese häufig überlegen. Luxationen konnten wir bei einem kontrollierten Patientengut von 480 Patienten in keinem Fall beobachten.

Bei diesem guten Ergebnis haben wir uns bei bisher nur 3 jungen Patienten, bei denen es traumatisch zu einer nicht rekonstruktionsfähigen Zertrümmerung des Femurkopfes gekommen war, zum alleinigen Kopfersatz durch eine bizentrische Duokopfprothese mit zementfrei verankertem Schaft entschlossen. Über einen Beobachtungszeitraum von 2 Jahren zeigten alle 3 jungen Männer Schmerzfreiheit und selbst unter extremer sportlicher Belastung (Fußball) eine komplikationsfreie Funktion des Gelenkes ohne bisher beobachtete Protrusion. Die geringe Zahl zeigt unsere Zurückhaltung bei der Indikationsstellung. Diese Fälle, die z. Z. große Hoffnungen wecken, müssen bezüglich ihrer Langzeitprognose engmaschig kontrolliert werden, damit im Falle der Protrusion, begünstigt durch das Steckkopfverfahren, rechtzeitig die Pfanne „nachimplantiert" werden kann.

Sollte dieses Verfahren, wenn nicht zeitlebens, so doch über einen ausreichend langen Zeitraum vom Patienten bei guter Funktion toleriert werden, so sehen wir hierin einen Gewinn, da wir die statistisch mit höheren Komplikations- und Lockerungsraten behaftete Hüftpfannenimplantation bei jungen Menschen für Jahre, vielleicht Jahrzehnte hinauszögern konnten.

Differenzierte Indikationsstellung zum primären Schultergelenkersatz nach Trauma

Th. Pfeifer

Mehrfragmentfrakturen und Luxationsfrakturen des Humeruskopfes gehen mit einer hohen Rate an Kopfnekrosen einher. In der Literatur werden bis zu 50 % aseptische Nekrosen nach operativer Versorgung beschrieben. Eine Vielzahl von operativen Verfahren konkurriert miteinander. Die Ergebnisse sind oft nicht zufriedenstellend. Der limitierende Faktor jeglicher Osteosynthese am Oberarmkopf ist die Durchblutungsstörung mit nachfolgender Bewegungseinschränkung des Schultergelenkes.

Gerber [2] zeigte sehr eindrucksvoll in anatomischen Präparaten, wie die Durchblutung vom Frakturverlauf abhängt. Klinisch und radiologisch finden sich die bekannten Zustände nach Osteosynthese, wie Schrumpfung der Gelenkkapsel, Verlötung der Gleitstrukturen, Schädigung der Rotatoren, avaskuläre Nekrosen, verbliebene Subluxationen, Pseudarthrosen und evtl. Infektionen.

Diese Problematik und die bisherigen Ergebnisse ließen uns zu einer aufgeschlosseneren Haltung gegenüber Schulterprothesen kommen. In den letzten Jahren haben wir dabei auch „Lehrgeld" bezahlt und möchten in unserem Beitrag die Probleme der Indikationsstellung an Hand der Ergebnisse darstellen. Die Frage ist, ob es sich um ein Routineverfahren oder um eine sog. Notbremse handelt.

Bis 12/91 versorgten wir 12 Patienten endoprothetisch, von denen 9 nachuntersucht werden konnten. 5 Patienten wurde darüber hinaus in den letzten 12 Monaten operiert und gingen nicht in die Nachuntersuchung ein.

Im Untersuchungszeitraum war die Indikation in 7 Fällen eine Mehrfragmentfraktur der Humeruskopfes. Hierbei handelte es sich stets um Neer-IV-Frakturen, also Mehrfragmentfrakturen des Oberarmkopfes mit überwiegender Luxation der Fragmente. Die beiden anderen Fällen waren Patienten mit in Fehlstellung verheilten Oberarmfrakturen. So erfolgte z. B. in einem Fall die prothetische Versorgung bei einem 46jährigen Gleisbauer aufgrund einer Schultersteife nach einer in Fehlstellung verheilten 4-Fragmentfraktur. Bis auf 2 Patienten handelte es sich um einen häuslichen oder Freizeitunfall; ein Sturz auf den ausgestreckten Arm stellte den überwiegenden Unfallmechanismus dar.

Das Durchschnittsalter lag bei 69 Jahren (von 46–84 Jahre), überwiegend operierten wir jedoch den älteren Patienten.

10 der 12 Patienten operierten wir primär, d. h. innerhalb der ersten 48 h.

Neben der Entscheidung zur Endoprothese bestimmt der jeweilige Destruktionszustand des Schultergelenkes die Auswahl des Prothesentyps. Es konkurrieren kraft- und formschlüssige Modelle. Wir verwendeten stets die Neer-Prothese. Diese erlaubt, die meisten der unter der Operation anstehenden Probleme zu kompensieren. So kann durch den relativ kleinen Kopf meist ein guter Verschluß der Gelenkkapsel erreicht werden, die Finnen bieten eine problemlose Refixation der Rotatoren. Verschiedene Schaftdurchmesser lassen mit einem Minimum an Zement auskommen.

Unsere Patienten bewerteten wir bei der Nachkontrolle nach dem bekannten Score nach Neer [3] und nach Constant [1]. Der Neer-Score ist einer der geläufigsten, wurde aber für Humeruskopffrakturen entwickelt. So kann bei der prothetischen Versorgung die anatomische Korrektur nicht bewertet werden. Praktikabler erschien uns für die Klinik der Score nach Constant, mißt er doch das erreichte Ergebnis an der gesunden Gegenseite. Gewertet wurden Schmerzfreiheit, Kraft, Beweglichkeit und Stabilität.

Global hatten wir in der Bewertung nach dem Neer-Score schlechtere Werte als z. B. Willems u. Lim [4] in einer vergleichbaren Gruppe. Während er in 70 % zufriedenstellende Ergebnisse erzielte, lag unser erreichtes Ergebnis deutlich darunter. Nut etwa 30 % unserer Patienten hatten nach dem Neer-Score ein zufriedenstellendes Ergebnis.

Subjektiv schätzten die einzelnen Patienten für sich das Ergebnis besser ein. Wichtig für sie war, den verletzten Arm wieder einsetzen zu können. So äußerten die Patienten sich ganz individuell, dies zeigt aber auch die Problematik eines zahlenangebenden Scores auf.

Der Score nach Constant stellt u. E. das erreichte Ergebnis übersichtlicher dar. Hier zeigt sich, daß in 3/4 der Fälle ein zufriedenstellendes Ergebnis erzielt worden ist, gemessen an der Gegenseite.

So ist also bei der Indikationsstellung die individuelle Toleranz des Patienten einem künstlichen Schultergelenk gegenüber zu berücksichtigen. Der Patient muß daher dahingehend aufgeklärt werden, daß eine vollständige Rekonstruktion des Schultergelenkes nicht möglich ist, daß aber ein zufriedenstellendes Ergebnis erwartet werden kann.

Als Hauptursache für die niedrigen Neer-Scores fand sich die postoperative Einschränkung der Beweglichkeit in unserem Krankengut. Bei 7 der 9 nachuntersuchten Fälle fand sich eine deutliche Bewegungseinschränkung, und zwar v. a. bei der Abduktion und Außenrotation.

Als Ursache dafür kommt neben technischen Problemen hauptsächlich das relativ hohe Alter der Patienten in Betracht. Gerade Schultereingriffe verlangen eine lange, intensive Nachbetreuung, die nicht immer gewährleistet ist und vom Patienten eine erhebliche Kooperation erfordert.

So kommt der Frage nach dem Alter des zu operierenden Patienten, ab wann und bis wann operiert werden sollte, eine erhebliche Bedeutung bei der Indikationsstellung zu. In der Literatur schwankt das Durchschnittsalter der operierten Patienten zwischen 46 und über 80 Jahren. Vorwiegend wurden ältere Patienten operiert, bei jüngeren wird kaum primär eine Indikation zum prothetischen Ersatz gesehen. Gegen einen Eingriff in jüngeren Jahren, d. h. unter 65 Jahren, spricht die Möglichkeit, nach einem Fehlschlagen der Osteosynthese auf eine Prothese umzusteigen. Unter Berücksichtigung der Ergebnisse von Neumann und Muhr, daß Frakturalter und Ergebnis sich direkt proportional verhalten, meinen wir, daß dies heute nicht mehr in jedem Fall gerechtfertigt ist. Die Entscheidung einer sofortigen prothetischen Versorgung nach einem entsprechendem Trauma hat entscheidenden Einfluß auf das Operationsergebnis.

So meinen wir, daß unter den Punkten „erreichte Zufriedenheit" zum einen eine relativ gute Beweglichkeit zu finden sein muß, welche die Erhaltung bedeutsamer Körperfunktionen darstellt, sowie zum anderen die Schmerzfreiheit. Einige kritische Autoren sehen sogar als wichtigstes Kriterium die alleinige Schmerzfreiheit des Patienten.

Die Entscheidung zur Prothese bei unseren Patienten zeigte bei der Frage nach vorhadenen postoperativen Schmerzen, daß 5 Patienten lediglich gelegentlich leichte Schmerzen hätten, 3 völlig beschwerdefrei waren. Jeder 3. Patient gab aber andererseits an, durch die Operation hätten sich seine Lebensgewohnheiten geändert.

In der Praxis heißt dies, daß bei nicht rekonstruierbaren Trümmerfrakturen auch beim unter 65jährigen Patienten primär zur Prothese geraten werden sollte. Ist das Schultergelenk erst eingesteift und eine Muskelatrophie vorhanden, sind alle weiteren Behandlungsmaßnahmen nur wenig erfolgreich.

Beim Patienten im höheren Lebensalter und starker Osteoporose ist die Indikation schon durchaus bei einer Neer-III-Fraktur gegeben, wenn eine Osteosynthese keine sofortige Übungsstabilität zuläßt. Eine differenzierte Indikation zum prothetischen Ersatz sollte auch die Erwartungshaltung des Patienten berücksichtigen.

Zusammenfassend kann gesagt werden, daß auf jeden Fall eine Wertung für oder gegen einen primären endoprothetischen Schultergelenkersatz kritisch zu treffen ist. So spricht global für eine Prothese die problematische Reposition bei der osteosynthetischen Versorgung mit schlechter Fixierung der Kopffragmente, die meist ausgeprägte Entkalkung, eine Weichteilschädigung durch das notwendige Repositionstrauma sowie die oft fehlende sofortige Belastbarkeit. Gegen die Schulterendoprothese sprechen technische Probleme der Prothetik wie Rotatorenfixierung, eine mögliche postoperative Einsteifung, das Alter, Probleme der Rehabilitation sowie die evtl. nicht vorhandene Akzeptanz von seiten des Patienten.

Eine primäre Indikation ist für uns beim unter 65jährigen im Falle nicht rekonstruierbarer Humeruskopffrakturen gegeben. Im höheren Lebensalter sollte die Indikation großzügiger gestellt werden unter Berücksichtigung der raschen Übungsstabilität und einer Schmerzfreiheit.

Als Gegenindikation sehen wir vorhandene Infekte, muskuläre oder nervale Defekte sowie die fehlende Mitarbeit des Patienten. Sicherlich ist die Indikation zur primären Schulterprothese nur in ausgewählten Fällen gegeben, bei korrekter Zielstellung und guter technischer Durchführung sind jedoch zufriedenstellende Resultate zu erwarten.

Literatur

1. Constant CR, Murley AHG (1987) A clinical method of functional assesment of the shoulder. Clin Orthop Relat Res 214:160–164
2. Gerber C (1990) Rekonstruktive Chirurgie nach fehlverheilten Frakturen des Humerus bei Erwachsenen. Orthopäde 19:316–323
3. Neer CS (1970) Displaced proximal humeral fractures, part I: Classification and evaluation. J Bone Joint Surg 52:1077–1089
4. Willems WJ, Lim TEA (1980) Neer arthroplasty for humeral fractures. Acta Orthop Scand 56:394–395

Der Stellenwert der intrafemoralen Druckerhöhung für die sog. Fettembolie

Chr. Ulrich

Einleitung

Seit der Erstimplantation einer Hüftgelenk-endoprothese mit Methylmetacrylatknochenzement [7] ist dieser Eingriff begleitet von einer typischen Komplikation, die charakteristischerweise ganz überwiegend im Zusammenhang mit der Schaftimplantation auftritt, und zwar in dem Moment, wenn die Prothese in den weichen Knochenzement eingedrückt wird: Es kommt dann zu Kreislaufdepressionen und Blutdruckabfall bis hin zum irreversiblen Herzstillstand [8,9].

Charnley [2] hat über diese Reaktion in seinem Buch *Acrylic Cement in Orthopedic Surgery* berichtet und ein entsprechendes Diagramm dazu vorgestellt. Weiterhin wies er darauf hin, daß diese Kreislaufproblematik fast ausschließlich im Zusammenhang mit der Schaftimplantation und deutlich geringer, aber gelegentlich auch nachweisbar, im Zusammenhang mit der Implantation der azetabularen Komponente auftritt.

In den letzten 20 Jahren sind neben den Mitteilungen über die intraoperativen Komplikationen zunehmend auch Todesfälle beschrieben worden; zuletzt 1991 [8].

Bei der Deutung dieses Phänomens standen von Anfang an 2 Denkmodelle im Vordergrund:

- Die rein mechanische Erklärung, daß durch das Einpressen eines großen Körpers in die Markhöhle ein hoher Druck intramedullär entsteht wodurch wiederum Knochenmark und Fett in die Blutbahn eingeschwemmt wird. Dies ist unterstützt worden durch Untersuchungen von Zichner [13], der in Lungenschnitten von intraoperativ während einer Totalendoprotheseoperation verstorbenen Patienten Knochensplitter und Fettmark intrapulmonal fand.
- Auf der anderen Seite wurde ein direkter toxischer Einfluß des Knochenzementes angenommen, was auch Charnley selber vermutete [2].

Beide Denkmodelle sind experimentell und klinisch ausgiebig erforscht worden. So fand Breed [1], daß es unabhängig von der Art eines intramedullären Implantates jedesmal bei einer Implantation durch die schiere Raumverdrängung des Implantats intramedullär zu einer Ausschwemmung von Knochenmark in die Blutbahn kommt, die zur gleichen klinischen Reaktion seitens des Versuchstieres führte wie beim Menschen während der totalen Hüftprothesenimplantation. Weiterhin konnte er zeigen, daß der intrafemorale Druck durch ein Implantat bis auf über 5 bar ansteigen kann. Auf der anderen Seite wies Rinecker [10] in einer groß angelegten klinischen Studie mit vielen Parametern auf die multifaktorielle Genese des Geschehens mit Aktivierung der Komplementkaskade durch den Knochenzement hin.

1986 konnte erstmals in vivo mit der 2-D-Echokardiographie die Einschwemmung eines Embolus während der Prothesenimplantation nachgewiesen werden, nachdem von anästhesiologischer Seite routinemäßig Risikopatienten intraoperativ mit diesem Verfahren überwacht wurden [11]. Es traten dabei intraoperativ während der Vorbereitung des Pfannenlagers und des Schaftes regelmäßig Phänomene im rechten Vorhof auf, die im Sinne von Mikroeinschwemmungen von Luft und dergleichen gedeutet wurden, vom Patienten aber ohne weitere klinische Symptomatik toleriert wurden. Im Zusammenhang mit der Schaftimplantation fiel dann auf, daß echokardiographisch große Partikel im rechten Vorhof nachweisbar waren (bis zu 3 x 2 cm), die unmittelbar nach ihrem echokardiographischen Erscheinen zu klinisch faßbaren Emboliezeichen führten, von denen der sensibelste der endexs iratorische Abfall des pCO_2 war.

Daß diese Phänomene mit der Schaftimplantation bzw. der intramedullären Druckerhöhung durch die Schaftimplantation in unmittelbarem Zusammenhang standen konnten Wendal et al. [12] dann in einem Tierexperiment klären: Nach dem Erhöhen des intramedullären Druckes konnten nach Freilegung der V. cava echokardiographisch nachweisbare Embolien sofort nach Abklemmen der V. cava geborgen werden. Histologisch fand sich im Kern des großen Thrombus Knochenmark und Spongiosabröckel, was von einem großen Appositionsthrombus umscheidet war.

Wie effektiv die venöse Femurdrainage ist, konnte in einem weiteren Experiment von Draenert [3] nachgewiesen werden, der zeigen konnte, daß ca. 3 s nach intrafemoraler Applikation einer Flüssigkeit in einen Leichenfemur diese über die Linea aspera wieder austrat.

Zwischenzeitlich wurde in einer noch nicht abgeschlossenen klinischen Studie an 95 Patienten in 3 Kliniken (Endoklinik Hamburg, St. Josef-Krankenhaus Koblenz, St. Petrus-Krankenhaus Bonn) echokardiographisch nachgewiesen, daß es bei der Schaftimplantation mit konventioneller Technik in 72,3 % der Fälle zu einer Embolisation von Knochenmarkbestandteilen kommt, während bei der Pfannen-implantation dieser Prozentsatz nur 29,8 % beträgt. Als zusätzliches Phänomen trat eine Embolisation während der Reposition zum Ende der auf, und zwar bei 70,2 % der Patienten.

Schon 1974 haben Kallos et al. [6] experimentell nachgewiesen, daß der Anstieg des intramedullären Druckes durch ein Entlüftungsbohrloch im Femur distal der zu erwartenden Prothesenspitze sehr einfach und effektiv verhindert werden kann.

Nun ist die Implantation einer Totalendoprothese mit einem distalen Entlüftungsbohrloch ohne Markraumsperrer für den Patienten zwar nachgewiesenermaßen sicherer; da der Knochenzement aber geneigt ist, intraoperativ den Weg des geringsten Widerstandes zu gehen, unterbleibt ein tiefes Eindringen des Knochenzementes in die proximale Knochenspongiosa, wodurch sicher die Verankerung der Prothese reduziert wird [5].

Harris u. McGann [5] haben in dieser Studie darauf hingewiesen, daß nur mit der sog High-pressurizing-Technik eine lange Standzeit der Prothese erzielt werden kann; für diese Technik ist aber die Applikation eines Markraumsperrers unabdingbar.

Material und Methoden

In einer prospektiven Studie (Studie I) wurden 26 Patienten randomisiert 2 Gruppen zugeteilt: Bei 13 Patienten wurde der Femurschaft lediglich während der Zementapplikation über einen von proximal eingebrachten Redonschlauch in konventioneller Weise entlüftet, bei den 13 anderen wurde der Femurschaft hingegen durch ein Bohrloch 2 cm distal der zu erwartenden Prothesenspitze während der Zementeinführung und der Implantation kontinuierlich entlüftet.

Um die Gefährdung der Patienten unter der High-pressurizing-Technik quantifizieren zu können, wurde die gleiche Versuchsanordnung wie zuvor in einer weiteren prospektiven Studie (Studie II) mit 20 Patienten durchgeführt, wobei die eine Hälfte konventionell mit Markraumsperrer implantiert und entlüftet wurde, die andere Hälfte distal des Markraumsperrers, der konfektioniert aus Polyäthylen bestand, entlüftet wurde.

Die echokardiographische Darstellung des rechten Vorhofs und Ventrikels samt der Trikuspidalklappe wurde mit einem auf einem Gastroskop aufsitzenden zweidimensionalen Schallkopf mit 32 Schallelementen durchgeführt. Damit konnte ein 90°-Bildsektor erzeugt werden mit einer real-time-Bildwiedergabe von 2 Bildern/s. Als meßbarer Embolisationsparameter wurde der Abfall des endexspiratorischen pCO_2 gewählt, da dieser als pathognomonisch für eine Luftembolie bezeichnet werden kann. Zur Testung der Signifikanz benutzten wir den paarigen Wilcoxon-Test. Die Signifikanz der Häufigkeit von sonographisch nachweisbaren Kontrastanfärbungen (Luft) und Embolie bei beiden Patientengruppen konnte mit dem 4-Felder-Tafel-Test nach R. R. Fischer nachgewiesen werden.

Ergebnisse

In Studie I zeigten 12 von 13 Patienten der ohne Bohrloch operierten Gruppe während der Implantation intrakardiale Luftbläschen. In der Gruppe mit Bohrloch ist die Luft dagegen nur bei 4 Patienten nachweisbar ($p < 0{,}01$). Emboli sind bei der konventionell operierten Gruppe bei 8 % nachweisbar, in der Patientengruppe mit Bohrloch dagegen nur bei 2 Patienten ($p < 0{,}05$). Bei diesen beiden Patienten war das Bohrloch physikalisch unwirksam geworden, da seinerzeit noch ohne eine Markraumsperre implantiert wurde und der intramedullär eingebrachte Knochenzement das Bohrloch verschloß und damit physikalisch unwirksam machte.

Aufgrund der Embolisation fällt der endexspiratorische pCO_2 in der Kontrollgruppe von 35mmHg auf 33 mmhg im Median ab ($p < 0{,}01$). In der Gruppe mit Entlüftungsbohrloch bleibt er dagegen mit 25 mmHg vor und nach Implantation unverändert.

In Studie II fanden sich tendentiell die gleichen Ergebnisse: Bei allen konventionell operierten Patienten fanden wir intraoperativ intrasardiale Luftbläschen, während dieses Phänomen bei der Gruppe mit der Bohrlochentlastung nur in 4 Fällen nachweisbar war ($P < 0{,}01$).

Emboli zeigte die konventionell operierte Gruppe hierbei 8mal, während in der Bohrlochgruppe dieses Phänomen nur einmal nachweisbar war ($p = 0{,}05$); während der endexspiratorische pCO_2 bei der konventionell operierten Gruppe von 35 im

Median auf 33 fiel (p = 0,001), blieb er bei der Bohrlochgruppe mit 34 mmhg konstant.

Schlußfolgerungen

Eine sichere Verankerung einer zementierten Prothese kann nach gegenwärtigem Kenntnisstand nur erzielt werden, wenn der Knochenzement tief in die Femurspongiosa proximal eindringt und sie dadurch versteift, wobei die Spongiosa aber histologisch nachweisbar vital bleibt [4]. Um diese Technik durchführen zu können, muß ein Markraumsperrer appliziert werden, der eine standardisierte Durchlässigkeit für Blut, Luft und Knochenmarkbestandteile haben muß, die während der Zementapplikation von oben nach unten weitergedrückt werden.

Der Vorteil des tiefen Eindringens von Knochenzement in die Femurspongiosa wird aber erkauft mit einem hohen intrafemoralen Druck, der seinerseits, wie in den Experimenten gezeigt, die Patienten gefährden kann.

Die Lösung dieses Problems könnte darin bestehen, daß man statt des intrafemoralen Überdrucks einen Unterdruck schafft, wie es z. B. in der Vakuumapplikationsmethode von Draenert [3] initiiert wurde. Dadurch wird einserseits dem Knochenzement die Möglichkeit gegeben, tief in die Spongiosa einzudringen, vorausgesetzt, man öffnet die Spongiosa nach standardisierten Schemata, andererseits hat man gleichzeitig die Möglichkeit, das manifeste Patientenrisiko signifikant zu reduzieren.

Literatur

1. Breed Al (1974) Experimental production of vascular hypotension and bone marrow and fat embolism with methylmethacrylate cement. Traumatic hypertension of bone. Clin Orthop 102:227–244
2. Charnley J (1970) Acrylic cement in orthopedic surgery. Livingstone, Edinburgh London
3. Draenert K (Hrsg) (1988) Zur Praxis der Zementverankerung. In: Forschung und Fortbildung in der Chirurgie des Bewegungsapparates (2). Art and Science, München, S 32
4. Draenert K, Draenert Y (1992) Die Adaption des Knochens an die Deformation durch Implantate: Strain-Adaptive Bone Remodelling. In: Draenert K (Hrsg) Forschung und Fortbildung in der Chirurgie des Bewegungsapparates (3). Art and Science, München, S 56
5. Harris W H, Mc Gann WA (1986) Loosening of the femoral component after use of the medullary-plug cementing technique. J Bone Joint Surg [Am] 68:1064–1066
6. Kallos T, Enis J E, Gollan F, Davis J H (1974) Intramedullary pressure and pulmonary embolism of femoral medullary contents in dogs during insertion of bone cement and a Prothesis. J Bone Joint Surg [Am] 56:1363–1367
7. Kiaer S (1953) Experimental investigation of the tissue reactions to acrylic plastics. Vth Congrés International de Chirurgie Orthopèdique, Stockholm 1951.
8. Patterson B M, Healey Cornell C N, Sharrock N E (1991) Cardiac arrest during hip arthroplastic with a cement long-stem component. J Bone Joint Surg [Am] 73:271–277
9. Powell J N, Mc Grath P J, Lahiri S K, Hill P (1970) Cardiac arrest associated with bone cement. Br Med J 3:326
10. Rinecker H (1980) New clinico-pathophysilogical studies on the bone cement implantation syndrome. Arch Orthop Trauma Surg 97:263–274
11. Ulrich C, Burri C, Woersdörfer O, Heinrich H (1986) Intraoperative Transoesphageal 2-D-echokardiography in total hip replacement. Arch Orthop Trauma Surg 93:185–188

12. Wenda K, Ritter G, Ahlers J, Issendorf W D von (1990) Nachweis und Effekte von Knochenmarkeinschwemmungen bei Operationen im Bereich der Femurmarkhöhle. Unfallchirurg 93:56–61
13. Zichner L (1972) Embolien aus dem Knochenmarkkanal als Ursache von Sofort- und Spätkomplikationen nach Einsetzen von intramedullären Femurkopfendoprothesen mit Polymethylmethacrylat. Helv Chir Acta 39:717–720

Wandel und Ergebnisse der endoprothetischen Versorgung hüftgelenknaher Oberschenkelfrakturen von 1970 bis 1991

W. Stock, W. Schwenk und S. Krebs

Einleitung

Hüfgelenknahe Frakturen des Oberschenkels betreffen vorwiegend Patienten im höheren Lebensalter. Angesichts des Wandels der Bevölkerungsstruktur Deutschlands, mit einem steigenden Anteil älterer Menschen, hat die Bedeutung dieser Frakturen in den letzten Jahren deutlich zugenommen. Aufgrund der hohen Inzidenz von Begleiterkrankungen, reduzierten physiologischen Reserven und der deutlich eingeschränkten Mobilität alter Menschen stellen hüftgelenknahe Femurfrakturen für diese Patienten oft lebensbedrohliche Verletzungen dar, deren Letaliät auch bei frühzeitiger operativer Versorgung bis zu 15 % betragen kann.

Neben zahlreichen osteosynthetischen Operationsverfahren hat insbesondere bei älteren Patienten die endoprothetische Versorgung dieser Frakturen in den letzten Jahren einen wachsenden Stellenwert erhalten, da sie die rasche Mobilisierung mit sofortiger Belastung der betroffenen Extremität ermöglicht.

Aufgrund dieses entscheidenden Vorteils und weiterer anatomischer und biomechanischer Besonderheiten des Hüftgelenkes besteht bei Patienten mit instabilen Schenkelhalsfrakturen (Garden III-IV) heute überwiegend die Indikation zur primären Endoprothetik. Darüberhinaus profitieren auch sehr alte Patienten mit Schenkelhalsfrakturen vom Typ Garden II, Patienten mit per- bis subtrochantären Trümmerfrakturen, pathologischen Frakturen oder synchronen schweren osteoporotischen bzw. arthrotischen Veränderungen des Hüftgelenks von einer endoprothetischen Behandlung der Fraktur.

Patientengut

In der Abteilung für Chirurgie des Marien-Hospitals in Düsseldorf wurden vom 1.1.1970 bis zum 31.12.1991[1] insgesamt 1404 hüftgelenknahe Femurfrakturen operativ versorgt. Aufgrund des zunehmenden Anteils älterer Menschen an der Bevölkerung und aufgrund der Veränderungen der Notfallbezirke im Innenstadtbereich Düsseldorf nahmen koxale Femurfrakturen in unserem Patientengut deutlich zu (Abb.1). Während im Jahre 1970 nur 17 koxale Femurfrakturen operativ versorgt werden mußten, kam es zu einem kontinuierlichen Anstieg der Operationsfrequenz auf 127 Frakturen im Jahre 1991. In 951 Fällen (67,7 %) erfolgte eine endopro-

[1] Der Beitrag enthält wesentliche Ergebnisse der Dissertation von Frau U. Wichmann
Chefarzt bis November 1979 Dr. med. H. Bross, ab Dezember 1979 Prof. Dr. med. W. Stock

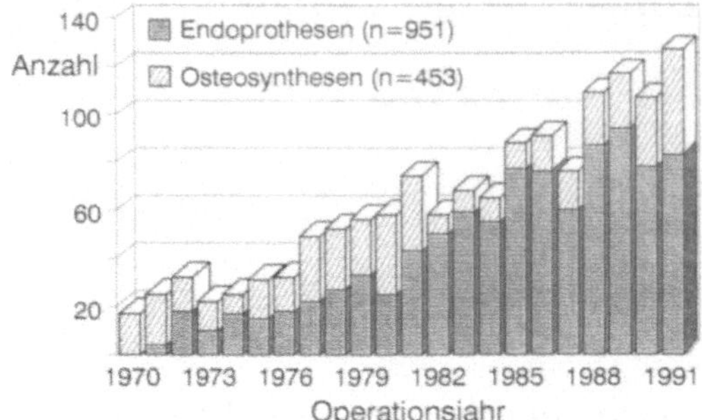

Abb. 1. Häufigkeit und Art der operativen Versorgung hüftgelenknaher Femurfrakturen von 1970–1991 (n = 1404)

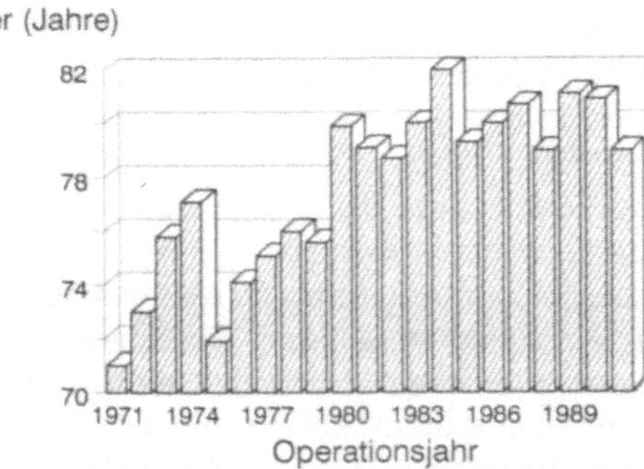

Abb. 2. Durchschnittsalter der Patienten bei endoprothetischer Versorgung hüftgelenknaher Femurfrakturen 1970–1991 (n = 951)

thetische Versorgung der Fraktur, bei 453 Patienten (32,3 %) wurde eine Osteosynthese durchgeführt. Im folgenden sollen die endoprothetisch versorgten Patienten genauer betrachtet werden.

Bei diesen 951 Patienten handelte es sich um 116 Männer (12,2 %) und 835 Frauen (87,8 %) mit einem Durchschnittsalter von 79,1 (±10,0) Jahren. Während der beobachteten 22 Jahre kam es zu einem deutlichen Anstieg des mittleren Patientenalters von 71,0 Jahren (1970) auf 79,0 Jahre (1991) ($p < 0.05$) (Abb.2).

Bei 606 Patienten (63,7 %) stellte eine Oberschenkelhalsfraktur die Indikation zur Endoprothese dar, in 345 Fällen (36,3 %) wurden bei per- bis subtrochantären Frakturen Endoprothesen implantiert. 785 der 951 Patienten (82,5 %) wiesen präoperative Begleiterkrankungen oder Risikofaktoren (kardiopulmonale, zerebrale, renale oder hepatogene Vorerkrankungen, arterielle Hypertonie, Diabetes mellitus, arterielle Verschlußerkrankung oder Anämie) auf. Bei 490 Patienten (51,5%) wurden 2 oder mehr Vorerkrankungen diagnostiziert, so daß diese Patienten als multimorbide eingeschätzt werden mußten.

Art und Wandel der endoprothetischen Versorgung

Bei den 951 Patienten wurden 398 Totalendoprothesen (41,9 %), 291 Duokopfendoprothesen (30,6 %), 119 Femurkopfendoprothesen (12,5 %), 79 Tumorschafttotalendoprothesen (8,3 %) und 64 Tumorschaftduokopfendoprothesen (6,7 %) implantiert. Es fand sich dabei in Abhängigkeit von der Art der Fraktur und dem Operationsjahr ein deutlicher Wandel in der Art der verwendeten Prothesen (Abb. 3

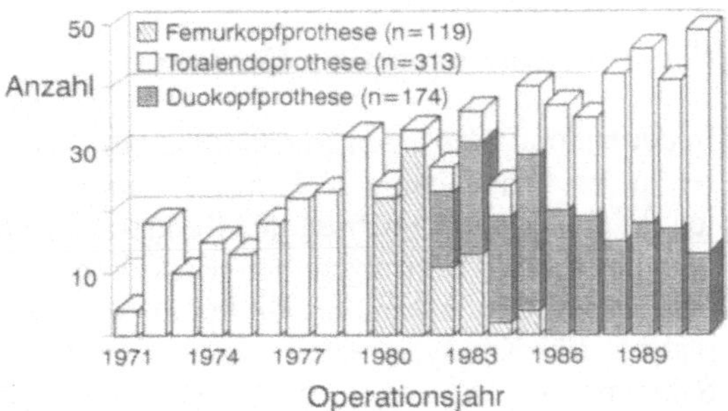

Abb. 3. Wandel in der Art der endoprothetischen Versorgung von Oberschenkelhalsfrakturen von 1970–1991 (n = 606)

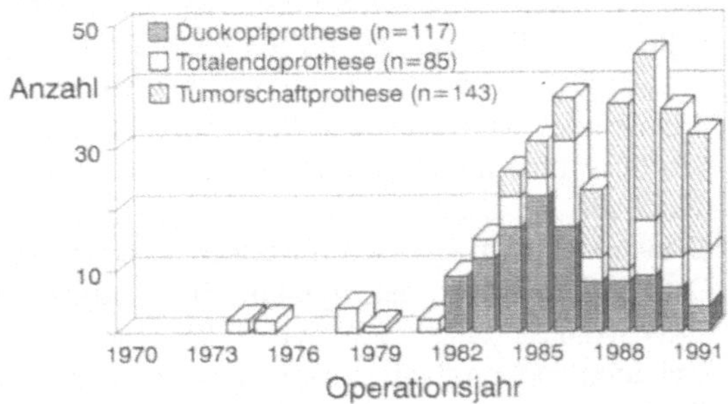

Abb. 4. Wandel in der Art der endoprothetischen Versorgung per- und subtrochantärer Femurfrakturen von 1970–1991 (n = 345)

und 4). Dieser Wandel war zum Teil durch die Einführung neuer Prothesentechniken, aber auch durch personelle Veränderungen bedingt.

Oberschenkelhalsfrakturen

Bei Betrachtung der 606 Patienten mit Oberschenkelhalsfrakturen zeigte sich, daß während der ersten 10 Jahre ausschließlich Totalendoprothesen implantiert wurden. Im Jahr 1980 kam es mit der Einführung der Femurkopfendoprothese zum ersten Wandel in der endoprothetischen Versorgung dieser Frakturen. Von 1980–1981 wurde diese Art der Endoprothese bei über 90 % der Patienten mit Oberschenkelhalsfrakturen eingesetzt, die Totalendoprothese verlor in diesem Zeitraum fast völlig an Bedeutung.

Mit der Erweiterung des Endoprothesenspektrums durch die Duokopfendoprothese kam es 1982 zum erneuten Wandel in der Indikationsstellung. Innerhalb von 2 Jahren wurde die Femurkopfprothese aufgrund der besseren Langzeitergebnisse von der Intermediärprothese völlig verdrängt. Seit 1985 wurden keine Femurkopfprothesen mehr verwendet. Im weiteren Verlauf kam es jedoch auch zu einer Wandlung bei der Indikationsstellung zur Duokopf- oder Totalendoprothese. Während von 1984–1987 bei Oberschenkelhalsfrakturen 61 Duokopfprothesen (67,8 %) und nur 29 Totalendoprothesen (32,2 %) eingesetzt wurden, implantierten wir seit 1990 nur noch 30 Duokopfprothesen (34,4 %) bei 59 Totalendoprothesen (65,6 %) ($p < 0.01$) (Abb.3).

Per- bis subtrochantäre Frakturen

In der endoprothetischen Behandlung per- bis subtrochantärer Femurfrakturen waren in den vergangenen 22 Jahren ebenfalls deutliche Veränderungen zu beobachten. In den ersten 11 Jahren des Beobachtungszeitraumes wurde in unserer Abteilung bei per- bis subtrochantären Frakturen nur vereinzelt die Indikation zur Endoprothese gestellt. Vielmehr wurden in dieser Zeit fast ausschließlich 130°-Winkelplatten, 95°-Kondylenplatten und in wenigen Fällen Ender-Nägel oder Pohl-Schrauben zur Osteosynthese dieser Frakturen verwendet. Erst in den Jahren 1981–1986 kam es zu einem Wandel in der Indikationsstellung. In diesem Zeitraum wurden auch bei diesem Frakturtyp häufiger Duokopfendoprothesen, in einigen Fällen auch Totalendoprothesen verwendet.

Aufgrund der guten Erfahrung bei der Behandlung pathologischer Frakturen im Rahmen des onkologischen Schwerpunktes an unserer Klinik wurden seit 1984 bei per- bis subtrochantären Trümmerfrakturen öfter Tumorschaftendoprothesen implantiert (Abb. 4). Dabei haben wir allerdings in den letzten Jahren bei per- bis subtrochantären Frakturen auch im hohen Lebensalter immer häufiger die Indikation zur Osteosynthese mit der dynamischen Hüftschraube der Arbeitsgemeinschaft für Osteosynthese gestellt. Während 1984 noch 81,1 % aller per- bis subtrochantären Frakturen endoprothetisch versorgt wurden, erfolgte 1991 bei 52,2 % dieser Patienten eine Osteosynthese ($p < 0.05$). Die Indikation zur Tumorschaftendoprothese bleibt heute auf instabile Trümmerfrakturen der Trochanterregion, Patienten mit ausgeprägter Osteoporose und pathologischen Frakturen des koxalen Femurendes begrenzt.

Stationäre Verweildauer und Entlassungsmodus

Während der vergangenen 22 Jahre wurde die stationäre Verweildauer der Patienten erheblich reduziert. Während sie im 1. Jahrzehnt etwa 50 Tage betrug, sank sie in der zweiten Hälfte des Beobachtungszeitraumes auf etwa 20 Tage (Abb. 5). Diese Senkung der stationären Verweildauer wurde einerseits durch die Reduktion postoperativer Komplikationen möglich. Andererseits führte die Änderung der gesetzlichen Bestimmungen und die nachfolgende Eröffnung von Rehabilitationszentren zu einer frühzeitigen Verlegung der Patienten zur intensiven physiotherapeutischen Weiterbehandlung.

Die Rate der Patienten, die wir aus Pflegeheimen aufnehmen und auch dorthin zurückverlegt haben, blieb während des Gesamtzeitraumes mit etwa 10–15 % aller

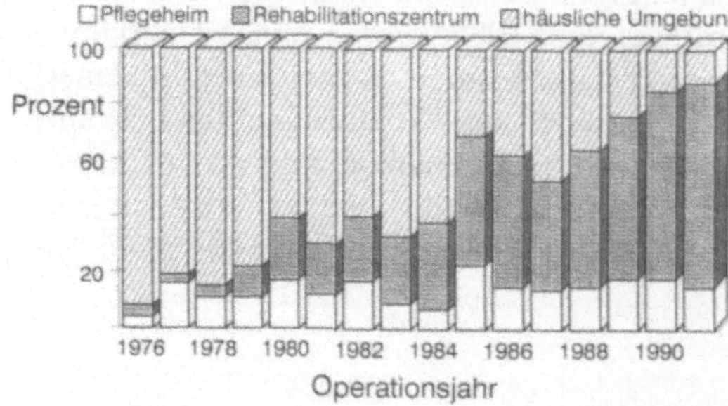

Abb. 5. Entlassungsmodus nach endoprothetischer Versorgung hüftgelenknaher Femurfrakturen in Pflegeheim, häusliche Umgebung und Rehabilitationszentrum von 1976–1991

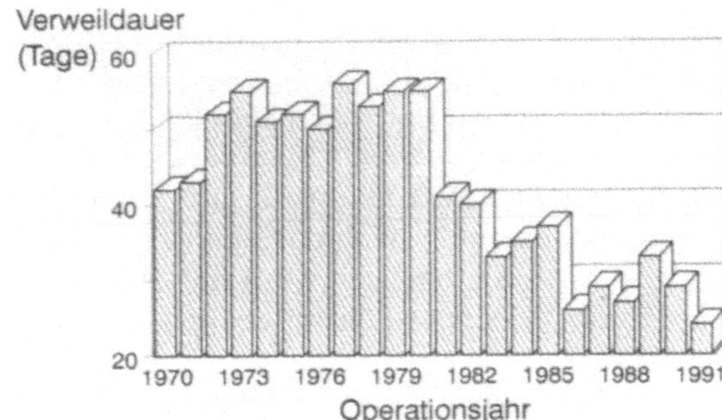

Abb. 6. Postoperative Verweildauer endoprothetisch versorgter Patienten 1970–1991

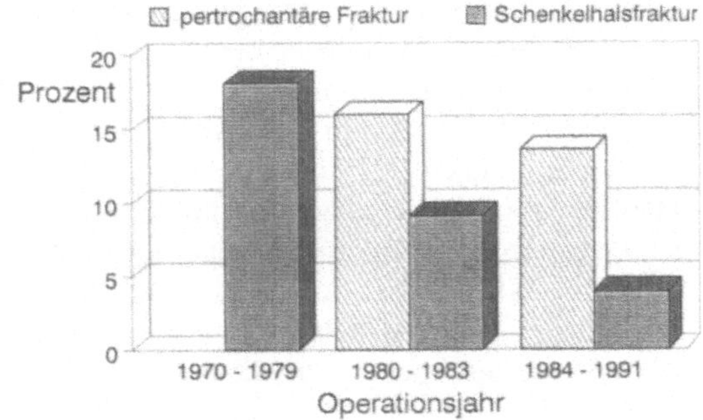

Abb. 7. Wandel in der Letalität der endoprothetischen Versorgung hüftgelenknaher Femurfrakturen von 1970–1991 (Letalität der Endoprothetik pertrochantärer Frakturen von 1970–1979 bei geringer Fallzahl nicht genannt)

Patienten im wesentlichen unverändert. In den ersten Jahren mußten die Patienten oft nach entsprechend langer stationärer Behandlung in die häusliche Umgebung entlassen werden. Dagegen die überwiegende Zahl der Patienten heute nach regelrechtem postoperativen Verlauf in der 3. Woche in ein Rehabilitationszentrum und nur noch wenige, besonders gut mobilisierte Patienten direkt in die eigene Wohnung entlassen (Abb.6).

Morbidität und Letalität

Bei der Analyse der postoperativen Morbidität konnten in den letzen 22 Jahren keine wesentlichen Veränderungen festgestellt werden. Dagegen wurde die Letalität trotz des deutlich gestiegenen Durchschnittsalters der Patienten (Abb.2) von 14,3% (1970–1974) bzw. 21,8 % (1975–1979) über 11,3 % (1980–1983), 10,1 % (1984–1987) auf 7,1 % (1988–1989) und 8,1 % (1990–1991) gesenkt ($p < 0.01$). Dabei zeigte sich sowohl bei den allgemeinen und lokalen Komplikationen als auch bei der postoperativen Sterblichkeit ein deutlicher Zusammenhang mit der Lokalisation der Fraktur (Abb.7).

Während bei 53,4 % der Patienten nach per- bis subtrochantären Frakturen eine allgemeine Komplikation beobachtet wurde, war dies bei 43,3 % der Oberschenkelhalsfrakturen der Fall ($p < 0.01$). Ebenso mußten lokale Komplikationen nach 15,1% der per- bis subtrochantären Frakturen, aber nur nach 9,9 % der Oberschenkelhalsfrakturen diagnostiziert werden ($p < 0,05$). Während nach den 606 endoprothetisch versorgten Oberschenkelhalsfrakturen 52 Todesfälle (8,6 %), auftraten, betrug die Letalität in der Gruppe der 345 per- bis subtrochantären Frakturen bei 51 tödlichen Verläufen 14,8 % ($p < 0.01$) (Abb.7). Die Sterblichkeit nach endoprothetischer Versorgung pertrochantärer Frakturen wurde von 16,1 % zu Beginn der 80er Jahre auf 13,6 % seit 1984 gesenkt. Den entscheidenden Wandel der vergangenen 22 Jahre stellt jedoch die Senkung der Letalität nach Endoprothesen bei Oberochenkelhalsfrakturen dar. Während von 1970–1979 noch 18,1 % der Patienten verstarben, sank die Sterblichkeit von 1980–1984 auf 9,1 und betrug in den vergangenen Jahren trotz des hohen Durchschnittsalters und der häufigen Vorerkrankungen nur noch 3,9%.

Stellvertretend für die Gesamtzahl der 951 endoprothetisch behandelten Patienten der vergangenen 22 Jahre ist in Tabelle 1 und 2 die Inzidenz allgemeiner und lokaler Komplikationen nach 540 Endoprothesen der Jahre 1984–1991 dargestellt. Die zunächst relativ hoch erscheinende Inzidenz allgemeiner Komplikationen von 52,8 % in diesem Zeitraum ist v. a. durch das häufige Auftreten postoperativer Harnwegsinfekte bedingt. Angesichts der großen Zahl multimorbider Patienten mit kardiopulmonalen Begleiterkrankungen und des hohen Lebensalters erscheint die Häufigkeit kardiovaskulärer Komplikationen mit 12,0 % vergleichsweise gering zu sein. Unter den lokalen Komplikationen standen Hämatome der Wundregion im Vordergrund. In 10 Fällen mußte eine Prothesenluxation behandelt weden, dabei handelte es sich meist um Tumorschaftprothesen. Nur bei 3 der 540 Patienten (0,6 %) kam es zu einem Infekt des Prothesenlagers.

Tabelle 1. Allgemeine Komplikationen nach endoprothetischer Versorgung hüftgelenknaher Femurfrakturen von 1984–1991 (n = 540)

	n	%
Harnwegsinfekt	155	28,7
Dekubitalulkus	79	14,6
Kardiovaskulär	65	12,0
Bronchopneumonie	37	6,9
Beinvenenthrombose	31	5,7
Gerinnungsstörung	23	4,3
Pulmonalarterienembolie	19	3,5
Apoplektischer Insult	12	2,2
Gastrointestinale Blutung	5	0,9
Akutes Nierenversagen	2	0,4

Tabelle 2. Lokale Komplikationen nach endoprothetischer hüftgelenknaher Femurfrakturen 1984–1991 (n = 540)

	n	%
Hämatom	26	4,8
Nervenläsion	16	3,0
Subkutane Wundheilungsstörung	14	2,6
Palakosreaktion	11	2,0
Prothesenluxation	10	1,9
Schaftfissur	9	1,7
Protheseninfekt	3	0,6
Gefäßläsion	1	0,2

Tabelle 3. Todesursachen bei 42 verstorbenen Patienten nach endoprothetischer Versorgung hüftgelenknaher Frakturen 1984–1991 (n = 540)

	n	%
Akute kardiale Demkompensation	24	4,4
Pulmonalarterienembolie	10	1,9
Apoplektischer Insult	3	0,6
Septisches Multiorganversagen	2	0,4
Bronchopneumonie	1	0,2
Leberversagen	1	0,2
Gastrointestinale Blutung	1	0,2

Die überwiegende Mehrzahl der Todesursachen der 42 von 1984–1991 verstorbenen Patienten ist in vorbestehenden Begleiterkrankungen mitbegründet (Tabelle 3). Mehr als die Hälfte der Patienten verstarb an einer akuten kardialen Dekompensation. Die folgenschwerste allgemeine Komplikation stellte in unserem Patientengut die Pulmonalarterienembolie dar. Sie wurde bei 19 Patienten (3,5 %) szintigraphisch diagnostiziert, mehr als die Hälfte dieser Patienten (n=10, 1,9%) verstarben an den Folgen dieser Komplikation.

Risikoanalyse der postoperativen Letalität

Im Rahmen einer multivariaten logistischen Regressionsanalyse aller von 1970–1991 endoprothetisch behandelten 951 Patienten haben wir den Einfluß klinisch relevanter Faktoren auf die postoperative Sterblichkeit nach endoprothetischer Versorgung koxaler Femurfrakturen untersucht. In das Regressionsmodell wurden dabei folgende Faktoren aufgenommen: Alter, Geschlecht, Art der Fraktur (Oberschenkelhalsfraktur oder per- bis subtrochantäre Fraktur Art der Endoprothese („konventionelle“ Prothese oder Tumorschaftendoprothese), Begleiterkrankungen (kardiale, pulmonale, zerebrale, renale, oder hepatogene Vorerkrankungen, arterielle Hypertonie, Diabetes mellitus, arterielle Verschlußerkrankung), Multimorbidität ± 1 Begleiterkrankung oder ≥ 1 Begleiterkrankung) und präoperative Mobilität (gehfähig oder bettlägerig).

Es zeigte sich, daß von allen Faktoren die Lokalisation der Fraktur den stärksten Einfluß auf die postoperative Letalität hatte (p=0.0001). Darüberhinaus konnte ein eigenständiger negativer Einfluß der präoperativen Multimorbitität (p=0.004) und Immobilität (p=0.04) auf die Sterblichkeit nachgewiesen werden. Nach Berücksichtigung der Lokalisation der Fraktur, der Multimorbidität und der Immobilität ging keiner der weiteren Faktoren mit einer Erhöhung der postoperativen Letalität einher (Tab 4).

Tabelle 4. Ergebnisse der univariaten und multivariaten logistischen Regressionsanalyse des Einflusses klinisch relevanter Faktoren auf die postoperative Letalität nach endoprothetischer Versorgung hüftgelenknaher Femurfrakturen 1970–1991 (n = 951)

	Univariat	Multivariat
Art der Fraktur	0.0001	0.0001
Multimorbidität	0.003	0.004
Immobilität	0.03	0.04
Alter	0.09	0.6
Geschlecht	0.4	0.4
Art der Endoprothese	0.07	0.2
Begleiterkrankungen		
Kardial	0.0007	0.3
AVK	0.0003	0.1
Diabetes mellitus	0.02	0.2
Sonstige	> 0.1	> 0.1

Zusammenfassung

Vom 1. 1. 1970 bis 31. 12. 1991 wurden 1404 hüftgelenknahe Femurfrakturen operativ behandelt. Während dieses Zeitraumes kam es zu einem erheblichen Anstieg des Patientenaufkommens von 17 Patienten (1970) auf 127 Patienten (1991). In 951 Fällen (67,7 %) erfolgte eine endoprothetische Versorgung, bei 453 Patienten (32,3 %) eine Osteosynthese.

Während von 1970–1980 ausschließlich Totalendoprothesen implantiert wurden, verwendeten wir von 1980–1983 überwiegend Femurkopfprothesen. Dieser Prothesentyp wurde ab 1983 rasch durch Duokopfendoprothesen ersetzt, allerdings haben wir in den letzten Jahren wieder häufiger die Indikation zur funktionell besseren Totalendoprothese gestellt.

In der Behandlung der per- bis subtrochantären Frakturen wurden im 1. Jahrzehnt des Beobachtungszeitraums nahezu ausschließlich Osteosynthesen durchgeführt. Seit 1980 erfolgte auch hier zunehmend die Implantation von Endoprothesen, wobei sich insbesondere bei Trümmerfrakturen mit begleitender Koxarthrose und osteoporose die Tumorschaftprothesen bewährt haben.

Die Inzidenz postoperativer Komplikationen konnte in den letzten 22 Jahren deutlich gesenkt werden. Die postoperative Verweildauer wurde so von 55 Tagen in den 70er Jahren auf heute etwa 20 Tage gesenkt. Die Möglichkeit der schnelleren Verlegung aus der stationären Behandlung in spezielle Rehabilitationszentren hat diese Entwicklung wesentlich mitbeeinflußt. Die postoperative Letalität lag in den ersten 10 Jahren zwischen 14 und 21 %. Während der letzten 8 Jahre betrug sie dagegen nur 7–8 % und bei Patienten mit Oberschenkelhalsfrakturen sogar nur 3,9 %, obwohl das Durchschnittsalter der Patienten während dieser Zeit um mehr als 10 Jahre anstieg.

Tierexperimentelle und klinische Ergebnisse mit der Hohlraumschafthüftendoprothese

B. Rischke

Technische Entwicklung der Hohlprothese

Obgleich die Anfänge der Endoprothetik in das vergangene Jahrhundert zurückreichen, erfolgte der entscheidende Durchbruch erst, nachdem Charnley 1960 das „low friction principle" einführte [2]. Erst sehr viel später stellte sich der entscheidende Nachteil heraus: Die Dauerfestigkeit des PMMA-Knochenzementes reicht nicht aus, um langfristig einen sicheren Sitz der Prothese im Knochen zu gewährleisten. Wegen der allmählich immer deutlicher werdenden Schwächen des Knochenzementes ging man Mitte der 70er Jahre verstärkt dazu über, Prothesen zementlos zu implantieren [4–6].

Problemstellung

Bei der zementlosen Verankerung unterscheidet man, wie auch in anderen Gebieten der Technik, zwischen der

- kraftschlüssigen und
- der formschlüssigen

Verbindung zwischen Knochen und Implantat. Über die Art der erforderlichen Strukturierung herrscht weitgehende Uneinigkeit:

Es werden Porengrößen mit einem Durchmesser von wenigen Mikrometern bis hin zum Zentimeterbereich als letzter Stand der Erkenntnis angeboten, verkauft, implantiert und vehement vertreten.

Ob durch die Strukturierung ein dauerhafterer Verbund zwischen Knochen und Implantat erreicht wird, bedarf noch des statistisch abgesicherten, klinischen Dauertests. Die Primärfixation solcher oberflächenstrukturierten Prothesen wird dadurch erzielt, daß sie in die möglichst genau vorgearbeitete Knochenhöhle eingebracht und mittels Preßsitz verkeilt werden. Danach muß, um eine dauerhafte Fixierung der Prothese zu erhalten, der Knochen in die Oberflächenstruktur einwachsen. Beide Fixierungsarten sind mit einem Zeitfaktor behaftet, da es sich beim Knochen um lebendes Gewebe handelt [3].

Die Zeit arbeitet aber gegenläufig. Nach der Operation ist der Primärsitz optimal, d. h. die Prothese sitzt absolut fest. Durch das Einschlagen der Prothese werden die zulässigen Druckspannungen in den Kontaktbereich Knochen/Implantat überschritten, was dazu führt, daß der Knochen resorbiert und die Prothese mit der Zeit ihren festen Sitz verliert. Nach einer Zeitspanne T ist die Prothese dann locker. Die Sekundärfixierung wirkt diesem Effekt durch Einwachsen von Knochen in die

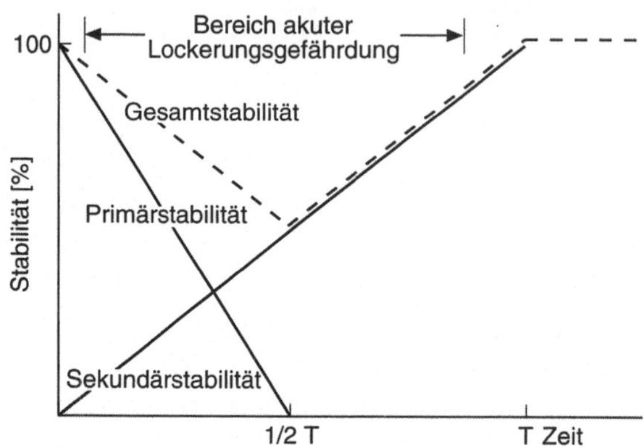

Abb. 1. Verhältnis der Protheseintegration zur Zeit

Oberflächenstruktur entgegen. Unmittelbar nach der Operation ist eine Sekundärfixierung nocht nicht vorhanden; im idealen Fall wächst aber der Knochen in der gleichen Geschwindigkeit in die Struktur ein, wie die Primärfixierung sich abbaut. In diesem Fall ist die Summe von Primär- und Sekundärfixation stets 100 %; die Prothese sitzt fest. Es ist aber durchaus denkbar, daß die Zeitfaktoren beider Fixierungen ungleich sind (Abb. 1).

Die Primärfestigkeit kann im wesentlichen nur durch eine exakte Operationstechnik beeinflußt werden. Es ist folglich zu fordern, daß das Knochenbett paßgenau zur Prothese vorbereitet wird. Während der Einheilungsphase soll der Knochen, beginnend vom geraspelten Knochenbett, in die wie auch immer geartete Struktur hineinwachsen. Je weiter er nun wächst und gleichzeitig auch noch zu tragfähigem Knochen mineralisieren soll, um so schlechter wird seine Ernährungssituation. Je großvolumiger allerdings die zusammenhängend eingewachsenen Knochenstrukturen sind, um so eher entwickelt sich voraussichtlich auch eine ausreichende Durchblutung. Es stellt sich deshalb die Frage, warum nicht Prothesen implantiert werden, die vollständig vom Knochen durchwachsen werden können. Da autologe Spongiosa vom Körper am besten angenommen wird, wäre es bei derartigen Prothesen günstig, sie während der Operation bereits mit Knochenspänen aufzufüllen.

Diese Überlegungen führten zur Konstruktion einer Hohlprothese [1]. Nachdem die technischen Voraussetzungen zur Konstruktion einer Hohlprothese geschaffen waren, die die mechanischen Anforderungen nach DIN 58 840 sogar bei weitem übertrafen – die Hohlprothese widerstand einer Oberschwellast von 10.000 N. bei $5 \cdot 10^6$ Lastwechseln ohne Materialversagen –, wurde von uns die Akzeptanz dieser Prothese durch das Tierexperiment gefordert [7].

Abb. 2a,b. Hohlschaftprothesen für die Hundefemora. **a** Geschmiedete und verschweißte Chrom-Kobalt-Bleche mit einer unphysiologischen Prothesenform. **b** Anatomisch adaptierte Hundeprothese mit proximaler Oberflächenvergrößerung

Abb. 3. a Spannungsanalyse des Femurs mit Hohlprothese im Vergleich zum natürlichen Femur zeigt richtungsgleiche Verläufe. **b** Nach Extraktion der Hohlprothese unter 5000 N: Deutlich sichtbar ragt die Spongiosa aus den Öffnungen heraus

2

3
ohne TEP
mit TEP
-1000
-500
0
500
1000
-800
-600
-400
-200
Dehnung
Spannungsanalyse
KMT

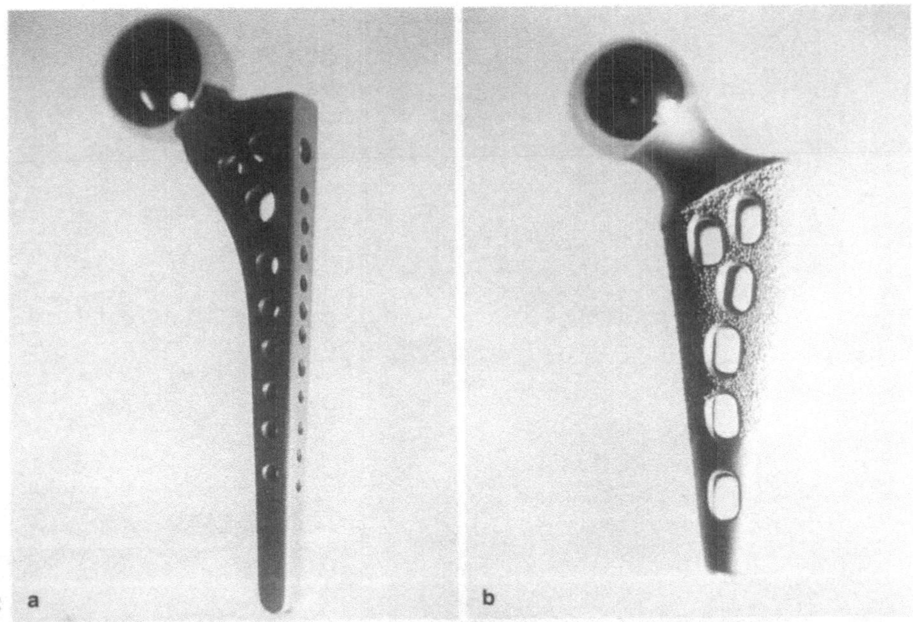

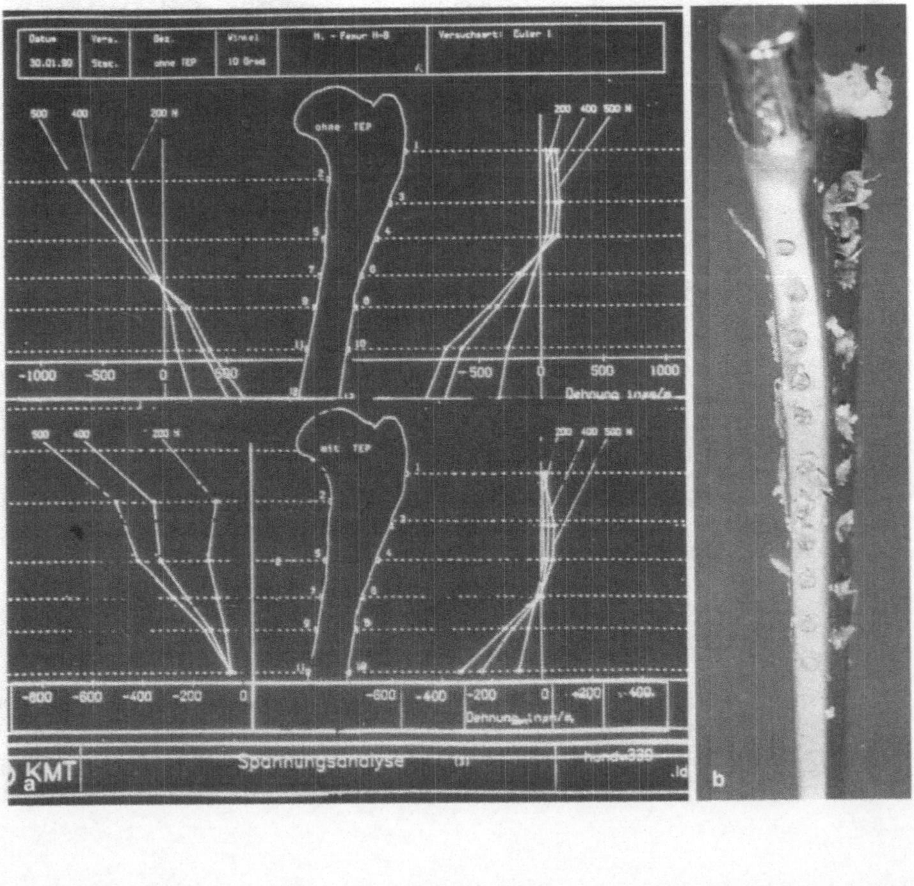

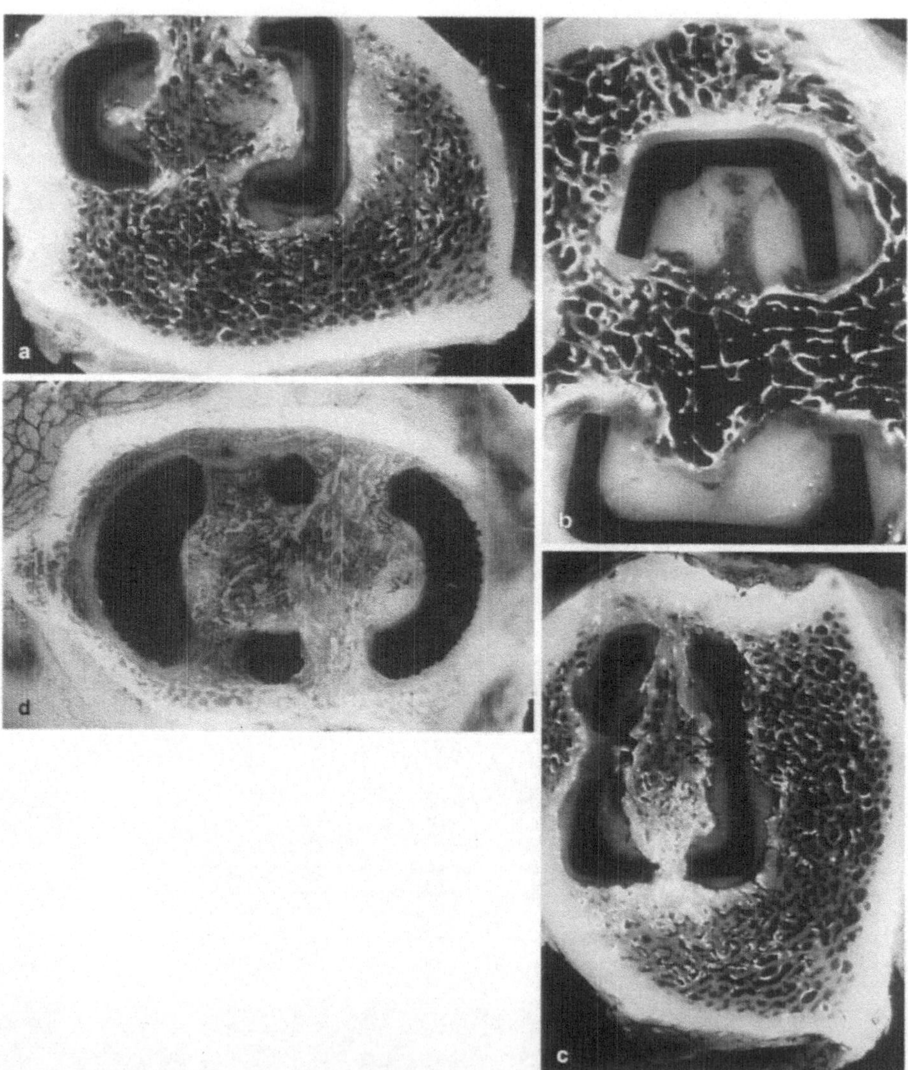

Abb. 4. a Breite Auffüllung des Protheseninnenraumes mit teilweise kompaktisierter trabekulär gerichteter Spongiosa. Homogene Tetrazyklinlabel. **b, c** Ergebnisse der Tierversuche. Durchwachsen der Hohlprothese mit breiten Knochenstraßen in lateromedialer und ventrodorsaler Richtung. Teilweise Umwandlung der spongiösen Areale im kompakten Knochen. **d** Histologie des anatomisch adaptierten Hohlschaftes

Tierexperimentelle Studie

Im Tierversuch sollte das Einwachsverhalten der Hohlprothese nachgewiesen werden. Dazu wurden 12 Hunde operiert (10 Labradormischlinge, 2 Foxhounds). Hierbei wurde das linke Hüftgelenk jeweils durch eine Hohlprothese mit Endokopf ersetzt (Abb. 2), sowie der Hohlraum der Prothese mit dem Spongiosamaterial aus

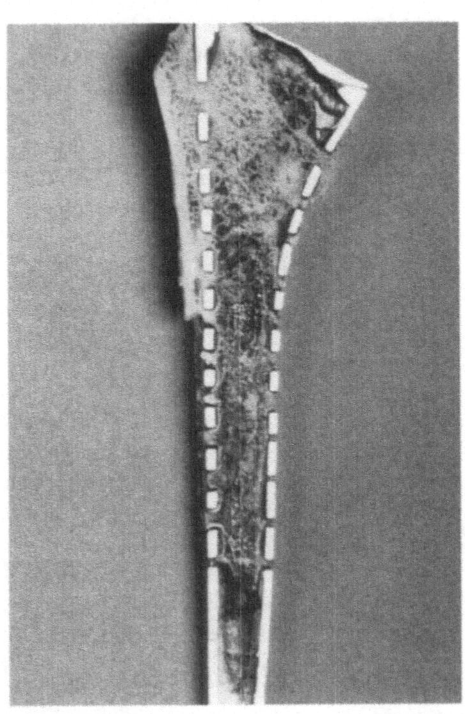

Abb. 5. Makroskopischer Längssägeschnitt

Schaft und Hüftkopf aufgefüllt. Anschließend wurden die Tiere postoperativ sofort mobilisiert. Ein Tier ging durch einen nicht zu beherrschenden Infekt zugrunde, 10 weitere Tiere sind bisher analysiert worden. 1 Tier steht noch im Langzeitversuch. Dabei wurden 5 Tiere mechanischen Tests unterzogen, 5 Tiere wurden histologisch aufgearbeitet. Die mechanische Untersuchung bestand in einer spannungsanalytischen Meßreihe, in der das natürliche Femur mit dem Endoprothesenfemur verglichen wurde. Hierbei fiel auf, daß die Zug- und Druckspannungskurven richtungsgleich verlaufen (Abb. 3 a). In Ausreißversuchen der Prothese gelang eine Extraktion erst zwischen 4 und 5000 N (Abb. 3 b). In der Histomorphometrie erfolgte die Markierung der Tiere mit 4fach Fluor-Chrom-Farbstoffen (Oxytetrazyklin 12 mg/kg, Calcein blau 30 mg/kg, Alizarin-Komplexon 30 mg/kg, Calcein grün 20 mg/kg, über einen Zeitraum von 4 Monaten). Anschließend wurden die Tiere laparotomiert, die unteren Extremitäten perfundiert und mit Acrylat ausgesteift. Die histologischen Ergebnisse nach 1 und 2 Jahren Standzeit zeigen ein breites straßenförmiges Durchwachsen des Hohlraumkörpers, insbesondere im proximalen Femurschaft (Abb. 4 a). Nach distal wird der Hohlraum wesentlich nur noch mit Bindegewebe angefüllt, dagegen folgt eine Abstützung der Prothese von distal her über einen weiteren Knochenzapfen. Nach 2 Jahren wird die spongiöse Struktur der Knochenstraßen durch kompakten Knochen ersetzt (Abb. 4 b, c). Im Längssägeschnitt ist die Prothese eindrucksvoll mit trabekulärem Knochen vollständig ausgefüllt (Abb. 5).

In der 1. Versuchsreihe wurde auf eine Strukturierung der Oberfläche der Prothese verzichtet, da lediglich das Knochenmodelling im Hohlkörper untersucht werden sollte. Aus diesem Grunde findet man an der unmittelbaren Prothesenoberflächengrenzschicht nur Bindegewebe. In einer 2. Serie wurde eine anatomisch adaptierte Hohlschaftprothese konstruiert, die im proximalen Anteil eine strukturierte Kugeloberfläche aufweist. Auch hier zeigt die histologische Analyse ein breites Durchwachsen des Hohlkörpers mit kompakten Knochenstraßen sowie eine nahezu ideale Anpassung des Zylinders im Markraum mit einem innigen Kontakt der Kugeloberfläche zu den Knochengrenzen (Abb. 4 d). Diese Prothese findet in der klinischen Anwendung als sog. SHEP (Spongiosahohlschafthüftendoprothese) seit mehreren Jahren Anwendung.

Klinische Ergebnisse

Von bisher 310 implantierten Hohlschaftprothesen sind bis heute regelmäßig 303 Patienten nachuntersucht worden (Abb. 6). Das entspricht einer Rate von 98 %. Bei der Operationsindikation handelte es sich in 164 Fällen um primäre Eingriffe, in 146

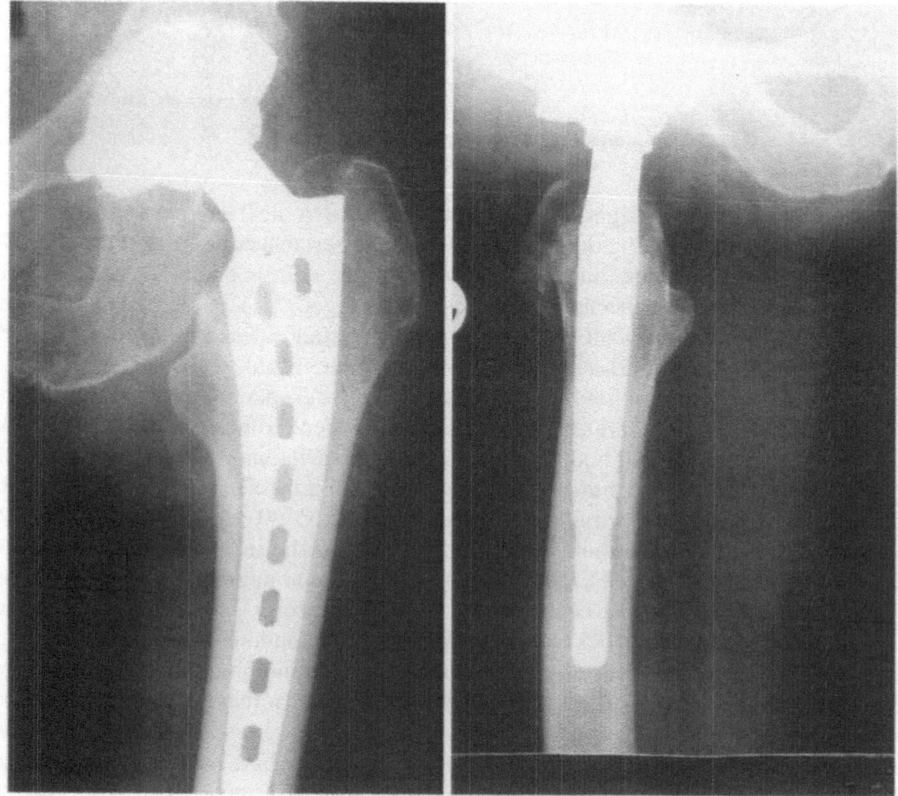

Abb. 6. Hohlschaftprothese im rechten Hüftgelenk nach 2 Jahren postoperativ. Feste Integration von Schaft und Pfanne

Fällen um Prothesenwechseleingriffe. Der Hohlschaft wurde bei den Primäreingriffen immer mit dem Spongiosamaterial aus Femurkopf und Schaft aufgefüllt.

Bei den Revisionseingriffen konnte nur in 50 Fällen Eigenspongiosa verwandt werden, in 102 Fällen war allogener Knochen erforderlich. Bei den Primär-TEP traten in 3 Fällen als Komplikationen eine Schaftperforation des Prothesenstieles auf, in 9 Fällen eine Schaftfissur, in 1 Fall eine Schaftfraktur.

Bei den Revisionseingriffen lag die Komplikationsrate deutlich höher. In 25 Fällen kam eine Schaftperforation, in 21 Fällen eine Schaftfissur und in 12 Fällen eine Schaftfraktur vor. Diese trat beim Ausschlagen der zu wechselnden Prothesen bzw. der Reste des Knochenzementes auf. Insgesamt wurden 10 Hohlschäfte wegen einer septischen Lockerung gewechselt, 7 davon nach primärer TEP, 3 nach TEP-Wechsel. Der Nachuntersuchungszeitraum erstreckt sich bisher auf 5 Jahre seit der Erstimplantation der Hohlschaftendoprothese. Alle Patienten werden jährlich nachuntersucht.

Bei der letzten Nachuntersuchung waren 176 Patienten der 310 bisher nachuntersuchten völlig schmerzfrei, 104 Patienten klagten über leichte oder gelegentliche, aber reversible Beschwerden, 24 Patienten waren wegen sehr heftiger Beschwerden in ihren Aktivitäten stark eingeschränkt. Von 6 Patienten waren keine Angaben zu erhalten. Als sehr gut bis gut beurteilten 246 Patienten das Ergebnis ihrer Hüftendoprothese (79,4 %), zufrieden waren 29 Patienten (9,4 %). Als schlecht beurteilten 21 Patienten das Ergebnis (6,8 %). Keine Angaben waren von 14 Patienten zu erhalten (4,5 %).

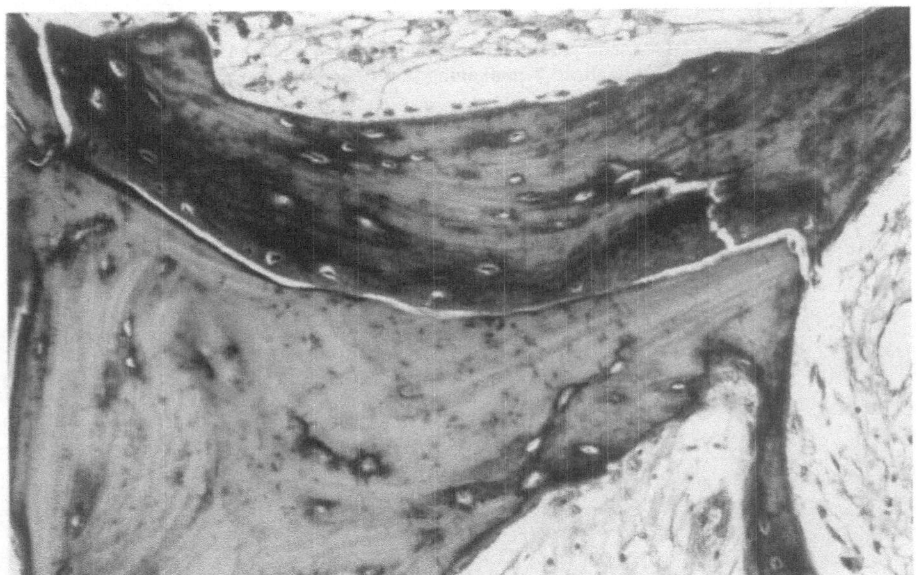

Abb. 7. Probebiopsie aus dem Zentrum der Hohlschaftprothese nach 2 1/2 Jahren anläßlich eines Pfannenwechsels bei rezidivierenden Hüftluxationen. Osteoidsäume mit Übergang in trabekuläre Knochenstraßen, deutlich sichtbar ist das gefäßreiche Fettgewebe

Zusammenfassung

Die Hohlschaftendoprothese des Hüftgelenkes soll den physiologisch ständig abgelaufenden Ab- und Anbauvorgängen des Knochens in der Implantatlage Rechnung tragen. Dieses wird ermöglicht durch die ventral und dorsal gelegenen Öffnungen der Prothese, durch die sich im Tierexperiment nachgewiesene kompakte Knochenstraßen ausbilden.

Im Rahmen eines Pfannenwechsels bei rezidivierenden Hüftluxationen infolge zu steiler Pfannenimplantation wurde nach 2 1/2 Jahren aus einem Hohlschaft eine Probebiopsie entnommen. Hier zeigt die Analyse einen vitalen Knochen im Zentrum des Hohlschaftes mit trabekulären Knochenstraßen (Abb. 7). Somit kann nachgewiesen werden, daß die transplantierte Spongiosa im Hohlschaft eine strukturgerichtete Regeneration der trabekulären, intertrochantaren Spongiosastruktur erfährt.

Literatur

1. Bensmann G, Krahl H, Quack G (1988) Überlegungen zum Problem der zementlosen Fixation von Endoprothesen. Techn Mitt Krupp 1:37–42
2. Charnley J (1979) Low friction arthroplasty of the hip. Theory and practice. Springer, Berlin Heidelberg New York
3. Dränert K (1988) Histomorphologische Beobachtungen zur Implantatverankerung. In: Maaz B, Gierse H (Hrsg) Aktueller Stand der zementfreien Hüftendoprothetik. Thieme, Stuttgart, S 31–36.
4. Judet R (1975) Totale Hüftendoprothesen aus Porometall ohne Zementverankerung. Z Orthop 113:828–829
5. Lord GA, Hardy JR, Kummer FJ (1979) An uncemented total hip replacement. Experimental study and review of 300 madreporique arthroplasties. Chir Orthop 141:2–16
6. Mittelmeier H (1974) Zementlose Verankerung von Endoprothesen nach dem Tragrippenprinzip. Z Orthop 112:27
7. Quack G, Rischke B, Bensmann G, Krahl H, Maronna U, Singewald M (1991) Die Hohlprothese. Z Orthop 129:453–459

Teil IV

Gewebeersatz – Biomaterialien in der Unfallchirurgie

Der Ersatz verlorenen Knochengewebes durch Fremdmaterialien – Entwicklungstendenzen

A. Dávid, G. Muhr und M. P. Hahn

Einleitung

Die Fortschritte der rekonstruktiven Orthopädie haben in den letzten 30 Jahren ausgedehnte Resektionen am Skelettsystem bei der Behandlung neoplastischer Erkrankungen ermöglicht. Der Wiederaufbau lasttragender Knochenanteile kann aber häufig nicht mehr durch autologes Gewebe erreicht werden, so daß zunehmend Fremdmaterialien verwendet werden müssen.

Allogene Materialien sind auch bei der operativen Therapie degenerativer Gelenkerkrankungen unverzichtbar. So wurden bereits 1984 nach Schätzungen von Goldring et al. [10] weltweit etwa 400 000 Totalendoprothesen des Hüftgelenkes implantiert. Diese Zahl dürfte heute weit höher liegen.

Aber auch in der operativen Behandlung von Frakturen werden Fremdmaterialien verwendet. Ein Teil dieser Implantate wird nach knöchernem Durchbau nicht mehr entfernt. An die Korrosionsfestigkeit, Dauerstabilität unter physiologischer Beanspruchung und Gewebeverträglichkeit dieser Materialien müssen daher besonders hohe Anforderungen gestellt werden. Zudem dürfen sie weder toxisch noch kanzerogen oder teratogen sein. Es sind daher ausgedehnte Untersuchungen notwendig, bevor allogene Implantate routinemäßig in der Klinik angewandt werden dürfen. Schließlich muß die Herstellung aber auch ökologisch und ökonomisch vertretbar sein.

Allergische Reaktionen gegen die Fremdmaterialien schränken ihre Anwendung häufig ein. Während gegen Titan bis jetzt keine gesicherten Unverträglichkeiten publiziert wurden, werden hohe Allergieraten gegen Chrom, Kobalt und Nickel angegeben [12]. Diese Metalle finden sich in Osteosynthesematerialien und zahlreichen Endoprothesen. Die Allergenität verschiedener Werkstoffe kann durch einfache epikutane Tests beim Menschen untersucht werden. Untersuchungsergebnisse an anderen Spezies sind nicht übertragbar. Dagegen können andere wesentliche biologische Reaktionen auf Fremdmaterialien durch verschiedene In-vitro-Techniken und im Tierversuch untersucht werden (Tabelle 1).

Tabelle 1. Biologische Werkstoffprüfverfahren für Implantate

1. Humane Zellkulturen
2. Tierische Embryonenkulturen
3. Tierversuche mit
   - 3.1. mechanisch unbelasteten und
   - 3.2. mechanisch belasteten Prüfkörpern
4. Biomechanische Prüfung (Bruchlast, Dauerlast)

Prüfverfahren

Bereits in den 70er Jahren haben Harms u. Mäusle [11] verschiedene Werkstoffe für Endoprothesen an humanen Fibroblastenkulturen getestet. Heute verfügen wir über zahlreiche zellulär hochdifferenzierte, gut definierte humane Zellinien und können aus menschlichen Knochenmarkbiopsien Zellsuspensionen herstellen, die sich besonders gut für Biokompatibilitätsprüfungen eignen. Es kann nicht nur der Einfluß von Werkstoffen auf die Zellvermehrung, sondern auch die Zelldifferenzierung beurteilt werden.

Geret et al. [9] implantierten Werkstoffe in Femora von Rattenembryonen. Sie konnten anhand des weiteren Femurwachstums und seiner Form Metalle mit hohen toxischen oder teratogenen Eigenschaften selektieren. Beispielsweise hemmen Eisen und Vanadium die Femurentwicklung der Ratten besonders stark, während Titan die Differenzierung des Femurs nicht beeinflußt.

Die Implantation von Prüfkörpern in subkutanes Fettgewebe, Muskeln und Knochen niederer Tierspezies zählt zu den weitest verbreiteten experimentellen Prüfverfahren. Neben der lokalen Toxizität kann auch die Art entzündlicher Fremdkörperreaktionen mit immunologischen Techniken wie Antikörperbestimmung, Immunhistologie und Histologie erfaßt werden.

Schwierig ist dagegen die Beurteilung der Teratogenität und Kanzerogenität. Rückschlüsse von niederen Spezies auf den Menschen sind nicht ohne Einschränkungen zulässig. Hier sind klinische Studien wesentlich aussagekräftiger. Glücklicherweise haben sich bis heute keine entscheidenden Beweise für einen krebsinduzierenden Effekt der gängigen Implantatwerkstoffe ergeben, auch wenn infolge einzelner Fallberichte ein solcher Zusammenhang immer wieder diskutiert wird [21, 23].

Die mechanische Stabilität der meisten Werkstoffe wird unter maximaler Belastung (Bruchlast) in 3- oder 4-Punkte-Biegeversuch und unter zyklischen Wechselbiegebeanspruchungen (Dauerlast) überprüft. Diese Testverfahren orientieren sich an deutschen Industrienormen (DIN). Mit Hilfe dieser Versuchsanordnungen kann auch der Abrieb der Materialien unter dauernder mechanischer Belastung bestimmt werden. Werkstoffe werden auch in physiologischen Lösungen gelagert, um ihre Korrosionsfestigkeit und Stabilität mit physikalisch-analytischen Methoden zu bestimmen.

Bei Dauerimplantaten, die in belasteten Skelettabschnitten einer ständigen mechanischen Beanspruchung ausgesetzt sind, muß eine stabile Verankerung im Knochen erreicht werden. Sie wird bei zementfrei fixierten Implantaten entscheidend vom direkten Knochenkontakt zur Oberfläche bestimmt. Eine mesenchymale Umhüllung wird eher als ungünstig angesehen. Tierversuche sind notwendig, um das Einwachsen des Knochens und die mechanische Tragfestigkeit der Grenzschicht zwischen Knochen und Implantat zu überprüfen. Mehrere Techniken sind entwickelt worden, wobei nur wenige ausschließlich die Stabilität des Knochen-Implantat-Verbundes unter ständiger Wechselbiegebeanspruchung überprüfen. Ein solches Versuchsmodell wurde, unabhängig voneinander, von der Arbeitsgruppe um McLaughlin [20] und im Bergmannsheil Bochum [4] entwickelt: Zylindrische Prüfkörper werden axial in die Femora von Versuchstieren implantiert. Nach einer Einheilungsphase von 2 Monaten wird ein zirkuläres Segment in Höhe der Implantatmitte reseziert. In der nun folgenden Belastungsphase wird die Festigkeit des

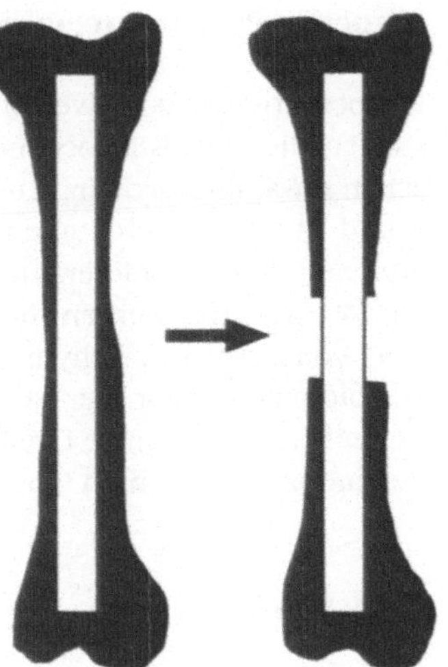

Abb. 1. Versuchsmodell zur Prüfung der Knochenhaftung an Implantatoberflächen unter Belastung. Zuerst werden die Prüfkörper mit unterschiedlichen Oberflächenstrukturen axial in Schafsfemora implantiert. Nach einer Einheilungsphase, in der Knochen an die Implantatoberfläche anwachsen kann, wird in Höhe der Implantatmitte ein zirkuläres Knochensegment vollständig reseziert. Erst jetzt wird die Grenzfläche zwischen Knochen und Implantat mechanisch belastet

Prüfkörpers im Femur ausschließlich durch die Haftung zwischen Knochen und Implantatoberfläche bestimmt (Abb. 1).

Im Tierversuch muß auch die biologische Reaktion auf Abriebprodukte beurteilt werden [24], die nicht nur eine lokale Gewebereaktion induzieren können, sondern durch Abtransport in das RES und die Blutbahn in den Körper gelangen können. Die Arbeitsgruppen um Jorgensen [14], Salvati [2] oder Rae [17] konnten erhebliche Kobalt- und Titankonzentrationen in implantatnahen Geweben, Lymphknoten und Urin von Patienten mit Endoprothesen nachweisen.

Tabelle 2. Knochenersatzmaterialien (modifiziert nach [18] und [16])

Bioaktiv	Bioinert	Biotolerant
Trikalziumphosphat	Glaskermaik	Edelstahl
Hydroxylapatit	Kohlenstoffe	Polyacetal
Korallen-HA	Titan/Ti-Legierungen	Polyethylen
Kieselalgen-HA	Cr-Co-Ni-Mo-Stahl	PMMA
Kollagen	Gelatine	
Bovines HA	Aluminiumoxidkeramik	
Bioglas		

Tabelle 3. Mechanische Kennwerte von Titan- und Kobaltlegierungen [19]

Metall	Streckgrenze N/mm^2	Zugfestigkeit N/mm^2	Bruchdehnung %	E-Modul N/mm^2
Reintitan (RT)	170–520	240–680	10–24	105000
TiAlV	900–1080	860	10	110000
CoCrMo (Guß)	450	665	8	220000
CoNiCrMo	276–1310	600–1586	10–40	230000
CoCrNiMo	450–2500	950–2650	0,6–65	230000
TiAlNb	800–1000	900–1100	10–15	110000

Knochenersatzmaterialien

Die beschriebenen Testverfahren führten zur Selektion einer großen Zahl von Werkstoffen, die sich als Knochenersatzmaterialien eignen. Sie werden nach ihrer chemischen Zusammensetzung eingeteilt in Kunststoffe, Metalle und Keramiken (Tabelle 2 und 3). Osborn [16] gliederte die Knochenersatzstoffe entsprechend ihrer Biokompatibilität in biotolerante, bioinerte und bioaktive Substanzen. Unter biotoleranten Werkstoffen werden diejenigen zusammengefaßt, die nicht abgestoßen, aber stets von einer mesenchymalen Gewebeschicht vom Knochen abgegrenzt werden. Als bioinert werden Werkstoffe klassifiziert, an die Knochengewebe ohne intermittierende mesenchymale Grenzschicht anwachsen. Die bioaktiven Werkstoffe dagegen induzieren an ihren Oberflächen eine Knochenneubildung (Osteoinduktion).

Kunststoffe

Mit der Entwicklung verschiedener Kunst- und Kohlenfaserstoffe wurde die Erwartung verbunden, Implantate herzustellen, die eine dem Knochen vergleichbare Elastizität aufweisen. Aus diesen Materialien wurden beispielsweise Femurschaftkomponenten hergestellt. Allerdings haben diese Stoffe zahlreiche Nachteile. Sie werden zumeist bindegewebig abgegrenzt, weisen einen nicht unbedenklichen Abrieb auf und neigen unter Dauerbelastung zu einer frühzeitigeren Lockerung als Metallprothesen. Derzeit ist lediglich Polyethylen als Gleitfläche für die Aluminiumoxidkeramik (Al_2O_3) oder Chrom-Kobaltimplantate weit verbreitet. Polyacetal hat sich v. a. wegen des hohen Abriebes und der frühzeitigen Lockerung nur wenig durchsetzen können [13]. Die gute Formbarkeit dieses Kunststoffes während der Polymerisation wird aber genutzt, um große mechanisch belastbare Implantate formgerecht herzustellen. Sie werden nach ausgedehnten Beckenresektionen als Knochenersatz verwendet.

Metalle

Metalle werden im wesentlichen als Stahl-, Chrom-Kobalt- und Titanlegierungen angewandt. Stahl in seinen unterschiedlichen Veredelungen besitzt eine hohe Steifigkeit und ist im Vergleich zu den beiden anderen Metallegierungen preisgünstig herzustellen. Am meisten wird es als temporäres, lasttragendes Implantat bei Osteosynthesen eingesetzt. Ein entscheidender Nachteil ist die mit etwa 3–12 % angegebene Allergierate gegen Nickel und Chrom, die derzeit obligate Bestandteile der Edelstahle sind [12]. Dieses Problem existiert auch bei den Chrom-Kobalt-Molybdenlegierungen. Einige enthalten sogar Nickel. Die entscheidenden Vorteile dieser Prothesenwerkstoffe sind ihre hohe Festigkeit, der geringe Abrieb und die hohe Korrosionsbeständigkeit [2].

Das Reintitan hat eine geringen Festigkeit, so daß es nur als Osteosynthesematerial verwandt werden kann; wird Reintitan als Knochenersatz eingesetzt, ist stets eine abstützende Osteosynthese erforderlich (Abb. 2). In der Endoprothetik können nur Titanlegierungen mit Aluminium, Vanadium oder Niobium angewandt werden.

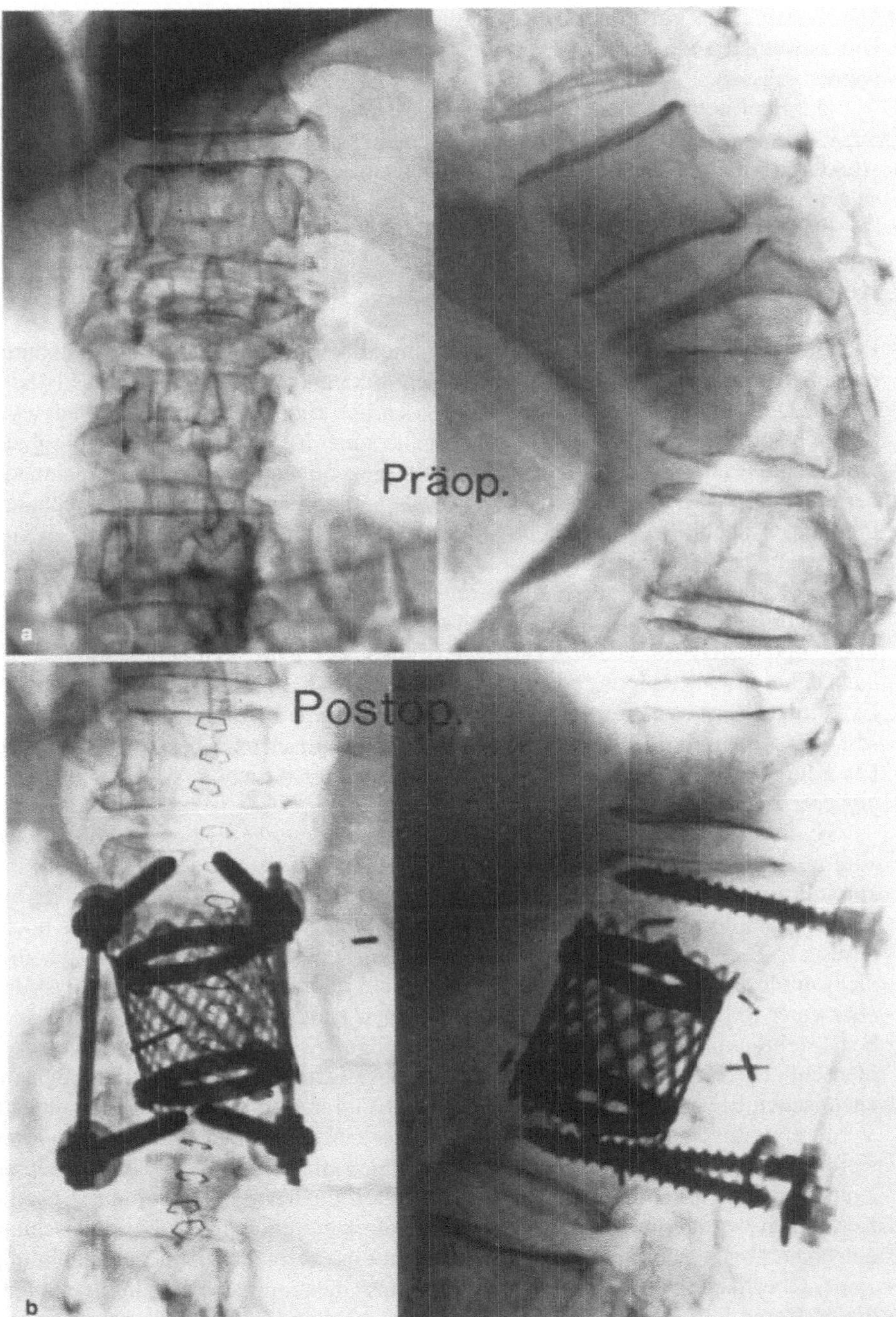

Abb. 2 a, b. Wirbelkörperplatzhalter (nach Moss) aus Reintitan. Nach Resektion des Wirbelkörpers wegen abszedierender tuberkulöser Spondylodiszitis wird das Titanimplantat in den Defekt eingebracht. Wegen der geringen mechanischen Belastbarkeit wird eine Protektion durch eine dorsale Spondylodese notwendig. **a** Präoperatives Röntgenbild, **b** postoperative Kontrolle

Die Toxizität von Vanadium oder Aluminium ist allerdings nicht unbedenklich, wie Untersuchungen von Geret [9] zeigen, so daß alternative Legierungen entwickelt werden müssen.

Die Reaktion des Knochens auf Titan ist günstig, die Oberfläche wird bis zu 30 % direkt vom Knochen umwachsen, so daß es bei einer aufgerauhten oder grob strukturierten Oberfläche auch zu einer mechanisch relevanten Verankerung zwischen Knochen und Implantat kommen kann.

Keramiken

Biologisch verträglich sind die Aluminiumoxidkeramik (Al_2O_3) und Kalziumphosphatkeramiken. Die Aluminiumoxidkeramik hat ein extrem hohes Elastizitätsmodul. Die Implantate sind daher außerordentlich rigide. Zudem bildet sich zwischen Knochen und der Keramikoberfläche eine mechanisch kaum belastbare Grenzschicht aus [8], so daß keine Vorteile gegenüber metallischen Implantaten bestehen. Das extrem günstige Abriebverhalten allerdings führt zu kaum meßbaren Partikeln. Daher wird Aluminiumoxidkeramik als Gleitkörper bei künstlichen Gelenken eingesetzt (Keramikkopf).

Die Kalziumphosphatkeramiken unterscheiden sich in ihrer Wasserlöslichkeit und biologischen Degradation. Klinisch angewandt werden das Trizalkiumphosphat (TCP) und das Hydroxylapatit. Das TCP ist löslich und vollständig degradierbar. Es kann daher nur als temporäre Defektfüllung im Knochengewebe eingesetzt werden. Experimentell ist es gelungen, TCP mit Antiseptika wie Silber und Jodid zu belegen. Mit dem Abbau des TCP werden auch diese antiseptischen Substanzen freigesetzt [7]. Klinisch ist TCP als Trägersystem allerdings noch nicht in relevantem Maße eingesetzt worden.

Hydroxylapatit ist eine Pentakalziumphosphatkeramik, die nur bei hoher Porosität im geringeren Maße degradabel ist [16]. HA kann heute aus Korallen und kalkinkrustierten Kieselalgen hergestellt werden. Die Makrostruktur bei diesen Körpern ist allerdings vorgegeben. Beide Keramiken besitzen demnach eine hochporöse. z. T. wabenförmige Struktur. Diese natürlichen Keramiken haben sich aber nicht durchsetzen können, da sie extrem brüchig sind und unter geringem Druck oder unter Reibung zerbröseln. Mit der bovinen Kalziumphosphatkeramik (Endobon) steht ein Knochenersatzstoff zur Verfügung, der eine vollständige, dem menschlichen Knochen vergleichbare spongiöse Struktur hat und in den physikochemischen Eigenschaften dem Hydroxylapatit im menschlichen Knochen gleicht. Verunreinigungen mit tierischem Protein, wie sie im sog. Kieler Span nachgewiesen werden konnten, sind in den neueren Präparaten nicht zu finden. Hydroxylapatit kann auch aus Kalzium und Phosphat synthetisch hergestellt werden [6]. Alle Keramiken werden im Knochen vollständig ohne mesenchymale Zwischenschicht eingebaut [18]. Osborn [16] beobachtete sogar eine vermehrte Knochenneubildung an der Oberfläche von Hydroxylapatitkörpern, so daß er eine osteoinduktive Potenz dieser Keramik annahm. Zudem wurde ein schnelleres Heranwachsen von Knochengewebe an die HA-Oberfläche gesehen [4]. Allerdings sind auch gegenteilige Ergebnisse publiziert [15].

Da Hydroxylapatit sehr spröde ist, zerbricht es leicht unter mechanischer Belastung. Es kann daher nur in unbelasteten Skelettbereichen als Knochenersatz Verwendung finden. Zumindest müssen Hydroxylapatitblöcke in großen knöchernen Defektzonen durch zusätzliche Osteosynthesen geschützt werden, sofern die Hydroxylapatitblöcke mechanisch belastet werden.

Prothesen und in neuerer Zeit auch Osteosynthesematerialien [5] wurden mit Hydroxylapatit beschichtet. Mit dieser Technologie wird versucht, die knöcherne Einheilung von Implantaten zu beschleunigen und eine feste mechanische Verankerung zu erreichen. Experimentelle Daten [4, 20] und in zunehmendem Maße auch klinische Beobachtungen [1] zeigen aber ein Abplatzen der HA-Schicht von Endoprothesen unter physiologischer Dauerbelastung. Bei Osteosyntheseschrauben dagegen bleibt die Hydroxylapatitbeschichtung intakt und ermöglicht eine mechanisch stabile knöcherne Ummauerung der Schrauben [5]. Derartige Schrauben befinden sich zur Zeit in klinischer Erprobung.

Neuere Forschungen streben eine Verbesserung der osteoinduktiven und konduktiven Wirkung der Kalziumphosphatkeramiken durch Beschichtungen mit parakrinen osteoinduktiven Substanzen an. Diese Glykoproteine können auch im nichtossären Gewebe eine Knochenneubildung induzieren (Übersicht bei [22]). Vor allem des Bone Morphogenetic Protein (BMP) und der Tissue Growth Factor β (TGF-β) werden derzeit als Zusatz zu bovinem Hydroxylapatit untersucht. Kontrollierte klinische Studien sind bereits begonnen worden.

Biologisch verträgliche Silikate (Biogläser) und kalziumphosphathaltige Silikate (Glaskeramik) sind ebenfalls experimentell untersucht worden. Ihre chemische Beständigkeit im Gewebe kann durch verschiedene Oxide (Aluminium-, Zirkonium- und Tantaldioxide) variiert werden. Dennoch zeigen sie gegenüber den Kalziumphosphatkeramiken keine günstigeren biologischen Eigenschaften, so daß ihre klinische Anwendung derzeit nicht sinnvoll erscheint.

Gewebeextrakte aus tierischen Knochen wie die sog. Knochengelatine oder Kollagene, induzieren bei Zusatz von Kalzium und Phosphat eine geringe knöcherne Neubildung [18]. Diese Substanzen eignen sich auch als Träger verschiedener Pharmaka wie Antibiotika, Antiseptika oder Fibrin. Da diese Substanzen keine mechanische Festigkeit aufweisen, ist ihr Einsatz in der Klinik allerdings derzeit eingeschränkt.

Zusammenfassung

In den letzten 30 Jahren sind zahlreiche Knochenersatzmaterialien entwickelt worden, die heute routinemäßig klinisch eingesetzt werden. Hierzu zählen v. a. die biologisch inerten Metalle und ihre Legierungen, die in belasteten Skelettanteilen auch als Dauerimplantat eingesetzt werden können. Die Nebenwirkungen sind nach heutigem Kenntnisstand eher gering. Allerdings ist eine sarkominduzierende Wirkung der Chrom-/Kobaltlegierungen derzeit nicht mit Sicherheit auszuschließen.

Der klinische Einsatz von Fremdmaterialien mit osteoinduktiven oder osteokonduktiven Eigenschaften ist noch begrenzt. Diese Werkstoffe, zu denen die Hydroxylapatitkeramiken zählen, sind außerordentlich spröde und zerbersten unter

Dauerwechselbiegebeanspruchung. Ihre Hauptindikation ist daher die Defektauffüllung in spongiösen Knochen an Stelle einer autologen Knochentransplantation.

Die Forschung konzentriert sich derzeit auf eine Verbesserung der osteoinduktiven Eigenschaften dieser Knochenersatzmaterialien. Bei den lasttragenden Metallprothesen wird eine Beschichtung mit Hydroxylapatit favorisiert. Allerdings ist die Haftfestigkeit dieser Schicht auf dem Metall nocht nicht ausreichend, um einer physiologischen Beanspruchung zu widerstehen. Bei den Knochenersatzmaterialien, die nur in nicht-belasteten Knochenabschnitten eingesetzt werden können, wird der Zusatz oder eine Beschichtung mit parakrinen osteoinduktiven Substanzen wie BMP und TGF-β experimentell untersucht. Möglicherweise kann mit diesen Technologien ein wesentlich verbesserter Knochenersatz geschaffen werden, der der autologen Spongiosa gleicht. Diese ist derzeit nach biologischen und mechanischen Kriterien der beste Knochenersatz.

Literatur

1. Bauer TW, Geesink RCT, Zimmermann R, McMahon JT (1991) Hydroxylapatitcoated femoral stems. J Bone Joint Surg [Am] 73:1439–1452
2. Brien WW, Salvati EA, Betts F et al. (1992) Metal level in cemented total hip arthroplasty. Clin Orthop Relat Res 276:66–74
3. Charnley J (1960) Anchorage of the femoral head prosthesis to the shaft of the femur. J Bone Joint Surg [Br] 42:28–30
4. Dávid A, Eitenmüller J, Pommer A, Muhr G (1992) Tierexperimentelle Untersuchungen über die Haftfestigkeit verschiedener Oberflächenbeschichtungen am Knochen. Hefte Unfallheikd 220:599
5. Dávid A, Pommer A, Eitenmüller J, Muhr G (1993) Vergleichende Untersuchung zur Haftfestigkeit von AO/ASIF-Schrauben und Hydroxylapatit-beschichteten Schrauben im Tierexperiment. Unfachirurg 96:12–17
6. Dörre E (1989) Hydroxylapatitkeramik-Beschichtungen für Verankerungsteile von Hüftgelenksendoprothesen (Technische Aspekte). Biomed Tech 3:46–52
7. Eitenmüller J (1983) Über die Anwendung von Trikalziumphosphat-Keramik bei aseptischen und septischen Knochendefekten. Eine vergleichende tierexperimentelle Untersuchung. Habilitationsschrift
8. Eitenmüller J, Schmickal T, Dávid A, Muhr G (1990) Vergleichende Untersuchungen über das Anwachsverhalten und die Knochenhaftung verschiedener Implantatwerkstoffe. – Eine tierexperimentelle Untersuchung. Unfallchirurg 93:405
9. Geret V, Perren SM, Gold J, Disegi J (1990) Biocompatibility tests for biomaterials: thiodized titanium (VIVTOL-THIODIZED). Annual Report AO Research Center Davos
10. Goldring SR, Schiller AL, Roelke M, Rouke CM, O'Neill DA, Harris WH (1983) The synovial-like membrane at the bone-cement-interface in loose total hip replacements and its proposed role in bone lysis. J Bone Joint Surg [Am] 65:575–584
11. Harms J, Mäusle E (1980) Biokompatibilität von Implantaten in der Orthopädie. Hefte Unfallheilkd 144
12. Hierholzer S, Hierholzer G (1984) Metallallergie als pathogenetischer Faktor für die Knocheninfektion nach Osteosynthesen. Unfallheilkunde 87:1–6
13. Jenny H, Morscher E (1984) Entwicklung und aktueller Stand der isoelastischen Hüftendoprothese. In: Rahmanzadeh R, Faensen M (Hrsg) Hüftgelenksendoprothetik. Springer, Berlin Heidelberg New York Tokio
14. Jorgensen TJ, Munno F, Mitchell GT, Hungerford D (1983) Urinary cobalt levels in patients with porous Austin-Moore prostheses. Clin Orthop 176:124–126

15. Mandelkow HK, Hallfeldt KKJ, Kessler SB, Gayk M, Siebeck M, Schweiberer L (1990) Knochenneubildung nach Implantation verschiedener Hydroxylapatitkeramiken. Unfallchirurg 93:376–379
16. Osborn JF (1985) Implantatwerkstoff Hydroxylapatitkeramik. Quintessenz, Berlin Chicago London Rio de Janeiro Tokio
17. Rae T (1981) The toxicity of metals used in orthopaedic prostheses. J Bone Joint Surg [Br] 63:435–440
18. Roesgen M (1991) Knöcherne Regeneration und Kalziumphosphatkeramiken. In: Weller S, Hierholzer G (Hrsg) Traumatologie aktuell. Thieme, Stuttgart New York
19. Semlitsch M, Staub F, Weber H (1985) Titanium-Aluminium-Niobium alloy, development for biocompatible, high strength surgical implants. Biomed Tech 30:334–339
20. Shen W-J, Chung KC, Wang G-J, McLaughlin RE (1992) Mechanical failure of hydroxyapatite- and polysufone-coated titanium rods in a weight-bearing canine model. J Arthroplasty 7/1:43–49
21. Swann M (1984) Malignant soft tissue tumor at the site of a total hip-replacement. J Bone Joint Surg [Br] 66:629
22. Thielemann F, Holz U, Treiber U, Herr G (1987) Parakrine Regulationsmechanismen des Knochengewebes. Hefte Unfallheilkd 185:35–42
23. Ward JJ, Thornbury DD, Lemons JE, Dunham WK (1990) Metal-induced sarcoma. A case report and literature review. Clin Orthop Relat Res 252:299–306
24. Willert HG (1985) Mechanische und biologische Probleme des Knochenzementes. In: Maaz B, Menge M (Hrsg) Aktueller Stand der zementfreien Hüftendoprothetik. Thieme, Stuttgart New York

Resorbierbares Schrauben- und Bandersatzmaterial im Spiegel der letzten 10 Jahre – Entwicklungstendenzen

H. J. Helling und K. E. Rehm

In der Chirurgie der Gelenkbänder und der Frakturenbehandlung werden seit Beginn der 80er Jahre bei verschiedenen Indikationen resorbierbare Materialien verwendet. Die hierzu verwendeten Ausgangssubstanzen sind seit Anfang der 70er Jahre als Fadenmaterialien in klinischem Gebrauch. Kulkarni et al. haben 1966 und 1971 das Abbauverhalten von Polylactid in vitro und in vivo biochemisch untersucht [26, 27]. Sie konnten zeigen, daß

1. Polylactide ohne wesentliche Fremdkörperreaktionen vollständig abgebaut werden können,
2. Poly-L-Lactid (das Polymer aus linksdrehenden Milchsäuremonomeren) deutlich langsamer abgebaut wird als das entsprechende Polymer aus seinem rechtsdrehenden Racemer Poly-DL-Lactid.

Das erste, seit 1979 klinisch verfügbare biodegradierbare Material war das Fadenmaterial Dexon® aus Polyglykolsäure [18]. Ein weiteres Kopolymer aus Polylactid und Polyglykolsäure im molekularen Verhältnis von 90:10 kam ebenfalls Anfang der 70er Jahre in klinischen Gebrauch mit dem Namen Vicryl® [9]. Seit 1980 steht das Fadenmaterial PDS in klinischer Anwendung [28, 32]. Es besteht aus dem Polymer Polydioxanon. PDS zeichnet sich im Vergleich mit den vorgenannten Materialien durch eine 4mal größere Reißfestigkeit gegenüber Vicryl und eine stark verlängerte Zeit bis zur vollständigen Resorption aus.

Resorbierbare Bandmaterialien

Mit der Verfügbarkeit von hochreißfesten Bändern und Kordeln aus PDS begannen experimentelle und klinische Prüfungen zum Einsatz dieses Materials. Es zeigt eine Bruchlast von 605 Newton. Nach Implantation in vivo ist seine Reißfestigkeit nach 6 Wochen auf 50 % gesunken. Als Nachteil muß jedoch sein Kriechverhalten angesehen werden: In der Nähe des Reißpunktes findet sich eine Verlängerung um 30 % [33, 34].

Die Anwendung von PDS-Kordeln und -Bändern hat sich experimentell und klinisch bei 2 Indikationen durchgesetzt:

1. zur Schienung einer sicheren Bandnaht (Augmentationsnaht),
2. zur Schienung einer autologen Bandplastik (Augmentationsplastik).

Die Sicherung und Schienung einer belasteten Bandnaht durch die hochfeste Kordel erlaubt eine frühfunktionelle Behandlung des entsprechenden Gelenkes, während das implantierte Schienungsmaterial bei fortschreitender Bandheilung abgebaut wird. Folgende Anwendungen sind in klinischem Gebrauch:

1. Am Akromioklavikulargelenk kann bei frischer Verletzung die Naht der korakoklavikulären Bänder durch eine flaschenzugartige Umschlingung von Korakoid und Klavikula entlastet und die Naht der akromioklavikulären Bänder durch eine achtertourartige Fixierung des Klavikulaendes gegenüber dem Akromion gesichert werden (Abb. 1). In einer Serie von 24 Patienten waren nach 1 Jahr 18 subjektiv beschwerdefrei, 3 berichteten über gelegentliche Beschwerden, bei 3 weiteren konnte keine Nachuntersuchung durchgeführt werden. Eine erneute Dislokation der Klavikula war in keinem der nachuntersuchten Fälle aufgetreten [35].
2. Bei der seltenen Sternoklavikulargelenkluxation können ebenso die Nähte der sternoklavikulären und kostoklavikulären Bänder durch PDS-Kordel verstärkt werden [35].
3. Die frische Ruptur der Achillessehne ist ein 3. Beispiel für Schienung einer Bandnaht, bei der die Achillessehnenstümpfe in modifizierter Kirchmayr-Technik genäht werden können. Es ist anschließend eine sichere frühfunktionelle Nachbehandlung möglich.

Die Schienung einer autologen Bandplastik ist beim Ersatz des vorderen Kreuzbandes in weitverbreitetem klinischen Gebrauch. Kennedy et al. empfahlen 1980 hierzu noch ein nichtresorbierbares alloplastisches Flachband [25]. Experimentell und

1
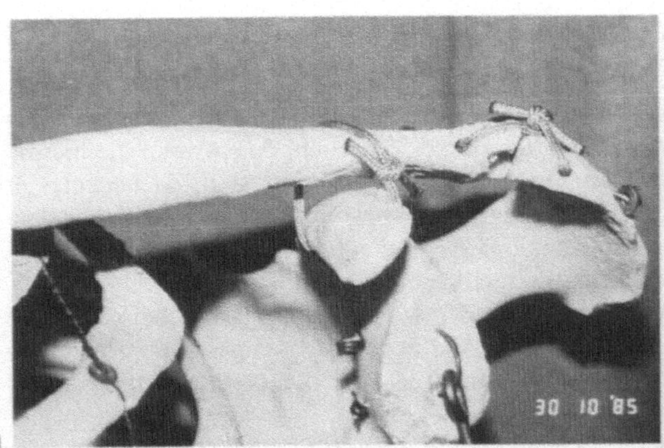

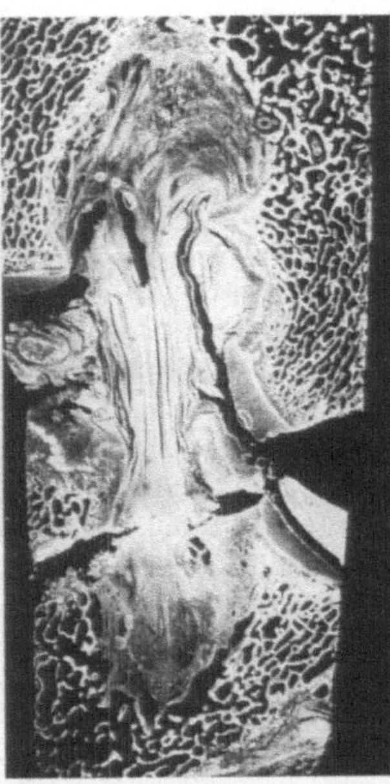
2

Abb. 1. Modell der Augmentationsnaht einer Schultergelenksprengung

Abb. 2. PDS-Kordel, augmentierter Ersatz des vorderen Kreuzbandes im Schafsknie – experimenteller Befund

klinisch hat sich die Verwendung von PDS-Kordel zur vorübergehenden Verstärkung des autogenen Kreuzbandtransplantates durchgesetzt [22, 35]. Es wird hauptsächlich in der Kombination mit dem zentralen Patellarsehnendrittel implantiert. Das PDS-Band dient hierbei als Kraftträger und zur Verlängerung der Verankerung (Abb. 2).

Der alleinige Ersatz eines Gelenkbandes durch resorbierbare Kordel oder Naht starkbelasteter Gelenkverbindungen mit PDS-Kordel haben sich nicht durchgesetzt, da das Material unter Last ein deutliches Kriechverhalten zeigt. Vorgespannte PDS-Kordel zeigt bei Hydrolyse in vitro in den ersten 2 Tagen bereits eine Relaxation auf 30–40 % der Ausgangsspannung [33, 34].

Experimentell wurde die PDS-Kordel an Schafspatellaosteotomien als Zuggurtung geprüft. Bei diesem biomechanisch sehr anspruchsvollen Modell zeigte sich, daß die Osteotomien stets nur unter Distanzierung heilen [46]. Aus demselben Grund sind die anfänglichen Anwendungen von PDS-Kordel zur Naht einer Beckensymphysenruptur oder einer Iliosakralfugensprengung wieder aufgegeben worden, wenn es sich um eine instabile Beckenhalbgelenkverletzung handelt. Die isolierte Symphysenruptur ist weiterhin sehr gut mit PDS-Kordel zu stabilisieren [21].

Eine Zukunftsentwicklung dürfte hier die Herstellung hochmolekularer Polylactidbänder mit stark verringertem Kriechverhalten und verlängerten Resorptionszeiten sein.

Frakturbehandlungen mit biodegradierbaren Implantaten

Die Anwendung biodegradierbarer Implantate in der Frakturbehandlung ist aus 2 Gründen wünschenswert:

1. Für den größten Teil metallischer Implantate ist nach knöcherner Ausheilung eine Zweitoperation zur Metallentfernung erforderlich. Auch wenn die hiermit verbundenen Komplikationen für den Patienten gering sind, so bedeutet es dennoch einen bei Verwendung biodegradierbarer Implantate vermeidbaren operativen Eingriff. Durch erneute stationäre Krankenhausbehandlung mit Arbeitsausfall entstehen volkswirtschaftlich wirksame Kosten.Böstmann hat hierzu in einer retrospektiven Studie am eigenen Krankengut gezeigt, daß bei gegebener Indikation hohe Anteile der Gesamtbehandlungskosten eingespart werden können, wenn biodegradierbare und nicht mehr zu entfernende Implantate verwendet wurden [6].
2. Es ist für die Qualität der Knochenheilung von Vorteil, wenn bei zunehmender Durchbauung einer Fraktur die fixierenden Implantate zunehmend weniger Last übernehmen. So zeigt als klassisches Beispiel ein kortikaler Knochen unter einer Osteosyntheseplatte bleibend eine osteoporotische Struktur. Diese wird erst zu einer festen lamellären kortikalen Struktur umgebaut, wenn das lastübernehmende Metallmaterial wieder entfernt worden ist („stress shielding" und Osteoporose durch Minderdurchblutung unter der druckausübenden Platte [40, 44]).

Die für die Frakturbehandlung mit biodegradierbaren Materialien geeigneten Ausgangssubstanzen sind Polymere aus den Monomeren Glykolsäure, Milchsäure oder Paradioxanon. Hieraus resultieren die Polymere Polylactid, Polyglykolsäure und

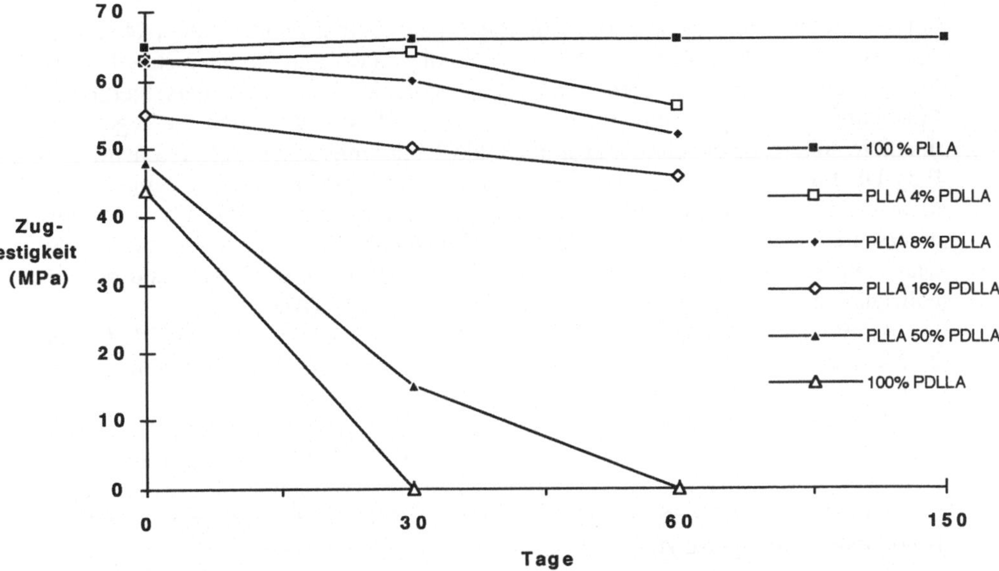

Abb. 3. Zugfestigkeit verschiedener Polylactide in vitro. Zunehmende Anteile des Polylactids aus rechtsdrehendem Monomer – PDLLA – bewirken abnehmende Zugfestigkeit und schnelleren Abbau [Nach 42, 43]

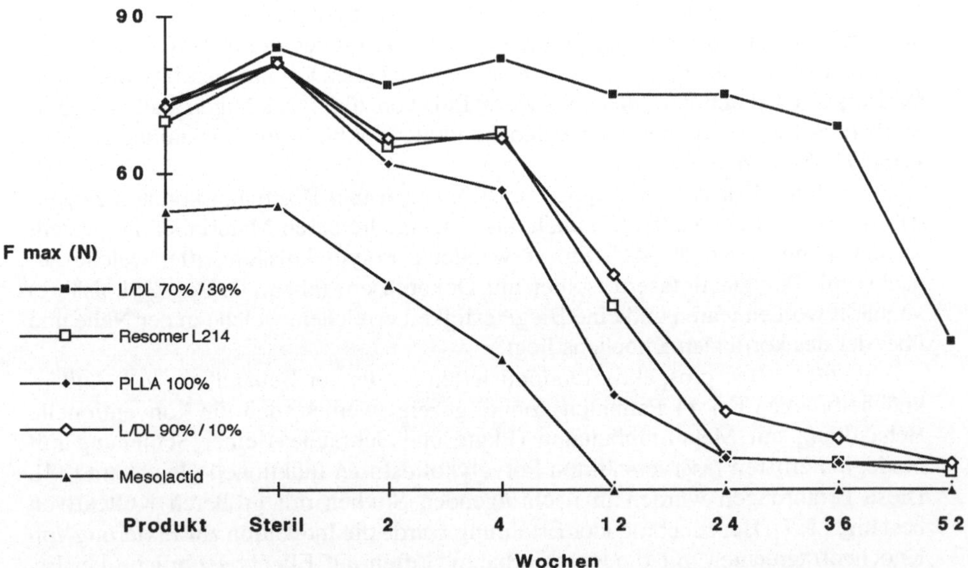

Abb. 4. Verlust der mechanischen Festigkeit (Bruchlast) im Zeitverlauf bei Polylactiden mit sinkendem Molgewicht (L/DL 70/30 > Resomer 214 > PLLA 100 > L/DL90/10 > Mesolactid). (Claes, pers. Mitteilung)

Polydioxanon. Um günstige mechanische Eigenschaften und ein unterschiedlich rasches Abbauverhalten zu erreichen, werden diese Polymere in unterschiedlichem Molgewicht (bis zu mehreren hunderttausend Dalton) und in unterschiedlicher Mischung zu Kopolymeren verwandt. So hat reines Poly-L-Lactid in der Regel eine deutlich höhere mechanische Festigkeit als Kopolymere aus Poly-L-Lactid mit Poly-DL-Lactid. Diese Kopolymere weisen eine sinkende Festigkeit bei zunehmendem Anteil an rechtsdrehendem Poly-DL-Lactid auf (Abb. 3) [42, 43]. Auch die unterschiedliche Molgewichtsgröße hat Einfluß auf die Ausgangsfestigkeit, auf die Dauer bis zum Verlust der mechanischen Festigkeit durch Hydrolyse und bis zur vollständigen Auflösung sowohl in vitro als auch in vivo (Abb. 4).

Am Beispiel des experimentell überprüften Kopolymers aus Poly-L/DL-Lactid im Mischungsverhältnis von 70:30 kann das für biodegradierbare Materialien typische Zeitmuster seines Abbaues in vivo gezeigt werden (Abb. 5).

Der mechanische Zerfall geht nach 15 Monaten mit einer Einsprossung von Bindegewebe in den Implantatkörper einher. Nach 18 Monaten ist das Implantat in kleinste Fragmente zerfallen, vorübergehend ist stets eine mehr oder weniger ausgeprägte Rundzellinfiltration vorhanden. Nach 2 Jahren ist das Implantat weitgehend bindegewebig ersetzt.

Biodegradierbare Stifte

Ein Stift aus Polydioxanon (Ethipin®) wird seit 1984 klinisch und experimentell zur Fixierung nicht belasteter kleiner Knochenfragmente verwendet. Claes et al. haben ostechondrale Schafsfemurkondylenfragmente mit PDS-Pins erfolgreich zur Einheilung gebracht [8]. Ebenso wurden Berichte über erfolgreiche Schienungen kleiner kortikaler Brüche an Fingerphalangen mit PDS mitgeteilt [16, 45].

Eigene Untersuchungen mit einem neu entwickelten Polylactidstift (Kopolymer aus Poly-L/DL-Lactid im Mischungsverhältnis von 70:30) bestätigen, daß biodegradierbare Stifte gut geeignet sind, osteochondrale Frakturen zur Ausheilung zu bringen [17] (Abb. 6).

Die finnischen Arbeitsgruppen um Rokkanen und Böstmann konnten zeigen, daß faserverstärkte Werkstoffe auch aus biodegradierbaren Materialien hergestellt werden können [37, 39, 41]. Sie verwendeten Polyglykolsäurestifte, welche zunächst mit Polyglactinfasern, später mit Dexonfasern (ebenfalls Polyglykolsäure) verstärkt worden waren und eine Biegefestigkeit erreichen, welche in der Nähe und über der des kortikalen Knochens liegt.

In einer ersten prospektiv randomisierten Studie zur Behandlung von Außenknöchelbrüchen bei 44 Patienten konnte gezeigt werden, daß die konventionelle Behandlung mit Metallimplantaten (Platte und Schrauben) einer Schienung mit biodegradierbaren faserverstärkten Polyglykolidstiften funktionell gleichkam [38]. Diese Erfahrungen wurden in nachfolgenden Studien mit größeren Kollektiven bestätigt [1, 7]. Bei zunehmender Erfahrung wurde die Indikation zur Fixierung von Knochenfragmenten mit biodegradierbaren Stiften auf Ellenbogenbrüche bei Erwachsenen und Kindern ausgeweitet [2, 19, 23].

In einer ebenfalls prospektiv randomisierten Studie wurden distale Radiusbrüche bei 40 Patienten vergleichend mit Polyglykolsäurestiften oder Kirschner-Drähten fixiert. In beiden Gruppen war das funktionelle Zweijahresergebnis vergleichbar [20].

In einer eigenen Studie konnte gezeigt werden, daß Radiusköpfchenbrüche durch biodegradierbare Stifte (Polyglykolsäurestifte oder hochfeste neu entwickelte Polylactidstifte) bei 22 von 25 Patienten mit gutem und sehr gutem Langzeitergebnis behandelt werden konnten [17].

Grundätzlich lassen sich für die Behandlung mit biodegradierbaren Stiften 3 Indikationsgruppen angeben:

1. Fixierung von apikalen Fragmenten, z. B. Radiusköpfchenbrüche [24], distale Radiusbrüche [20], Innenknöchelbrüche oder Weber-A-Außenknöchelbrüche sowie hintere Tibiakantenfragmente,
2. Fixierung von osteochondralen Frakturen an Femurkondylen oder Taluskuppel bei Trauma oder Osteochondrosis dissecans, ebenso osteochondrale Fragmente an Patellakante, Femurkopf, Oberarmkopf oder Ellenbogen,
3. Fixierung spongiöser („verlorener") Fragmente, welche beim Wiederaufbau von Knochenbrüchen des Kalkaneus, Talus, Azetabulums oder Skaphoids verwendet werden.

Biodegradierbare Schrauben

Wegen der grundsätzlich geringeren Scherfestigkeit von Plastikmaterialien gegenüber Metallen können die aus der klassischen Osteosynthese bekannten Fixierungsformen mit Platten und Schrauben nicht komplikationslos auf biodegradierbare Implantate übertragen werden. Dennoch können nicht belastete kortikale kleine Fragmente mit biodegradierbaren Platten und Schrauben erfolgreich fixiert werden. Maxillofaziale Frakturen sind bereits 1972 mit Polylactidschrauben und -platten fixiert worden [10, 11, 15]. Schrauben aus Polydioxanon oder aus weiterentwickelten Polylactiden wurden ebenfalls bei maxillofazialen Indikationen eingesetzt [14, 29].

Seit 1988 sind faserverstärkte Polyglykolsäureschrauben klinisch verfügbar, welche bei Knöchel- und Ellenbogenfrakturen eingesetzt wurden [30].

Komplikationen und Probleme mit biodegradierbaren Implantaten

Biodegradierbare Implantate sind, wie die genannten prospektiv randomisierten Studien ausweisen, bei geeigneter Indikation sicher in der Lage, eine anatomische Reposition bis zur knöchernen Ausheilung zu fixieren. Dislokationen sind selten. In einer Übersicht hat Böstmann Dislokationen in nur 1,2 %, und bakterielle Wundinfekte in 1,7 % festgestellt [5]. Ein den biodegradierbaren Implantaten eigenes und besonderes Problem stellen jedoch entzündliche Weichteilreaktionen mit Fremdkörperreaktionen unterschiedlicher Ausprägung dar [3, 31]. Diese Reaktionen reichen von entzündlichen Schwellungen über subkutane Sekretansammlungen bis hin zu sterilen Fistelbildungen mit Entleerung über sterile Wundfisteln des weitgehend aufgelösten und fragmentierten, jedoch vom Körper nicht resorbierten Materials.

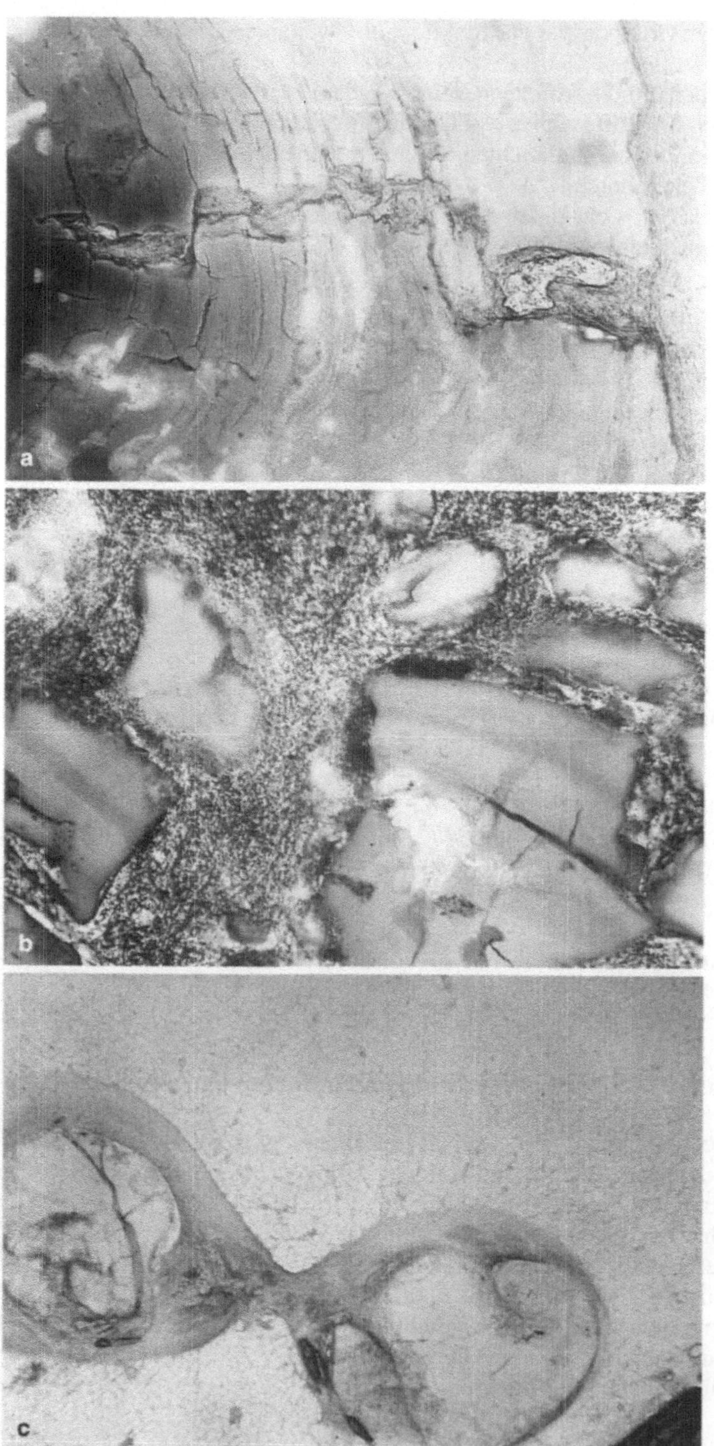

Abb. 5 a–c. Poly L/DL-Lactidprüfstift im Schafstibiamarkraum. Mikroskopischer Explantationsbefund, **a** nach 15 Monaten: 11fach, **b** nach 18 Monaten: 27fach, **c** nach 24 Monaten: 11fach

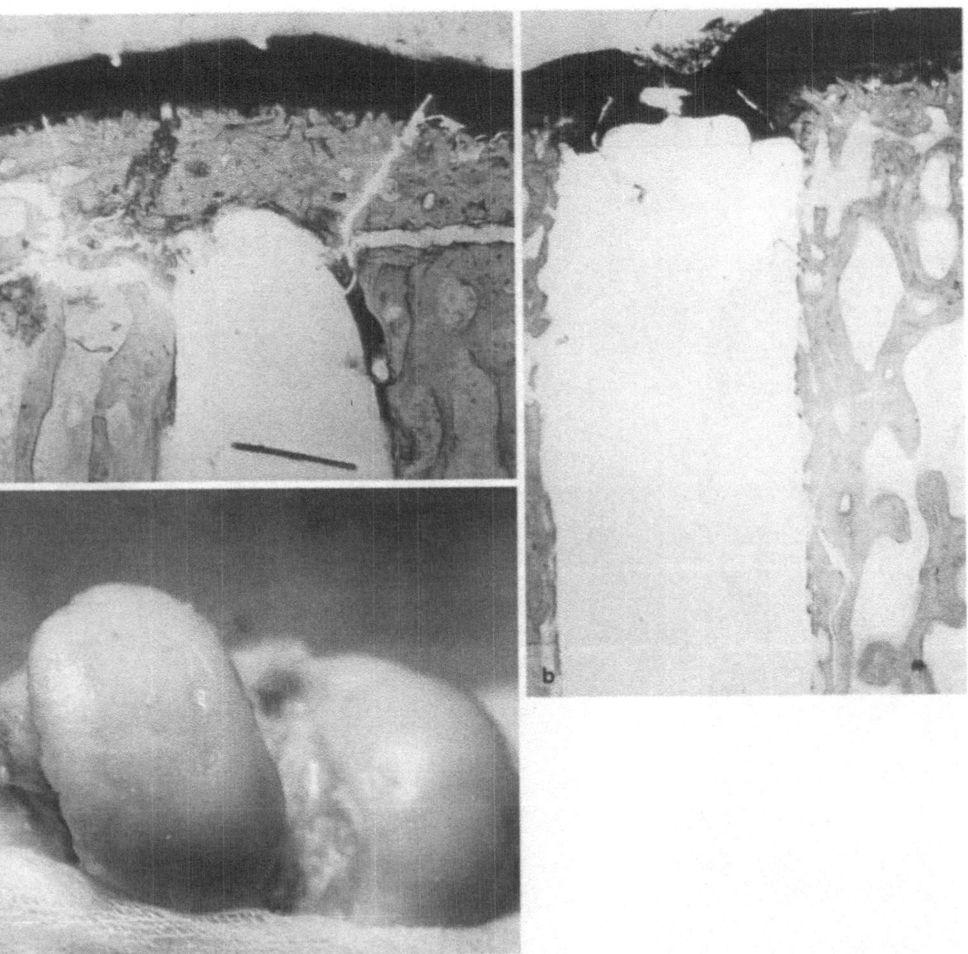

Abb. 6 a–c. Osteochondraler Flake von der medialen Schafsfemurkondyle. Fixierung mit Polylactidstift (Kopolymer aus Poly L/LD-Lactid im Mischungsverhältnis 70:30); **a** nach 4 Wochen: 16fach, **b** Ausheilung nach 6 Monaten: 24fach, **c** Ausheilung, Explantat nach 6 Monaten

Die Häufigkeit des Auftretens solcher Fisteln scheint abhängig vom verwendeten Material und der verwendeten Materialmenge: In einer Studie mit großvolumiger Polylactidplattenosteosynthese am Außenknöchel entwickelten 9 von 19 Patienten Fisteln, entsprechend 48 % [12], hingegen bisher 0 % von 33 Patienten bei einem neu entwickelten Polylactidkopolymer aus Poly-L/DL-Lactid, welches stets als 2-mm-Pin verwendet worden ist [36].

Weiterhin scheinen diese Komplikationen abhängig von der Lokalisation zu sein. So werden bei Knöchelbruchbehandlungen mit biodegradierbaren Implantaten zwischen 5 und 8 % entzündlicher Weichteilreaktionen angegeben [3, 13]. Am Handgelenk (Fixierung von distalen Radiusfrakturen) traten bis zu 25 % entzündliche Weichteilreaktionen auf, so daß vorübergehend von der Indikation Fixierung

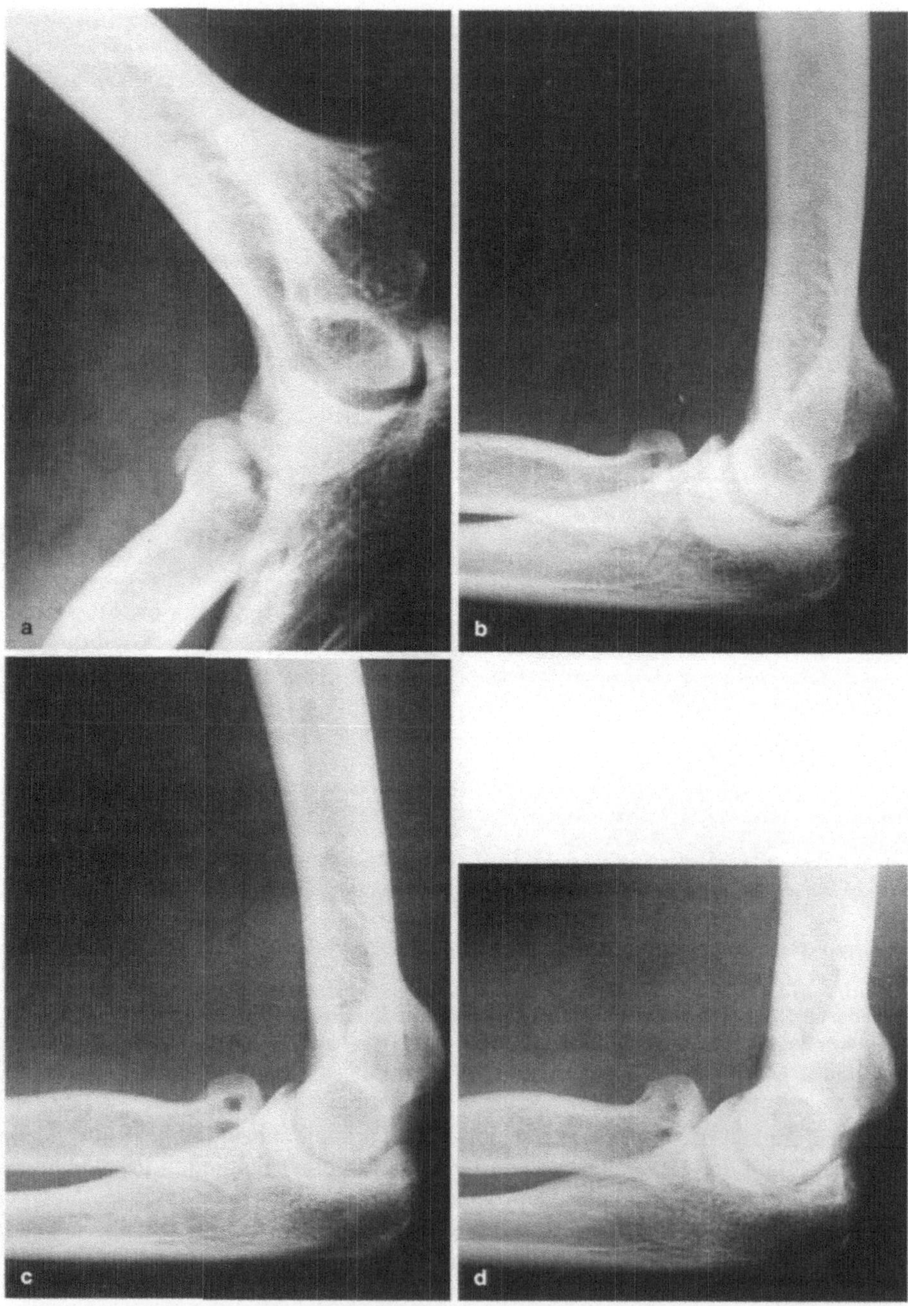

Abb. 7 a–d. Osteolysen bei faserverstärkten Polyglycolsäurestiften. **a** Radiusköpfchenbruch, **b** postoperativ, **c** deutliche Osteolysen nach 3 Monaten, **d** zunehmende Durchbauung erst nach 3 Jahren

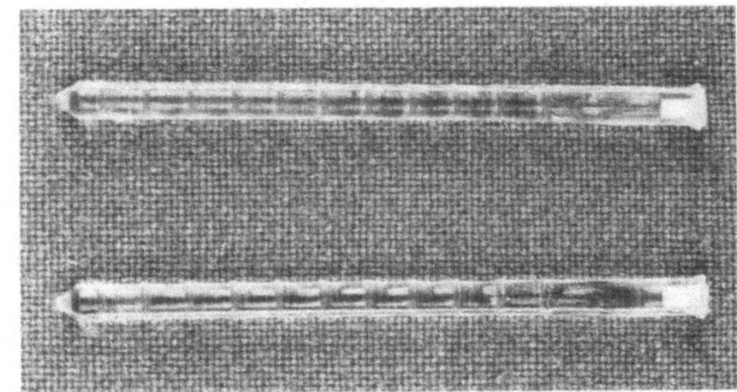

Abb. 8. Neuentwickelte Polylactidstifte (Kopolymer, Poly L/DL Lactid, 70%/30%). Kunststoffgerechte Formgebung mit Kragen, Profil, Röntgenmarkierung (Polypin, Fa. Biovision, Freiburg)

distaler Radiusbrüche mit Polyglykolsäurestiften zum allgemeinen klinischen Gebrauch abgeraten werden mußte [20]. Als Ausdruck der Fremdkörperreaktionen auf Polyglykolsäurestifte treten im Röntgenbild osteolytische Veränderungen auf [4] (Abb. 7).

Entwicklungen

Die weitere Entwicklung zielt auf die Suche und den Einsatz von Ausgangsmaterialien, welche bei Bändern eine geringere Dehnung zeigen. Die Degradation der Materialien sollte langsam vor sich gehen, so daß die Resorption im Körper mit der Degradation Schritt halten kann und keine überschießenden Fremdkörperreaktionen entstehen. Die Materialien müssen eine ausreichende Biegefestigkeit in der Behandlung von Frakturen bieten.

Die zu entwickelnden Implantatformen werden sich nicht an den aus der klassischen Osteosynthese bekannten Fixierungsprinzipien orientieren können. Es müssen kunststoffgerechte Fixierungen entwickelt werden. Hierzu eignen sich Pins, welche einen Kragen tragen und mit einem Profil zur Erhöhung des Reibschlusses versehen sind (Abb. 8). Die implantierbaren Materialien sollten Röntgenmarkierungen tragen. Die Entwicklung von Binder- oder Dübeltechniken könnten weitere kunststoffgerechte Fixierungstechniken darstellen.

Literatur

1. Böstman OM, Vainionpaä S, Hirvensalo E, Makela A, Vihtonen K, Törmälä P, Rokkanen P (1987) Biodegradable internal fixation for malleolar fractures. A prospective randomised trial. J Bone Joint Surg [Br] 69/4:615–619
2. Böstman OM, Makela EA, Törmälä P, Rokkanen P (1989) Transphyseal fracture fixation using biodegradable pins. J Bone Joint Surg [Br] 71/4:706–707
3. Böstmann, OM, Hirvensalo E, Makinen J, Rokkanen P (1990) Foreign-body reactions to fracture fixation implants of biodegradable synthetic polymers. J Bone Joint Surg [Br] 72/4:592–596
4. Böstmann OM (1991) Osteolytic changes accompanying degradation of absorbable fracture fixation implants. J Bone Joint Surg [Br] 73/4:679–682
5. Böstman OM (1991) Absorbable implants for the fixation of fractures. Current concepts review. J Bone Joint Surg [Am] 73/1:148–153

6. Böstman OM, Hirvensalo E, Partio E, Törmälä P, Rokkanen P (1991) Impact of the use of absorbable fracture fixation implants on consumption of hospital resources and economic costs. J Trauma 31/10:1400–1403
7. Böstman OM, Hirvensalo E, Vainionpaä S, Vihtonen K, Törmälä P, Rokkanen P (1992) Degradable polyglycolide rods for the internal fixation of displaced bimalleolar fractures. Int Orthop 14/1:1–8
8. Claes L, Burri C, Kiefer H, Mutschler W (1986) Resorbierbare Implantate zur Refixierung von osteochandralen Fragmenten in Gelenkflächen. Aktuel Traumatol 16:74–77
9. Conn J, Oyasu R, Welsh M (1974) Vicryl (Polyglactin 910) synthetic absorbable sutures. Am J Surg 128/1:19–23
10. Cutright DE, Hunsuck EE (1972) The repair of fractures of the orbital floor using biodegradable polylactic acid. Oral Surg Oral Med Oral Pathol 33/1:28–34
11. Cutright DE, Hunsuck EE, Beasley JD (1971) Fracture reduction using a biodegradable material, polylactic acid. J Oral Surg 29/6:393–397
12. Eitenmüller J, David A, Pommer A, Muhr G (1989) Die Versorgung von Sprunggelenksfrakturen unter Verwendung von Platten und Schrauben aus resorbierbarem Polymermaterial. Vortrag, Jahrestagung der Deutschen Gesellschaft für Unfallheilkunde, Berlin 22. 11. 1989.
13. Frokjaer J, Moller BN (1992) Biodegradable fixation of ankle fractures. Complications in a prospective study of 25 cases. Acta Orthop Scand 63/4:434–436
14. Gerlach KL, Eitenmuller J (1987) In vivo-Untersuchungen der Festigkeitseigenschaften biologisch abbaubarer Polymere zur Anwendung als Osteosynthesematerialien. Dt Z M K Ges Chir 11/3:211–216
15. Getter L, Cutright DE, Bhaskar SN, Augsburg JK (1972) A biodegradable intraosseous appliance in the treatment of mandibular fractures. J Oral Surg 30/5:344–348
16. Haas HG (1986) PDS – Splinte zur Frakturbehandlung. Handchir Mikrochir Plast Chir 18:295–297
17. Helling HJ, Rehm KE (1992) Biodegradierbare Stifte zur Behandlung von Radiusköpfchenfrakturen. Vortrag, Chirurgische Arbeitsgemeinschaft Biomaterialien: Biodegradierbare Implantate. München, 14. 11. 1992
18. Herrman JB, Kelly RJ, Higgins GA (1970) Polyglycolic acid sutures. Arch Surg 100:486–490
19. Hirvensalo E, Böstman OM, Rokkanen P (1992) Absorbable polyglycolide pins in fixation of displaced fractures of the radial head. Arch Orthop Trauma Surg 109/5:258–261
20. Hoffmann R, Krettek C, Hetkamper A, Haas N, Tscherne H (1992) Osteosynthese distaler Radiusfrakturen mit biodegradablen Frakturstiften. Zweijahresergebnisse. Unfallchirurg 95/2:99–105
21. Hofmann D, Ecke H, Burger H, Nazari P, Maier K (1986) Die Stabilisierung von Rupturen der Beckenhalbgelenke mit resorbierbarem Material. Hefte Unfallheilkd 131:103–103
22. Holzmüller W (1990) Habilitationsschrift, Universität zu Köln
23. Hope PG, Williamson DM, Coates CJ, Cole WG (1991) Biodegradable pin fixation of elbow fractures in children. A randomised trial. J Bone Joint Surg [Br] 73/6:965–968
24. Jahn R, Diederichs D, Friedrich B (1989) Resorbierbare Implantate und ihre Anwendung am Beispiel der Radiusköpfchenfraktur. Aktuel Traumatol 19:281–286
25. Kennedy JC, Roth JH, Mendenhall H, Sanford JB (1980) Intraarticular replacement in the anterior cruciate ligament-deficient knee. Am J Sport Med 8:1–11
26. Kulkarni RK, Pani KC, Neumann C, Leonhard F (1966) Polylactic acid for surgical implants. Arch Surg 93:839–842
27. Kulkarni RK, Moore EG, Hegyeli AF, Leonhard F (1971) Biodegradable poly(lactic acid) polymers. J Biomed Mater Res 5:169–181
28. Lünstedt B, Thiede A (1983) PDS – ein neues monofiles synthetisches, absorbierbares Nahtmaterial. Chirurg 54:103–107
29. Niederdellmann H, Bührmann K (1983) Resorbierbare Osteosyntheseschrauben aus Polydioxanon (PDS). Dt Z MKG Chir 7:399–400
30. Partio EK, Böstman OM, Vainionpaä S (1988) The treatment of cancellous bone fractures with biodegradable screws. Acta Ortop Scand 59 [suppl 227]:18–23
31. Poigenfürst J, Leixnering M, Ben Mokhtar M (1990) Lokalkomplikationen nach Implantation von Biorod 20:157–159

32. Ray JA, Doddi N, Regula D, Williams JA, Melveger A (1981) Polydioxanone (PDS), a Novel Monofilament Synthetic Absorbable Suture. Surg Gynecol Obstet 153:497–507
33. Rehm KE, Schultheis KH, Bopp P, Ecke H (1984) Biomechanische Untersuchungen vom resorbierbaren Bandersatz und deren klinische Bedeutung. Langenbecks Arch Chir Suppl 207–214
34. Rehm KE, Schultheis KH (1985) Bandersatz mit Polydioxanon. Unfallchirurgie 11/5:264–273
35. Rehm KE, Peters K, Ecke H, Helling HJ (1987) Nahtsicherung bei Luxationen der Gelenke des Schlüsselbeins. Vortrag, 1. Kölner Unfallsymposium: Biodegradierbare Implantate in der Unfallchirurgie, 11. 7. 1987
36. Rehm KE, Claes L, Helling HJ, Hutmacher D (1992) Osteosynthese with new biodegradable Poly L/DL Lactide pins with x-ray opaque head markers. Vortrag, Fourth World Biomaterials Congress, Berlin, 24.–28. 4. 1992
37. Rokkanen P (1992) Faltin lecture 1989. Absorbable implants in the fixation of fractures. Ann Chir Gynaecol 79/3:117–122
38. Rokkanen P, Böstman OM, Vainionpaä S, Vihtonen K, Törmälä P, Laiho J, Kilpikari J, Tamminmaki M (1985) Biodegradable implants in fracture fixation: early results of treatment of fractures of the ankle. Lancet 1:1422–1424
39. Törmälä P, Vainionpaä S, Kilpikari J, Rokkanen P (1987) The effects of fibre reinforcement and gold plating on the flexural and tensile strength of PGA/PLA copolymer materials in vitro. Biomaterials 8/1:42–45
40. Uhthoff HK, Dubuk FL (1971) Bone structure changes in the dog under rigid internal fixation. Clin Orthop 81:165–176
41. Vainionpaä S, Kilpikari J, Laiho J, Helevirta P, Rokkanen P, Törmälä P (1987) Strength and strength retention in vitro of absorbable, self-reinforced polyglycolid (PGA) rods for fracture fixation. Biomat 8:46–48
42. Vert M, Chabot F (1981) Stereoregular bioresorbable polyester for orthopedic surgery. Makromol Chem Suppl 5:30–41
43. Vert M, Christel P, Chabot F, Leray J (1984) Bioresorbable plastic materials for bone surgery. Macromol Biomat 1:19–141
44. Woo SLY, Akeson WH, Coutts RD (1976) A comparison of cortical bone atrophy secondary to fixation with plates with large differences in bending stiffness. J Bone Joint Surg [Am] 58:190–197
45. Wüstner MC, Partecke BD, Buck-Gramcko D (1986) Resorbierbare PDS-Splinte zur Frakturstabilisierung und für Arthrodesen an der Hand. Handchir Mikrochir Plast Chir 18:298–301
46. Zieren HU, Holzmüller W, Rosenberger J, Helling HJ, Rehm KE (1990) Internal fixation of patella osteotomies with biodegradable implants – preliminary results of an experimental trial. In: Clinical implant materials. Adv Biomat 9:435–438

Bioresorbierbare Schrauben: Möglichkeiten und Grenzen bioresorbierbarer Osteosynthesen

H. Gerngroß und H. P. Becker

Einleitung

Resorbierbare Osteosynthesen sind seit langem ein Traum von Unfallchirurgen. Theoretisch bestünde dabei die Möglichkeit des Verzichts auf die Metallentfernung, eine adäquate angepaßte Schwächung des Implantates bei fortschreitender Heilung des Knochens sowie eine Bearbeitbarkeit des Implantates [2]. Diesen Vorteilen stehen jedoch z. Z. Nachteile gegenüber, die in den meisten Bereichen der Osteosynthese eine Implantation aus mechanischen Gründen verbieten [1]. So sind alle bisherigen Osteosynthesematerialien aus bioresorbierbaren Materialien wenig belastbar. Daraus resultiert eine Einschränkung der funktionellen Nachbehandlung sowie eine Neueinstellung auf das Material, wobei besonders die diffizile Implantationstechnik dem an Metall gewöhnten Operateur einiges abverlangt.

Von den in Frage kommenden Polymeren sind besonders das Polylactid und das Polyglycolid als klinisch verwendbare Implantate – besonders als Stifte und Schrauben – in der klinischen Einführung. Nach den mechanischen Eigenschaften stellt das selbstverstärkte Copolymer des Polyglycolids (SR-PGA) das bisher primär belastungsfähigste Material dar [5]. Dessenungeachtet geht jedoch der Festigkeitsverlust so rasch vor sich, daß nur sehr schnell heilende Knochenareale damit angegangen werden können [3].

Verglichen mit den Metallimplantaten zeigen die Polymere nur etwa 1/3 der Belastbarkeit sowie etwa nur 15 % der Steifigkeit von Metallimplantaten [5].

Aufgrund dieser Erkenntnisse sowie der vorliegenden tierexperimentellen Befunde und der Kenntnis der beim Menschen auftretenden Belastungen im Rahmen einer Osteosynthese konnte nur ein kleiner Teil der wünschenswerten Indikationen für die resorbierbare Schraubenosteosynthese in Frage kommen.

In unseren klinischen Studien verwendeten wir seit 2,5 Jahren die sog. Biofix®-Schraube. Sie ist in ihrer Gewindegeometrie und ihren Abmessungen der Großfragmentschraube der AO ähnlich. Aufgrund unserer Erfahrungen mit bisher operierten 41 Patienten haben wir als beste Indikation die Fixation von kortikospongiösen Spänen bei Knochenüberbrückungen herausgefunden. Auch bei einem Infekt haben sich die Eigenschaften dieser Schraube als günstig erwiesen [4].

Weitere Indikationen waren v. a. die Refixation der Tuberositas bei der Roux-Hauser-Operation, die Fixation genügend großer knöcherner Bandabrisse, die Anwendung als Stellschraube bei der Syndesmosenruptur, die Refixation einer Innenknöchelosteotomie am oberen Sprunggelenk, sowie in letzter Zeit die Fraktur des oberen Sprunggelenkes Weber A, B und C.

Aufgrund der Kenntnisse des metaphysären Knochenheilungsverlaufes sowie des Verzichts auf funktionelle Nachbehandlung meinen wir, daß in diesen Regionen das Zugschraubenprinzip aufgegeben werden kann. Damit entfällt die Aufbohrung der ipsilateralen Kortikalis auf 4,5 mm, was auch eine Implantation an der distalen Fibula erlaubt. Daneben spielt die Abtrennung des Schraubenkopfes zur Reduktion der implantierten Materialmenge für uns eine wesentliche Rolle.

Ergebnisse und Indikationen

Kortikospongiöser Span

Bei posttraumatischer Osteitis und Infekt-Defekt-Pseudarthrosen führten wir in 16 Fällen eine Revision an Unterschenkel, Oberschenkel und Unterarm durch.

Die Ausräumung und Sequestrotomie sowie Überbrückung mit einem durch Biofix-Schrauben fixierten kortikospongiösen Span brachte die Ausheilung der Pseudarthrosen im Mittel in 14 Wochen. Es liegt bisher bei Nachkontrolle von bis zu 2 Jahren nur ein Infektrezidiv vor.

Die Refixation der Tuberositas tibiae bei habitueller Patellaluxation mit der Technik nach Roux-Hauser konnten wir bisher in 8 Fällen durchführen. Die hohe Zugbelastung der Tuberositas wird durch eine Nutbildung im wesentlichen aufgefangen, die resorbierbaren Schrauben (als Zugschrauben eingebracht) haben lediglich die Aufgabe der adaptierenden Fixation der Tuberositas. Eine funktionelle Nachbehandlung kann hier nach 4 Wochen erfolgen. Alle Osteotomien heilten bisher ohne Probleme aus.

Bei der Refixation knöcherner Bandabrisse (3mal knöcherner Seitenband- und Popliteusabriß) am Kniegelenk ließ sich die Knochenschuppe ohne Probleme refixieren und halten. Die Nachbehandlung erfolgte in einer ROM-Schiene für 6 Wochen.

Bei den instabilen oberen Sprunggelenksprengungen mit Riß der Membrana interossea zeigte die bioresorbierbare Stellschraube eine gute Indikation. Bei den bisher operierten 6 Fällen konnte die Gabel bis zur Ausheilung gehalten werden, die Vollbelastung wurde nach 6 Wochen in allen Fällen erlaubt.

Nach Innenknöchelosteotomie zur Exposition der medialen Talusschulter konnte in 2 Fällen eine sichere Refixation erreicht werden. Auch in diesem Fall kam das Zugschraubenprinzip nicht zur Anwendung, die Rotationsbelastung des Innenknöchels wurde durch einen fixierenden Biofix®-Stift neutralisiert. Hier erfolgte funktionelle Nachbehandlung nach der Wundheilung.

Bei den in die Indikationsliste mit übernommenen 6 oberen Sprunggelenkfrakturen der Typen Weber A und B sowie in seltenen Fällen der C-Fraktur (dies ist v. a. abhängig von der Möglichkeit, die Schraube in die Fibula zu plazieren) zeigte sich eine gute Indikation mit schneller Ausheilung. Eine funktionelle Behandlung ist hierbei nach unserer bisherigen Kenntnis nicht möglich, eine Freigabe des Gelenks erfolgte nach 4 Wochen.

Von den bisher operierten Fällen konnten wir bei der Nachkontrolle 14 Tage bis 1 Monat nach Operation Wundheilungsstörungen in 2 Fällen feststellen; es kam dabei zu einer Sekretion im Wundbereich, die jedoch ohne Therapie zurückging. Radiologisch fällt bei einigen Patienten eine Aufweitung des mit der Schraube besetzten Knochenkanales mit Randsklerosen auf, mitunter ist auch die trabekuläre

Struktur des Knochens wolkenartig aufgelöst; in einigen Fällen wurden auch Periostappositionen beobachtet. Diese korrelieren nicht mit einem klinischen Infekt, sondern werden vielmehr als Folge der Resorptionsleistung des Körpers auf das vorhandene Material interpretiert.

Zusammenfassung

Die vorliegende bioresorbierbare Schraube bedeutet bei ausgewählten Indikationen einen deutlichen Fortschritt in der Therapie. Es handelt sich in allen Fällen um eine adaptierende Fixation, die einer wesentlichen mechanischen Belastung nicht standhält.

Neben der Schraube als fixierendes Implantat sind gerade wegen des Vorteils der Resorbierbarkeit auch andere Möglichkeiten der Fixation denkbar, die eine wesentlich bessere Haltbarkeit versprechen als Schrauben. Deswegen, oder gerade darum bezweifeln wir, daß die Schraube das adäquate Implantat für eine bioresorbierbare Osteosynthese in der Zukunft sein wird.

Literatur

1. Christel PS, Vert M, Chabot F, Garreau H, Audion M (1985) PGA-fiber-reinforced-PLA as an implant material for bone surgery. Composites in bio-medical engineering. Int. Conference 11
2. Parsons JR (1985) Resorbable materials and composites; new concepts in orthopedic biomaterials. Orthopedics 8/7:908–915
3. Reed AM, Gilding DK (1981) Biogradable polymers for use in surgery. In vitro degradations. Polymer 22:494–498
4. Thiede A, Jostarndt L, Lünstedt B, Sonntag HG (1980) Kontrollierte experimentelle histologische und mikrobiologische Untersuchungen zur Hemmwirkung von Polyglycolsäure bei Infektionen. Chirurg 51:35–38
5. Törmälä P, Rokkanen P, Vainionpää S (1987) Resorbable synthetic polymeric materials: properties and surgical applications. Tampere University of Technology, p 8

Bioresorbierbare Pins in der Behandlung distaler Radiusfrakturen

R. Hoffmann

Einführung

Die Rate schlechter Behandlungsergebnisse und Komplikationen nach distaler Radiusfraktur beträgt bis zu 30 % [5,14]. Besonders nach rein konservativer Therapie im Gipsverband kommt es häufig zu sekundären Fragmentdislokationen mit Ausheilung in Fehlstellung (11 %) [14]. In einem optimierten Therapiekonzept dieser häufigen Fraktur hat daher die operative Behandlung einen festen Stellenwert [10]. Es existieren klare Richtlinien für Indikationen zur Schrauben-, Platten- und Fixateur-externe Osteosynthese [17]. Die meisten Frakturen können jedoch zufriedenstellend mit einer minimalen Adaptationsosteosynthese mit Kirschner-Drähten und einer zusätzlichen Ruhigstellung im Unterarmgipsverband stabilisiert werden [12, 17]. Zur Prophylaxe von Wundinfektionen werden die Kirschner-Drähte kurz über dem Knochen abgekniffen und sicher unter dem Hautniveau versenkt [6,17]. Durch dieses Vorgehen sind die Drähte bei der Implantatentfernung häufig schlecht tastbar. In diesen Fällen müssen sie mit Hilfe des Röntgenbildverstärker aufgesucht und entfernt werden. Dies beinhaltet eine zusätzliche Strahlenbelastung für Patienten und Operateur.

Hier bieten sich resorbierbare, faserverstärkte Frakturstifte aus Polyglykolsäure (SR-PGA) (Biofix®) an, da eine Entfernung entfällt. Eine biomechanische Studie am anatomischen Frakturmodell des distalen Radius zeigte eine zu Kirschner-Drähten vergleichbare Primärstabilität SR-PGA-Frakturstiften von 0,2 mm [7]. Es wurde daher eine verbesserte Operationstechnik zur Applikation dieser Stifte am distalen Radius entwickelt [9].

Operationstechnik

Die Patienten werden in Rückenlage auf dem Frakturtisch gelagert. Der Eingriff wird in Plexus- oder Bruchspaltanästhesie durchgeführt. Die Fraktur wird im Sinne der Ligametotaxis durch Zug- und Gegenzug reponiert. Daumen-, Zeige- und Mittelfinger werden in sog. „Mädchenfängern" in Abduktion ausgehängt. Bei 90° gebeugtem Ellenbogengelenk wird am distalen Humerus ein Extensionsgewicht von 3–5 kg angebracht. Die anatomische Einrichtung der Fraktur gelingt bei schonender Manipulation unter Bildwandlerkontrolle. Impaktierte Gelenkfragmente können ggf. mit temporär perkutan eingebrachten Kirschner-Drähten, die als Stößel wirken, auf Gelenkniveau angehoben werden. Nach Reposition der Fraktur werden das Operationsfeld und der Bildwandler steril abgedeckt. Die Operation erfolgt unter sterilen Kautelen.

Eine kleine (1 cm) Stichinszision wird über dem Processus styloideus radii angelegt. Mit einem Klemmchen wird das Subkutangewebe stumpf gespreizt, bis man auf den Knochen gelangt. So kann der oberflächliche Ast des N. radialis sicher geschont werden. Die Operation wird von einem Operateur und einem Assistenten durchgeführt. Hierbei wird das Biofix®-Set benutzt (Abb. 1) Es besteht aus 3 markierten 2,0-mm-Bohrern, 3 SR-PGA-Frakturstiften (erforderliche Länge in der Regel 60 mm), einer skalierten Bohr-/Führungshülse, einem Stößel sowie einem Elektrokauter (Accu-Temp) zum Kürzen der Stifte, falls erforderlich.

Die Fraktur wird unter Bildwandlerkontrolle analog zur Bohrdrahtosteosynthese mit den 3 Bohrern der Stärke 2,0 mm fächerförmig stabilisiert. Mindestens zwei Bohrer müssen die Kortikalis des proximalen Schaftfragmentes durchbohren. Falls eine Gelenkbeteiligung vorliegt, empfiehlt es sich, zur Abstützung der Gelenkfläche einen Bohrer parallel hierzu zu plazieren (Abb. 1). Anschließend wird durch Vergleich der Bohrermarkierungen mit dem Maßstab auf der Bohr- bzw. Führungshülse direkt die Länge der erforderlichen Biofix®-Stifte bestimmt. Falls die vorhandenen Stifte zu lang sein sollten, kann ein Kürzen mit dem Elektrokauter erfolgen. Die Faserstruktur der Stifte wird hierbei geschont und das Stiftende wieder versiegelt. Der erste Bohrer wird nun über die Führungshülse entfernt, die von dem Assitienten in situ gehalten wird. Dies wird durch die scharfen Spitzen am Hülsenende unterstüzt. Ein Biofix®-Stift der passenden Länge wird nun in die Hülse eingeführt und mit dem Stößel mit leichten Hammerschlägen eingestößelt. Der Stößel wird bis zum Hülsenanschlag eingeführt. Ebenso spürt man, wenn die Kortikalis des Schaftfragmentes von Stift perforiert wird, einen leichten Widerstand, der die richtige Plazierung des Stiftes anzeigt. Dieser Vorgang muß mit Gefühl durchgeführt werden, damit die Führungshülse nicht in die Spongiosa des Processus styloideus radii einbricht. Es muß darauf geachtet werden, daß nach eventuellem Kürzen eines Stiftes das gekürzte Ende nicht zuerst eingeführt wird. Leichte Randaufwulstungen könnten dann ein unbeabsichtigtes Verklemmen im Bohrkanal bewirken.

Nach Einbringen der Stifte wird das Extensionsgewicht entfernt. Die Wunde wird mit einer Naht verschlossen und ein steriler Verband angelegt. Zur Ruhigstellung wird eine dorsale Unterarmgipsschiene anmodelliert. Es werden Röntgenaufnahmen des Handgelenkes in 2 Ebenen zur Dokumentation der Frakturstellung angefertigt. Nach 35 Tagen wird der Gipsverband in Abhängigkeit vom Schwellungszustand zirkuliert. Nach 1 Woche wird eine neuer, geschlossener Unterarmgipsverband angelegt. Dieser wird für 4 Wochen nach der Operation befristet. Röntgenkontrollen werden nach allen Gipswechseln vorgenommen. Nach Gipsabnahme wird Krankengymnastik verordnet.

Ergebnisse

Bei 65 Patienten mit distaler Radiusfraktur wurde in einer prospektiv-randomisierten Studie an der Unfallchirurgischen Klinik der Medizinischen Hochschule Hannover entweder eine Kirschner-Draht- (n=35) oder eine Biofix®-Osteosynthese (n=30) durchgeführt. Die Ergebnisse wurden in regelmäßigen Intervallen nach dem Bewertungsschema von Sarmiento u. Lidström (in der Modifikation von Kongsholm u. Olerud) evaluiert [11,13,16]. Auf Standardaufnahmen beider Handgelenke

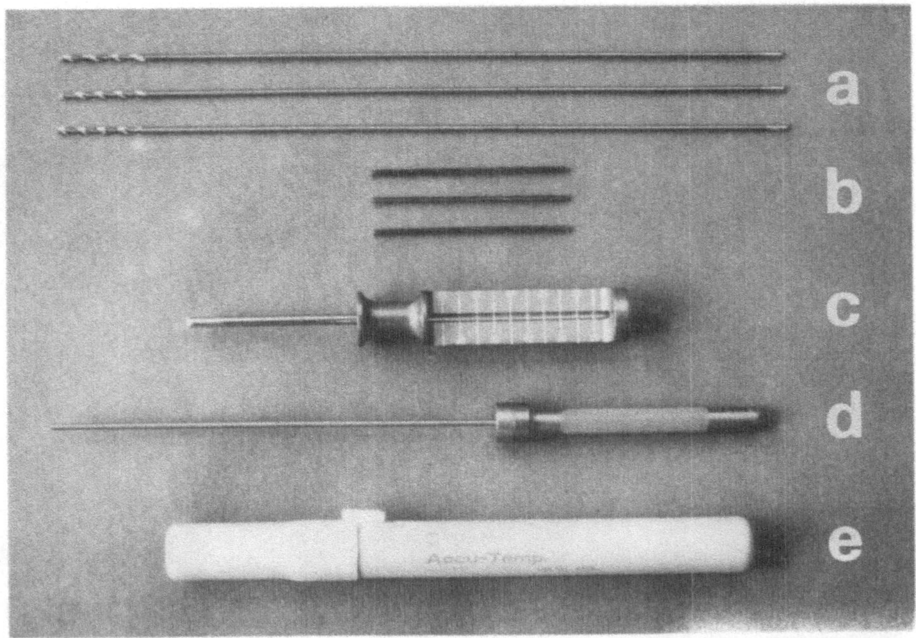

Abb. 1. Biofix®-Set bestehend aus *a* markierten 0,2-mm-Bohrern, *b* 2,0-mmm-SR-PGA-Stiften, *c* skalierter Bohr-/Führungshülse, *d* Stößel, *e* Elektrokauter zum Kürzen der Stifte

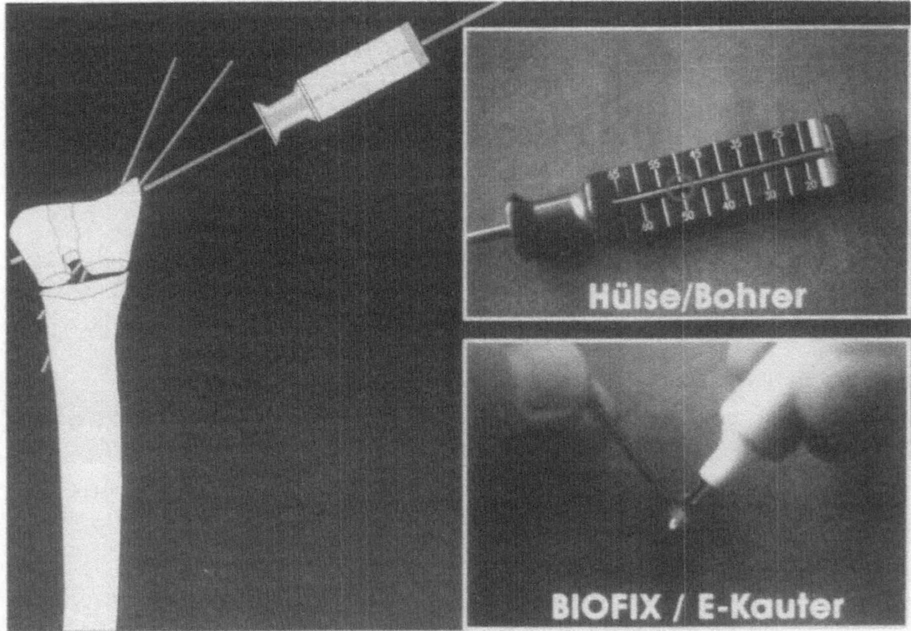

Abb. 2. Frakturstabilisierung mit 3 Bohrern der Stärke 2,0 mm. Nach Längenmessung nacheinander Austauschen der Bohrer gegen Biofix®-Stifte geeigneter Länge. Einstößeln der Stifte durch Führungshülse mit Stößel

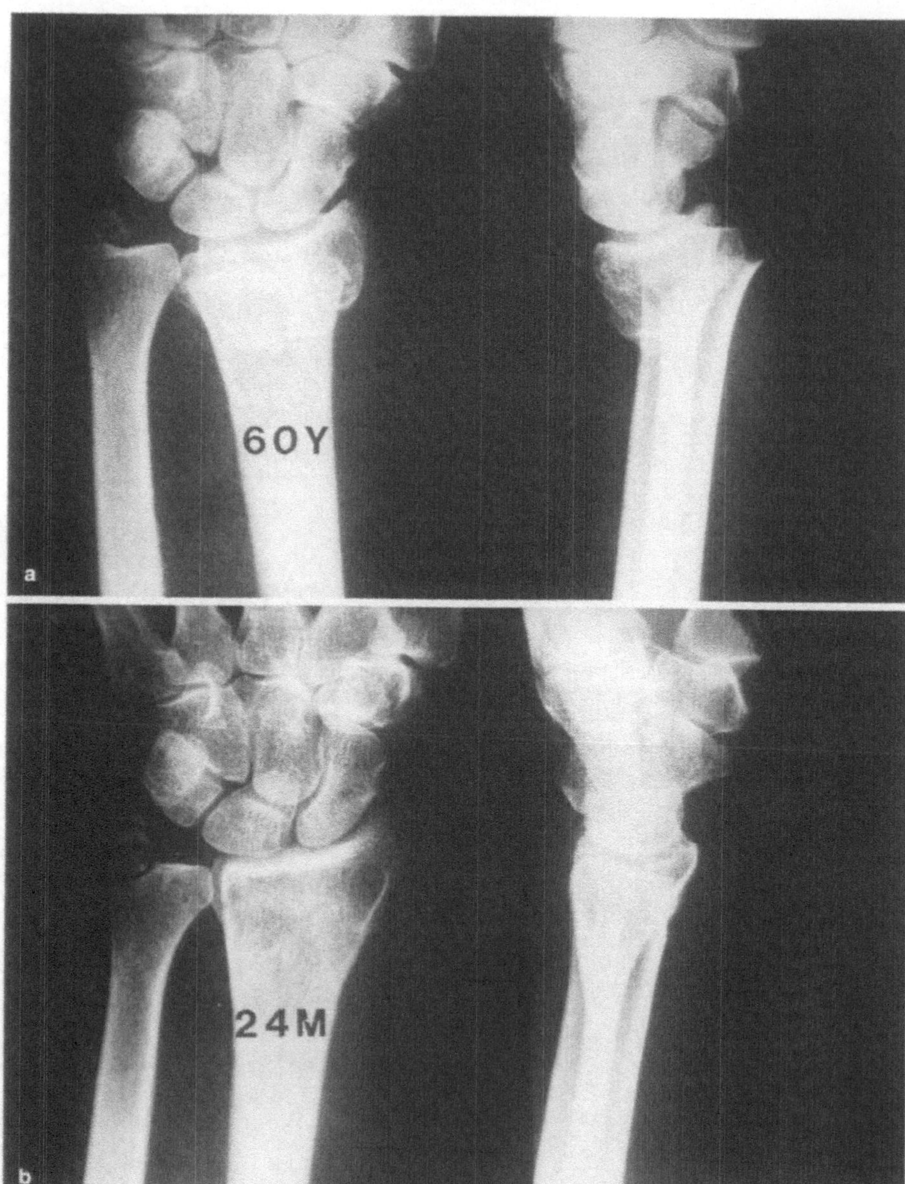

Abb. 3. a Distale Radiusfraktur vor Stabilisierung mit Biofix®-Stiften, **b** radiologisches Ergebnis 24 Monate nach Stablisierung mit 3 Frakturstiften

in 2 Ebenen wurde u. a. der dorsale Winkel im seitlichen, und der radiale Winkel im a.–p.-Strahlengang bewertet (Abb. 3). Die statistische Auswertung erfolgte mit dem t-Test und dem Mann-Whitney-U-Test.

Im Gesamtergebnis zeigten sich nach 1 Jahr keine statistisch signifikanten Unterschiede zwischen beiden Gruppen. Im Gegensatz zum radialen Winkel konnte der dorsale Winkel nicht ganz wieder aufgerichtet werden (Tab. 1). In der Biofix®-Gruppe lagen in 80–85 % gute und sehr gute Ergebnisse vor (Tabelle 2). Schlechte Ergebnisse wurden nicht beobachtet.

Nach 2 Wochen entwickelte sich bei einer Patientin der Biofix®-Gruppe eine aseptische Fremdkörperreaktion mit Spontaneröffnung der Implantateintrittsstelle, wie von Böstman et al. beschrieben [2,3]. 4 Patienten aus der Kirschner-Drahtgruppe entwickelten lokale Zeichen einer Wundinfektion, bedingt durch durchspießende Drähte. Hier mußten Drähte teilweise vorzeitig entfernt werden. Alle Wundprobleme heilten innerhalb von 4 Wochen nach Auftreten folgenlos ab.

Tabelle 1 . Radiologisches Ergebnis nach Stabilisierung distaler Radiusfrakturen mit Biofix®-Frakturstiften (n=30) (Mittelwert ± SD)

	Fraktur	Postoperativ	1-Jahres-Follow up	Unverletzte Seite
Dorsaler Winkel (seitlicher Strahlengang) (Grad)	– 23 ± 14	3 ± 6	1 ± 10	8 ± 5
Radialer Winkel (a.–p.-Strahlengang) (Grad)	15 ± 7	22 ± 3	22 ± 5	25 ± 3

Tabelle 2. Funktionelles Ergebnis 1 Jahr nach Stabilisierung distaler Radiusfrakturen mit Biofix®-Frakturstiften (N=30)

	Exzellent	Gut	Mäßig	Schlecht
Sarmiento-Score [16]	13	13	4	0
Kongsholm-Olerud-Score [11]	11	13	6	0

Diskussion

Bei vielen Indikationen werden bioresorbierbare Frakturstifte bereits mit Erfolg eingesetzt [1]. Bei der Stabilisierung distaler Radiusfrakturen unterscheiden sich die Ausheilungsergebnisse nach Kirschner-Draht- oder Biofix®-Osteosynthese nicht [7–9,12]. In Analogie zur Kirschner-Draht-Osteosynthese können daher geschlossene distale Radiusfrakturen des Typs A2, A3, B1, C1 und C2 nach der AO-Klassifikation mit SR-PGA-Stiften stabilisiert werden [15,17]. Im Mittel wird für die Biofix®-Osteosynthese im Vergleich zur Kirschner-Draht-Osteosynthese ein zeitlicher Mehraufwand von 5–10 min benötigt. Der Hauptvorteil der SR-PGA-Stifte besteht darin, daß eine Implantatentfernung in Lokalanästhesie und ggf. unter Bildverstärkerkontrolle entfällt. Die Kosten der einzelnen Frakturstifte sind mit Stückpreisen um 300 DM jedoch noch verhältnismäßig hoch.

Die Bedeutung einer weichteilschonenden Operationstechnik unter Verwendung der ungefärbten Biofix®-Stifte neuester Generation wird durch die niedrige Rate der beobachteten aseptischen Fremdkörperreaktionen (3 %) unterstrichen. Eine wesentlich höhere Rate von Fremdkörperreaktionen wurde in einer früheren Studie mit direkt perkutanem Einbringen der damals noch blau eingefärbten Stifte beobachtet (22,5 %) [7,8]. Auch die Operationstechnik und die Instrumente wurden wesentlich verbessert. Ein Stiftkürzen erfolgte jetzt mit einem faserschonenden Elektrokauter. Früher wurden die Stifte mit einer Zange abgekniffen, was zum Aufspleißen der Fasern und zur Beschädigung des Coatings führte. Die einzelnen Stifte dürfen nicht zu stark sein. Auch ist das Anlegen eines Gipsverbandes unverzichtbar, da die Stifte ihre Festigkeit schon vor der vollständigen Frakturheilung nach und nach verlieren. So sind voluminöse 3,2-mm-Biofix®-Stifte für eine funktionelle Therapie distaler Radiusfrakturen nach Kapandji nicht geeignet (Fremdkörperreaktionsrate um 50 %) [4]. Auch wenn die aseptischen Fremdkörperreaktionen das Gesamtergebnis nicht negativ beeinflussen, bleiben sie bedenklich. Bei adäquatem Management scheinen sie am distalen Radius nicht häufiger aufzutreten als an anderen Lokalisationen des Körpers. Dies muß jedoch noch durch kontrollierte Studien mit größeren Fallzahlen bestätigt werden.

Literatur

1. Böstman O M (1991) Current concepts review. Absorbable implants for the fixation of fractures. J Bone Joint Surg [Am] 73/1:148
2. Böstman O, Hirvensalo E, Mäkinen J, Rokkanen P (1990) Foreign-body reactions to fracture fixation implnats of biodegradable synthetic polymers. J Bone Joint Surg [Br] 72:592
3. Böstman O, Partio E, Hirvensalo E, Rokkanen P (1992) Foreign-bod reactions to polyglycoide screws. Observations in 24/216 malleolar fracture cases. Acta Orthop Scand 63/2:170
4. Casteleyn P P, Handelberg F, Haentjens P (1992) Biodegradable rods versus Kirschner wire fixation of wrist fractures. A randomised trial. J Bone Joint Surg [Br] 74/6:858
5. Cooney III W P, Dobyns J H, Linscheid R L (1980) Complications of Colles' fractures. J Bone Surg [Am] 62/4:613
6. DePalma A F (1952) Comminuted fractures of the disatl end of the radius treated by ulnar pinning. J Bone Joint Surg [Am] 34/3:651
7. Hoffmann R, Krettek C, Haas N, Tscherne H (1989) Die distale Radiusfraktur. Fraktustabilisierung mit biodegradeabelen Osteosynthese-Stiften (Biofix). Experimentelle Untersuchungen und erste klinische Erfahrungen. Unfallchirurg 92:430
8. Hoffmann R, Krettek C, Hetkämper A, Haas N, Tscherne H (1992) Osteosynthese distaler Radiusfrakturen mit biodegradeabelen Frakturstiften. Zweijahresergebnisse. Unfallchirurg 95:99
9. Hoffmann R, Hetkämper A, Krettek C, Tempka A, Südkamp N, Haas N (1992) Bohrdrähte vs. biodegradeabele Frakturstifte (Biofix) zur Stabilisierung distaler Radiusfrakturen. Zweijahresergebnisse einer prospektiv-randomisierten Studie. Tagung der Chirurgischen Arbeitsgemeinschaft für Biomaterialien (CAB) der Deutschen Gesellschaft für Chirurgie, München, 14. November 1992 (Vortrag)
10. Jupiter JB (1991) Current concepts review. Fractures of the distal end of the radius. J Bone Joint Surg [Am] 73/3:461

11. Kongsholm J, Olerud C (1987) Comminuted colles fractures treated with external fixation. Arch Orthop Trauma Surg 106:220
12. Kwasny O, Hertz H, Schabus R (1990) Die perkutane Bohrdrahtfixation zur Behandlung dislokationsgefährdeter distaler Radiusfrakturen. Akt Tramatol 20:97
13. Lidström A (1959) Fractures of the distal end of thr radius. a clinical and stistical study of end results. Acta Orthop Scand [Suppl] 41:58
14. Meine J (1987) Die Früh- und Spätkomplikationen der Radiusfraktur loco typico. Eine Verlaufsstudie aus der Sicht des niedergelassenen Chirurgen. In: Buck.Gramcko D, Nigst H (Hrsg) Frakturen am distalen Radiusende. Behandlung und Kompliaktionen. Hippokrates, Stuttgart
15. Müller M (1991) The comprehensive classification of fractures of long bones. Radius ulna distal. In: Müller ME, Allgöwer M, Schneider R, Willenegger H (eds) Manual of internal fixation. Techniques recommended by the AO-ASIF Group. Springer, Berlin Heidelberg New York Tokyo
16. Sarmiento A, Pratt GW, Berry NC, Sinclair W F (1975) Colles' fractures. Functional bracing in supination. J Bone Joint Surg [Am] 57/3:311
17. Tscherne H, Hähne J (1990) Aktueller Stand der Therapie der distalen Radiusfraktur. Unfallchirurg 93

Osteosynthese bei Sprunggelenkfrakturen – eine prospektiv randomisierte Studie – AO gegen Biofix® – mit funktioneller Nachbehandlung

J. Stötzer und W. Ruf

Einleitung

Bioresorbierbare Osteosynthesekraftträger könnten eines Tages in der operativen Frakturenbehandlung eine faszinierende Alternative zu den herkömmlichen metallischen Implantaten darstellen. Die Ergebnisse zahlreicher tierexperimenteller wie auch klinischer Studien berechtigen uns bisher zumindest in umschriebenen Indikationsbereichen zu dieser Vision [1, 2, 9, 10]. Die meisten klinischen Untersuchungen gingen bisher jedoch stets mit einer postoperativen Gipsretention des verletzten Gliedmaßenabschnittes bis zur Frakturheilung einher [4, 7], u. E. ein Rückschritt gegenüber der herkömmlichen Osteosynthese mit metallischen Implantaten, denn sie lassen damit die Vorteile der frühfunktionellen Nachbehandlung außer acht. Ich möchte im folgenden über eine prospektiv randomisierte Studie berichten, die wir an der unfallchirurgischen Abteilung des Klinikums Remscheid durchführten.

Mit dieser Studie sollte am Beispiel von Malleolarfrakturen überprüft werden, ob eine von Rokkanen et al. inaugurierte [7] und durch uns modifizierte Frakturstabilisierung [8] mit Biofix®-Stiften im Vergleich zur AO-Platten- und Zugschrauben-osteosynthese eine ausreichende Übungsstabilität gewährleisten kann.

Aufnahmekriterien

Aufnahme in die Studie fanden ungeachtet des Patientenalters gemäß der AO-Klassifikation [5] alle Malleolarfrakturen der Typen A1–C2. Suprasyndesmale Frakturen des Außenknöchels, deren Frakturspalt mehr als 2 cm oberhalb der Syndesmose angesiedelt war, stellten neben Trümmerfrakturen ein Ausschlußkriterium dar. Patienten mit einer bekannten Chrom-Nickel-Allergie blieben in unserer Studie ebenso unberücksichtigt.

Studiendesign

Bei Klinikaufnahme entschied ein verschlossener Brief über das jeweilige Behandlungsverfahren.

Luxationsfrakturen wurden binnen einer 6-h-Frist ihrer operativen Versorgung zugeführt. Bei allen übrigen Frakturen oblag der Operationstermin dem Alter der Verletzung.

Postoperativ erhielten alle Patienten zur Spitzfußprophylaxe und Wundheilung für 2 Wochen eine Unterschenkel-L-Schiene. Vom 4. postoperativen Tag an erfolgten aus der Schiene heraus aktive Bewegungsübungen, die nach stationärer Entlassung unter 6wöchiger Gewichtsentlastung des jeweiligen Fußes ambulant fortgeführt wurden.

Eine studienbezogene Fraktursprechstunde gewährleistete bis zum Behandlungsabschluß neben der ambulanten Nachsorge regelmäßige Befunddokumentationen.

Der Vergleich der Meßergebnisse auf signifikante Unterschiede erfolgte bei Normalverteilung mit dem Student-t-Test für unverbundene Stichproben, bei unbekannter Verteilung mit dem Wilcoxon-Test für unverbundene Stichproben. Als hoch signifikant galt ein $p < 0{,}01$, als schwach signifikant ein $p < 0{,}05$.

Operationstechnik

Die Operationen erfolgten, soweit keine Kontraindikationen vorlagen, in Oberschenkelblutsperre.

Während die Frakturstabilisierung in der Kontrollgruppe überwiegend gemäß den Prinzipien der AO-Plattenosteosynthese erfolgte, entschieden Frakturlokalisation und -verlauf in der Biofix®-Gruppe über 3 unterschiedliche Vorgehensweisen:

- Schrägfrakturen des Außenknöchels wurden mit mindestens 2 interfragmentären Stiften senkrecht zum Frakturverlauf stabilisiert. Bohrung und Stiftdurchmesser richteten sich nach der Fibuladicke im Frakturgebiet und betrugen wahlweise 3,2 oder 2,0 mm. Ein monofiler Maxon®-Faden der Stärke 1 USP sicherte abschließend im Sinne einer doppeltangelegten, O-förmigen Hemicerclage die so erzielte Retention. Bei kompletter Zerreißung der vorderen Syndesmose verwendeten wir die distale Hemicerclage zusätzlich als Augmentation für die Syndesmosennaht (Abb. 1).
- Bei Querfrakturen des Außenknöchels und Innenknöchelfrakturen erfolgte die Biofix®-Osteosynthese mit 3,2 mm starken Stiften in Anlehnung an die konventionelle AO-Zuggurtungstechnik (Abb. 2).
- Versorgungspflichtige Volkmann-Fragmente stabilisierten wir wiederum interfragmentär mit divergent ausgerichteten Stiften, allerdings unter Verzicht auf die Maxon®-Cerclagen.

Ergebnisse

Wir können auf folgende Ergebnisse verweisen (Tabelle 1):

Insgesamt 70 Patienten wurden zwischen Juli 1990 und November 1991 wegen einer Frakturierung des oberen Sprunggelenkes durch unsere Studie erfaßt. Die Biofix®-Gruppe zählte 18 Frauen und 17 Männer, die AO-Gruppe 13 Frauen und 22 Männer.

Vergleichbar waren beide Behandlungsgruppen bezüglich ihrer Altersverteilung, ihres Verletzungsalters bei Klinikaufnahme, ihrer Frakturtypen, ihrer Luxations- und Volkmann-Frakturen, ihres begleitenden Weichteilschadens, ihres Operationszeitpunktes und der Anzahl ihrer Operateure.

Tabelle 1. Behandlungsergebnise

		Biofix®	AO
Stationäre Verweildauer		24,8 ± 27,6 Tage	20,3 ± 15,4 Tage
Gesamtdauer der Behandlung		99,5 ± 57,0 Tage	99,0 ± 59,4 Tage
Kompliaktionsloser Verlauf mit gutem funktionellem Ergebnis			
Kompliaktionen			
Postoperative Dislokation		n=2 (5,7 %)	n=1 (2,9 %)
FK-Reaktion	FK 2:	n=2 (5,7 %)	–
„Steriler Abszeß“	FK 4:	n=3 (8,6 %)	–
Bakterieller Infekt		–	n=3 (8,6 %)
Sudeck-Dystophie		–	n=1 (2,9 %)

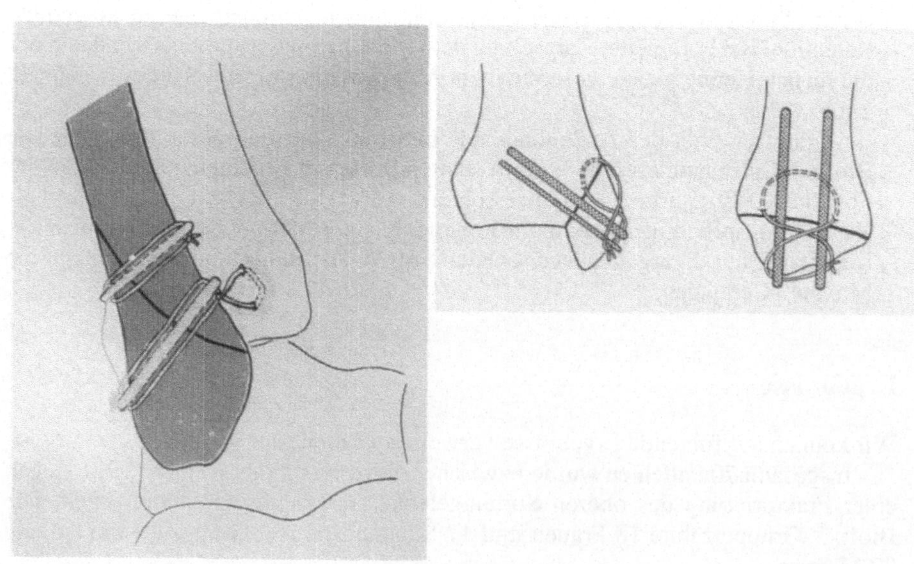

Abb. 1. Versorgungsprinzip einer Malleolarfraktur Typ B mit Syndesmosenruptur. 2 Biofix®-Stifte Stärke 3,2 und 2. Interfragmentäre Kompression durch 2 Hemicerclagen aus Maxon, Augmentation der Syndesmose

Abb. 2. Versorgungsprinzip Innenknöchelfraktur mit 2 Biofix®-Stiften und Maxonzuggurtung

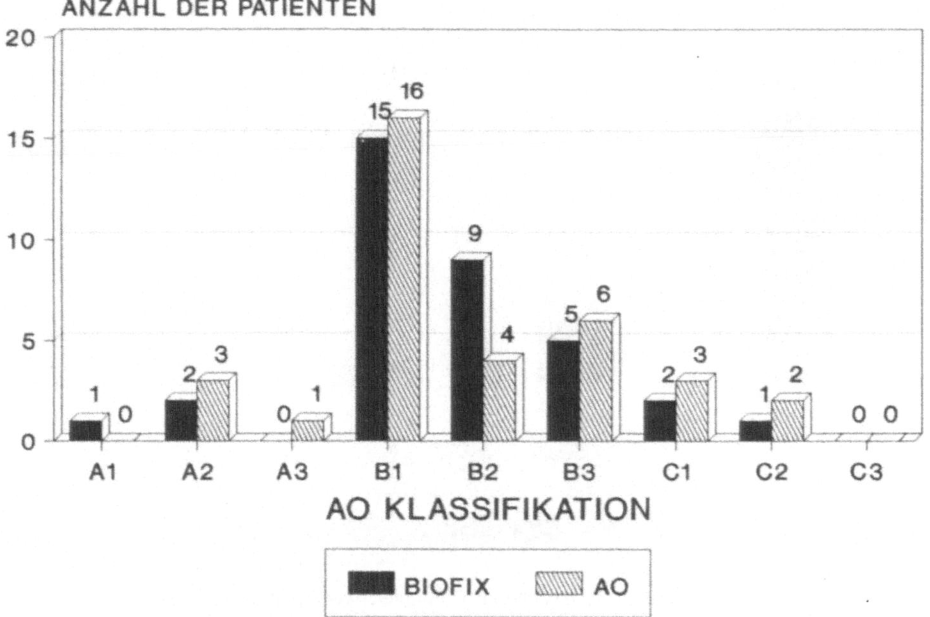

Abb. 3. Verteilung der Frakturtypen

Das Gros der Frakturen entsprach in beiden Kollektiven dem Verletzungsmuster der B-Frakturen, gefolgt von C- und A-Frakturen (Abb. 3).

Ein komplikationsloser Verlauf mit gutem funktionellem Behandlungsergebnis zeigte sich in Biofix®- und AO-Gruppe in 80 % bzw. 85,7 % der Fälle.

Die stationäre Behandlung dauerte in Biofix- und AO-Gruppe durchschnittlich 24,8 bzw. 20,3 Tage, die gesamte Behandlungsdauer betrug in beiden Kollektiven durchschnittlich 99 Tage.

Bei Behandlungsabschluß wiesen die Patienten der AO-Gruppe im ehemals verletzten Gelenk bei aktiver Plantarflexion ein signifikant höheres Bewegungsdefizit auf ($p < 0,05$).

Bei aktiver Dorsalflexion war dieser Unterschied sogar hochsignifikant ($p < 0,01$) (Abb. 4 und 5).

Ebenso unterlegen erschien das AO-Kollektiv hinsichtlich der schmerzfreien Gehstrecke und des Gangbildes. So beklagten AO-Patienten zum Behandlungsende mehr als doppelt so häufig eine schmerzlimitierte Gehstrecke (Abb. 6).

Dieser Befund deckte sich zudem mit einer häufigeren und höhergradigen Störung ihres Gangbildes (Abb. 7).

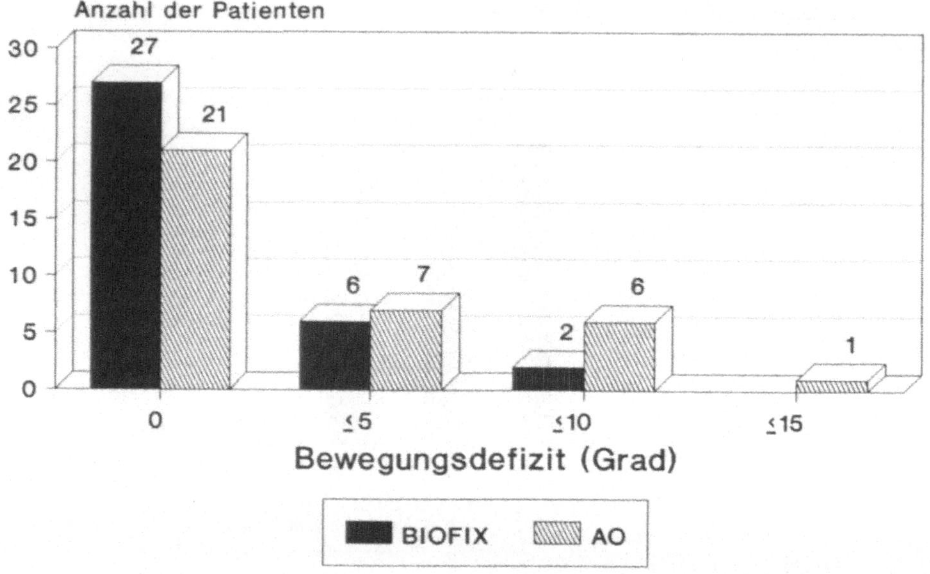

Abb. 4. Bewegungseinschränkung des oberen Sprunggelenkes bei aktiver Plantarflexion

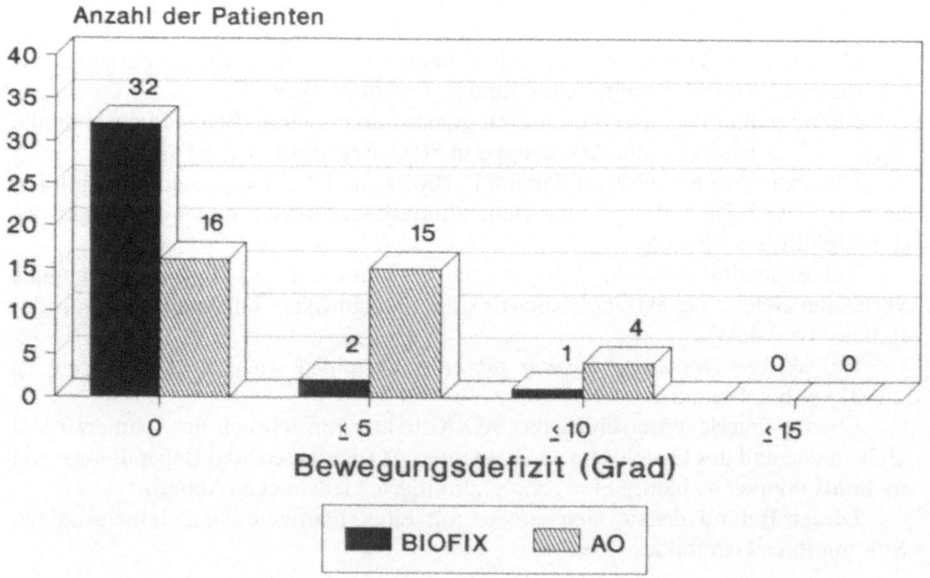

Abb. 5. Bewegungseinschränkung des oberen Sprunggelenkes bei aktiver Dorsalflexion

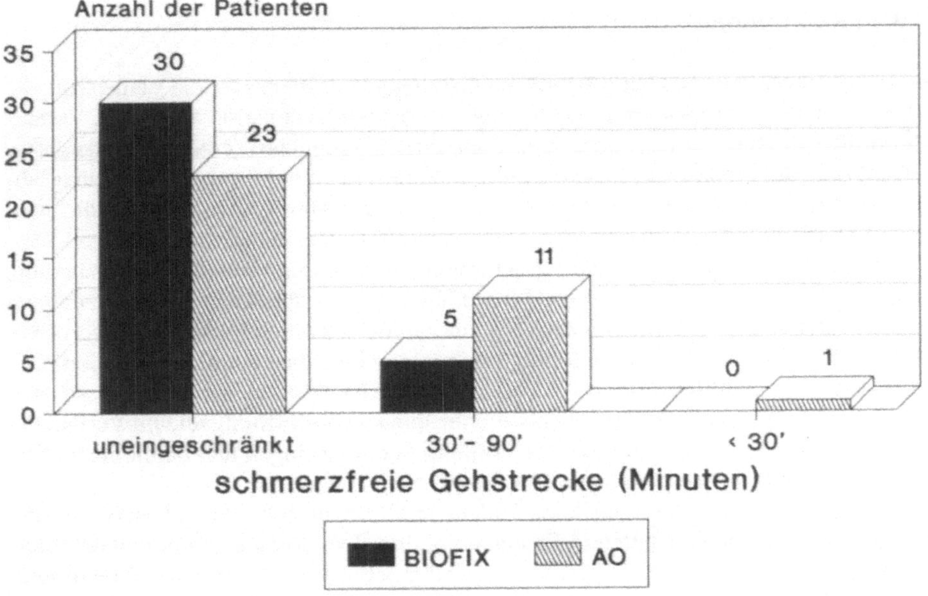

Abb. 6. Schmerzfreie Gehstrecke bei Behandlungsabschluß

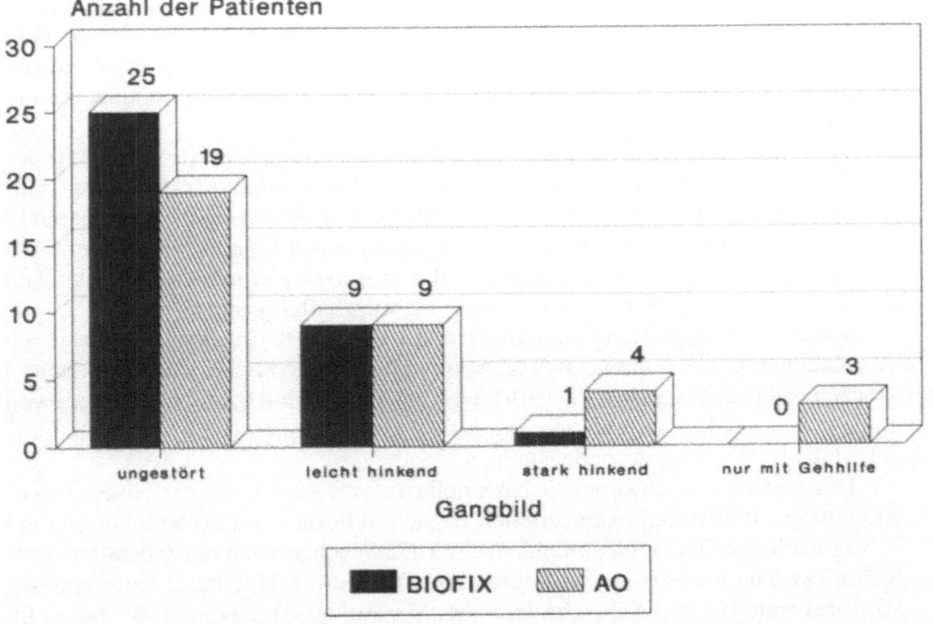

Abb. 7. Gangbild bei Behandlungsabschluß

Komplikationen

Zu Studienbeginn hatte die Biofixstabilisierung in 2 Fällen (5,7 %) eine frühe (2 Wochen nach der Operation) postoperative Fragmentdislokation zur Folge. Verantwortlich hierfür war u. E. in beiden Fällen der anfängliche Verzicht auf die später stets obligate Maxon®-Cerclage. Obgleich hieraus in einem Fall bei Behandlungsabschluß eine Pseudarthrose resultierte, war ihr funktionelles Ergebnis letztendlich gut.

Durchschnittlich 11,4 Wochen nach Biofix®-Osteosynthese entwickelten 5 Patienten (14,3 %) im ehemaligen Frakturgebiet eine lokale Fremdkörperentzündung in Gestalt eines sterilen Abszesses. In 2 Fällen (5,7 %) entsprach diese Entzündung der Einteilung von Hoffmann et al. [3] einer mittelschweren lokalen Fremkörperreaktion im Stadium 2 (FK2). Zu ihrer Sanierung reichte eine einmalige Inzision bzw. Punktion aus. In den übrigen 3 Fällen (8,6 %) handelte es sich unterdessen um schwere lokale Fremdkörperreaktionen mit spontaner Eröffnung, die im Verlauf der Behandlung sekundär mit einer Superinfektion einhergingen und damit einem Stadium 4 (FK4) der vorgenannten Einteilung entsprachen.

Radiologisch traten bei ihnen zudem unscharf umschriebene Osteolysen der ehemaligen Implantatstätten in Erscheinung. Ihre Sanierung erforderte wiederholte Débridements, die beim 1. Mal stets ein zellreiches, eitrig-trübes, aber keimfreies Sekret hervorbrachten.

Nur in einem Fall – 8,9 Wochen nach Osteosynthese – konnten bei der ersten Revision aus dem ehemaligen Implantatlager makroskopisch erkennbare Partikelreste des Biofixplantates asserviert werden.

Die histologische Aufarbeitung des aus den Osteolysehöhlen gewonnenen Knochenmaterials ließ auf eine floride Osteitis nach Art einer Fremdkörperentzündung schließen. Mikroskopisch zeigten sich Histiozyten und Fremdkörperriesenzellen, letztere in polarisiertem Licht mit reichlich doppeltbrechendem Fremdmaterial in ihrem Zellinneren.

Vom Zeitpunkt der 1. Revision bis zu ihrer Ausheilung bedurfte es im Falle der 3 schweren Verläufe mit Superinfektion (FK4) durchschnittlich 16,5 Wochen. Ungeachtet ihrer unterschiedlichen Schwere endeten schließlich alle Fremdkörperreaktionen mit einem guten funktionellen wie radiologischen Ergebnis. Erwähnenswert erscheint außerdem die Beobachtung, daß alle schweren Fremdkörperreaktionen mit einer chronischen Alkoholkrankheit vergesellschaftet waren.

In der AO-Gruppe kam es unterdessen in 1 Fall (2,9 %) zu einer postoperativen Verschiebung eines Volkmann-Fragmentes. Ein versehentliches Auftreten hatte 2 Wochen nach der Operation im seitlichen Röntgenbild eine tibiale Gelenkstufe von 2 mm zur Folge. Das funktionelle Ergebnis dieses Patienten war bei Behandlungsabschluß (14 Wochen) zufriedenstellend.

Des weiteren erschwerten 3 bakterielle Infekte (8,6 %) den Heilverlauf der AO-Gruppe. In 2 Fällen manifestierten sie sich in Form eines Frühinfektes (4. und 7. Tag nach der Operation), in einem – 13 1/2 Wochen nach der Operation – als Spätinfekt. Die retrospektive Analyse dieser Verläufe deckte bei 2 Patienten eine vorbestehende Infektabwehrschwäche auf. Ein Patient (B-3-Fraktur; 80 Jahre) litt gleichzeitig an einem Karzinom der Blase und des Kehlkopfes, der zweite Patient (B-1-Fraktur; 45 Jahre) an einem schlecht eingestellten Typ-2-Diabetes. Zusätzlich erschwerend wirkte sich in beiden Fällen bei Klinikaufnahme ein erst- bis zweitgradig geschlossener Weichteilschaden (Tscherne-Klassifikation G1/G2, [6]) mit lokalen Kontusions- und Schürfverletzungen der Haut aus. In allen 3 Fällen erforderte die Sanierung des bakteriellen Infektes mehrere Revisionseingriffe und schloß letztlich mit einer vorzeitigen Implantatenentfernung. Ihre Behandlung dauerte nach der 1. Revision durchschnittlich 15,1 Wochen. In 2 Fällen resultierte schließlich ein gutes, in 1 Falle ein schlechtes funktionelles Ergebnis.

Schwierig gestaltete sich auch der Heilverlauf einer Patientin (2,9 %) mit B3-Fraktur. Sie entwickelte 6 Wochen nach Osteosynthese klinisch wie radiologisch eine Sudeck-Dystrophie. Ihre Behandlung dauerte 1 Jahr und schloß letztlich mit schlechtem funktionellem Ergebnis.

Schlußfolgerung

Zusammenfassend kann für die Biofixosteosynthese gefolgert werden:

1. Die Osteosynthese mit Biofix®-Stiften in der beschriebenen Technik gewährleistet bis zur einsetzenden Frakturheilung eine hinreichende Übungsstabilität.
2. In Teilbereichen überzeugt sie gegenüber der herkömmlichen Plattenosteosynthese durch bessere funktionelle Behandlungsergebnisse, zudem erübrigt sich bei ihr – ein wohl bestechender Vorteil – die Materialentfernung.
3. Sorgen bereiten indes sterile Abszesse mit schwerem protrahiertem Verlauf, die in ca. 8–10 % der Fälle auftreten können. Bis zur Klärung ihrer Pathogenese sollte eine breite Anwendung des Biofixverfahrens vermieden werden.
4. Abschließend sei nochmals erwähnt, daß die Anwendung von Biofix bei Alkoholikern mit deutlich höherem Risiko behaftet erscheint.

Literatur

1. Gay B, Bucher H (1985) Tierexperimentelle Untersuchungen zur Anwendung von absorbierbaren Osteosyntheseschrauben aus (PDS) Polydioxanon. Unfallchirurg 88:126–133
2. Greve H, Holste J (1985) Refixation osteochondraler Fragmente durch resorbierbare Kunststifte. Akt Traumatol 15:145–149
3. Hoffmann R, Krettek C, Hetkämper A, Haas N, Tscherne H (1992) Osteosynthese distaler Radiusfrakturen mit biodegradablen Frakturstiften – Zweijahresergebnisse –. Unfallchirurg 95:99–105
4. Leixnering M, Moser KL, Poigenfürst J (1989) Die Verwendung von Biofix C zur Stabilisierung von Innenknöchelfrakturen. Akt Traumatol 19:113–115
5. Müller ME, Nazarian S, Koch P, Schatzker J (eds) (1990) Tibia/fibula, malleolar segment. In: The comprehensive classification of fractures of long bones. Springer, Berlin Heidelberg New York Tokyo
6. Oestern H-J, Tscherne H (1983) Pathophyseologie und Klassifikation des Weichteilschadens. Hefte Unfallheilkd 162:1–10
7. Rokkanen P, Vainionpää S, Törmälä P et al. (1985) Biodegradable implants in fracture fixation: Early results of treatment of fractures of the ankle. Lancet 1422–1424
8. Ruf W, Schult W, Buhl K (1990) Die Stabilisierung von Malleolarfrakturen und Flakeverletzungen mit resorbierbaren Polyglykolsäurestiften (Biofix). Unfallchirurgie 16:202–209
9. Vainionpää S (1986) Biodegration of polyglycolic acid in bone tissue: An experimental study on rabbits. Arch Orthop Trauma Surg 104:333–338
10. Vert M, Christel P, Leray J (1984) Bioresorbable materials for bone surgery. In: Hastings GW, Ducheyne P (eds) Macromolecular biomaterials. CRC Press, Boca Ralston, pp 120–142

Kultivierte Keratinozyten in einer Fibrinklebermatrix zur Deckung von Verbrennungswunden

G. B. Stark, J. Kopp und H. W. Kaiser

Einführung

Die Versorgung Schwerstverbrannter wird durch die Verfügbarkeit von Spalthautentnahmestellen limitiert. Bei Patienten mit über 60 % verbrannter Körperoberfläche begrenzt dies die Überlebenswahrscheinlichkeit. Um diese beschränkten Vorräte autologer Haut zu erweitern, wurden In-vitro-Techniken zur Kultivierung autologer Epidermiszellen entwickelt (Rheinwald u. Green 1975). Es liegen widersprüchliche Erfahrungen mit der Anwendung auf diese Weise gewonnener, mehrschichtiger Epithelplatten („Sheets") vor (Gallico et al. 1984; Munster et al. 1990; Odessey 1992; Nanchahal u. Ward 1992). Mit einer solchen Technologie gewonnene Epidermiszellsheets sind kommerziell verfügbar, aber sehr teuer (Heimbach 1992). Die Einheilungsraten sind bisher nicht sicher reproduzierbar (Munster 1992; Odessey 1992), und die Transplantate frühestens nach 3 Wochen verfügbar. Die empfindlichen, hauchdünnen Epithelplatten sind schwierig zu handhaben. Die oft mangelhafte Haftung am Wundgrund könnte auf eine abnorme Struktur der Verankerungsfibrillen der Epithelbasis zurückzuführen sein (Woodley et al. 1988; Compton et al. 1989). Es sind bisher überwiegend nur Anteile großflächiger Verbrennungen mit der Sheettechnik gedeckt worden. Das Fehlen der Lederhaut bei drittgradigen Verbrennungen stellt eine wesentliche Einschränkung dar (Nanchahal u. Ward 1992).

Über nicht-kultivierte, vereinzelte Keratinozyten in einer Fibrinsuspension wurde erstmals 1988 von Hunyadi et al. berichtet. Außerdem liegen Berichte über die In-vitro-Verwendung einer Fibrinkleberschicht als Adhärenzmaterial in der Kultur vor (Ronfard et al. 1991).

In den im folgenden dargestellten Fällen verwendeten wir eine neue Deckungsmethode, deren zugrundeliegender Gedanke die Applikation einer in vivo proliferativen Zellkutur ist. Hierdurch könnte die Zeit zwischen der Entnahme der 5 cm^2 großen Ausgangsbiopsie und der Deckung verkürzt und die Einheilungsrate verbessert werden. Der Kombination autologer Transplantate mit allogener Spalthaut liegen Erfahrungen mit der „chinesischen" (Yang et al. 1980) und der „Sandwich"-Technik (Alexander et al. 1981; Stark 1993) zugrunde, bei denen jeweils durch mechanische Fragmentierung stark expandierte Eigenhaut mit ungemeshter Fremdhaut kombiniert wird. Endziel unserer noch nicht abgeschlossenen Studie ist eine Verbesserung der funktionellen und kosmetischen Ergebnisse.

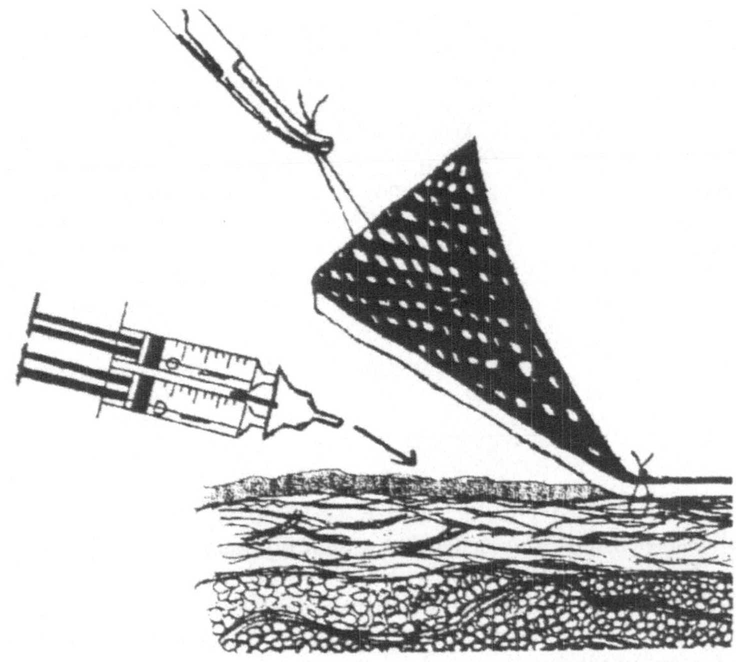

Abb. 1. Bei der kombinierten Aufbringung von kultivierten Keratinozyten mit Leichenhaut wird das allogene Spalthauttransplantat (ASH) mit der autologen Keratinozyten-Fibrinkleber-Suspension (AKFS) fixiert

Material und Methodik

Bei Patienten mit zumindest teilweise drittgradigen Verbrennungen von mindestens 40 % Körperoberfläche wird spätestens 24 h nach Aufnahme in das Schwerstverbranntenzentrum eine (dicke) Spalthautbiopsie zur Zellkultivierung von etwa 5 cm^2 aus einer unverbrannten Region entnommen. Die Haut wird in phosphatgepufferter Kochsalzlösung (PBS) gewaschen, anschließend mechanisch zerkleinert und mit Trypsin-EDTA (0,25–0,02 %) inkubiert, um eine Einzelzellsuspension zu erhalten. Die Kultivierungstechniken wurden im wesentlichen von Rheinwald u. Green (1975) und Gallico et al. (1984) beschrieben.

Etwa $2 \cdot 10^6$ vereinzelte Keratinozyten werden auf eine Ammenzellschicht letal bestrahlter 3T3-Mäusefibroblasten aufgebracht. Diese werden mit einer Zelldichte von $2 \cdot 10^6$/75 ml-Kulturflasche beimpft.

Als Kulturmedium dient nach Dulbecco modifiziertes Eagle's Medium und Ham's F12 (1:1, v/v), 5 % fetales Kälberserum sowie Hydrokortison, Coleratoxin und Insulin. Epidermaler Wachstumsfaktor (EGF) wird der Kultur erstmals nach 3 Tagen zugesetzt. Jeden 3. Tag erfolgt ein Mediumwechsel. Die Bebrütung geschieht bei 37º C in einem Brutschrank mit feuchter Atmosphäre und einem CO_2-Gehalt von 5 %. Die Primärkulturen werden nach 5–10 Tagen konfluent. Durch Trypsinisierung erfolgt eine erneute Isolierung von Einzelzellen zur Transplantation oder Sekundärkultivierung.

Tabelle 1. Behandlungsverlauf bei 3 Patienten mit Brandwundendeckung durch autologe Keratinozyten-Fibrin-Kleber-Suspension (AKFS)

Nr.	Alter	(%)	Operationstag	AKFS-Deckung cm2	Allogene Spalthaut	Einheilung (%)	Bemerkungen
1	38 Jahre	46	17	2240	1800	> 90	Stamm und beide Oberschenkel
			24	200	0		Linker Unterarm (im Bett)
2	54 Jahre	54	21	540	0	100	Komplette Epithelisierung nach 4 Tagen
			36	30	0	100	Reappliaktion nach sekundärer mechanischer Erosion
3	26 Jahre	40	17	520	520	70	Rechter Arm/Ellenbogen
			25	600	0	30	Auf Granulationen rechtes Bein (im Bett)

Am Tage der Transplantation werden die durch Trypsinisierung hergestellten Einzelzellensuspensionen im Zellabor mit dem Fibrinanteil eines kommerziell erhältlichen Zweikomponentenfibrinklebers (Tissucol) gemischt.

Im Operationssaal wird der Zellfibrinanteil des Klebers mit Thrombin/FXIII auf die nekrektomierten Wundflächen aufgebracht. Bei 2 Patienten (Fall 1 und 3) wurde mit dem härtenden Fibrinzellgemisch zusätzlich ein allogenes, glyzerinkonserviertes Spalthauttransplantat (Euro Skin Bank, Beverwijk, Niederlande) fixiert (Abb. 1).

Fallbeispiele

Unsere klinischen Erfahrungen beschränken sich derzeit auf 3 schwerstverbrannte Patienten, bei denen insgesamt 8 verschiedene verbrannte Areale mit der Keratinozyten-Fibrin-Suspension gedeckt wurden (Tabelle 1). Bei der Kombination mit glyzerinisierter Leichenhaut lagen die Heilungsraten innerhalb weniger Tage zwischen 70 und 100 % (Fall 1 und 3), während die alleinige Applikation der Suspension, z. T. auf Granulationsflächen, Heilungsraten zwischen 30 und 100 % erbrachte. Bei allen Arealen waren seit dem Hitzetrauma mindestens 17 Tage ohne Abheilungstendenz verstrichen.

Fall 1: Eine 38jährige Frau wurde mit einer frischen Flammenverbrennung von 46 % der Körperoberfläche eingeliefert. Unmittelbar bei Aufnahme wurde eine Spalthautbiopsie zur Kultur von der linken Wade entnommen. 17 Tage nach dem Unfall wurden, nach tangentieller Nekrektomie, etwa 14 % tief zweitgradig (2b°)verbrannter Körperoberfläche am Abdomen und beiden Oberschenkeln mit kultivierten autologen Kerationozyten in 18 ml Fibrinkleber gedeckt (Abb. 2). Mit dieser Fibrinsuspension wurde zusätzlich ein 1 x 1,5 gemeshtes, aber nicht expandiertes allogenes, glyzerinkonserviertes Spalthauttransplantat zur Bedeckung fixiert. In der gleichen Sitzung erfolgte eine konventionelle Deckung der oberen vorderen Thoraxregion mit autologer ungemeshter Spalthaut, während die linke Schulter mit 1 x 1,5-gemeshter Spalthaut gedeckt wurde.

Beim ersten Verbandwechsel am 4. postoperativen Tag erschienen die oberflächlichsten Anteile der transplantierten allogenen Haut, ähnlich einer Eidechsenhaut, ausgetrocknet und begannen abzuschilfern. Demgegenüber erschien die dermale Komponente des Allotransplantates in eine gut durchblutete rosafabene Hautschicht integriert. Insgesamt ergab sich schon nach 4 Tagen eine komplette Epithelisierung von ca. 90–95 % der gedeckten Fläche, wobei die Beurteilung durch das

Allotransplantat erschwert war. Im Vergleich zu den konventionell mit meshgrafts gedeckten Arealen waren die mit Keratinozyten gedeckten Bereiche homogen und glatt. 15 Tage nach Deckung mit der Fibrin-Keratinozyten-Suspension waren diese Bereiche komplett epithelisiert.

Zusätzlich erfolgte bei dieser Patientin im Krankenbett 24 Tage nach dem Trauma die Deckung eines granulierenden Areals von etwa 1 % Körperoberfläche am linken Unterarm mit der Keratinozyten-Fibrin-Suspension ohne zusätzliche allogene Hautbedeckung. 11 Tage nach Auftragung zeigte sich auch hier ein rosiges, homogenes und stabiles Epithel.

Fall 2: Ein 53 Jahre alter Chemotechniker wurde nach einem Explosionstrauma mit 54 % verbrannter Körperoberfläche eingeliefert (37 % 2a°, 16 % 2b°, 1 % 3°).

Nach Escharotomien erfolgte eine Kulturbiopsieentnahme vom rechten Oberschenkel. Die Lokaltherapie wurde mit Silber-Sulfadiazin durchgeführt und der Patient mußte wegen eines gleichzeitigen Inhalationstraumas für 19 Tage beatmet werden.

Nach vorangegangener tangentieller Nekrektomie und Spalthautdeckung der rechten oberen Extremität wurde 21 Tage nach dem Unfallereignis eine etwa 3 % der Körperoberfläche entsprechende Fläche des rechten oberen vorderen Thorax und der rechten Schulter nach tiefer tangentieller Nekrektomie mit der Keratinozyten-Fibrin-Suspension gedeckt. Die transplantierte Emulsion wurde mit einer hydrokolloidalen Verbandfolie (Comfeel®) verbunden. Schon beim 1. Verbandwechsel nach 4 Tagen hatte eine vollständige zarte Epithelisierung der gesamten gedeckten Fläche stattgefunden. In der frühen Phase war dieses Epithel allerdings mechanisch sehr empfindlich, und im Rahmen von Verbandwechseln kam es zu kleineren Erosionen. Trotz wiederholt auf Pseudomonas und Acinetobacter positiv reagierender Wundkulturen erfolgte eine erneute Epidermozytendeckung 15 Tage nach der primären Auftragung auf einer Fläche von etwa 5 x 5 cm. Diese resultierte in einer vollständigen Epithelbildung.

Der Patient zeigte eine generalisierte Tendenz zur hypertrophen Narbenbildung in den konventionell und konservativ behandelten Hautregionen, wobei die keratinozytengedeckten Areale sich eher positiv abhoben.

Fall 3: Ein 26 Jahre alter Mann erlitt als Kfz-Fahrer Verbrennungen von 40 % der Körperoberfläche. Sofort nach Aufnahme wurde eine Biopsie entnommen. Die Lokalbehandlung erfolgte zunächst mit Silbersulfadiazin. Die rechte Hand wurde mit ungemeshter, der rechte Unterarm und beide Ober- und Unterschenkel wurden mit Mesh-Transplantaten gedeckt.

17 Tage nach dem Unfall wurden auf ein Areal mit 2b°-Verbrennung am rechten dorsalen Oberarm, Ellenbogen und proximalen Unterarm (3 % Körperoberfläche) Keratinozyten in 8 ml Fibrinkleber-Emulsion aufgebracht. Dieses Areal wurde mit 1 x 1,5-gemeshter, unexpandierter glyzerinisierter Leichenhaut bedeckt. Beim 1. Verbandwechsel nach 5 Tagen fand sich eine rosige Neohaut. Die Angehrate betrug hier aber insgesamt nur 70 % der Fläche.

25 Tage nach der Verbrennung wurde zusätzlich eine nicht abgeheilte drittgradig verbrannte Fläche rechts-prätibial, präpatellär und zirkulär am rechten Sprunggelenk mit 3 ml Keratinozyten-Fibrin-Suspension ohne allogene Haut gedeckt. Beim Verbandwechsel nach 5 Tagen fanden sich hier in dem Granulationsgewebe zahlreiche Epithelinseln, von denen aus die Epithelisierung der verbliebenen Granulationsflächen nur langsam voranschritt.

Histologie

Es konnten insgesamt 9 Biopsien von allen 3 Patienten gewonnen werden, die lichtmikroskopisch untersucht wurden.

Nach Transplantation der Keratinozyten-Fibrinkleber-Suspension ohne allogene Epidermis fand sich ein mehrschichtiges, vitales Plattenepithel mit angedeuteten Reteformationen bei allen Biopsien. Die Basalzellschicht war sehr proliferativ aktiv. Daneben konnte ein wohldefiniertes Stratum spinosum differenziert werden. Das Zellvolumen nimmt von basal nach apikal ab.

Wenige Tage nach Keratinozytenaufbringung mit zusätzlicher Übertransplantation von glyzerinkonservierter Leichenhaut breiten sich die Epithelzellen zwi-

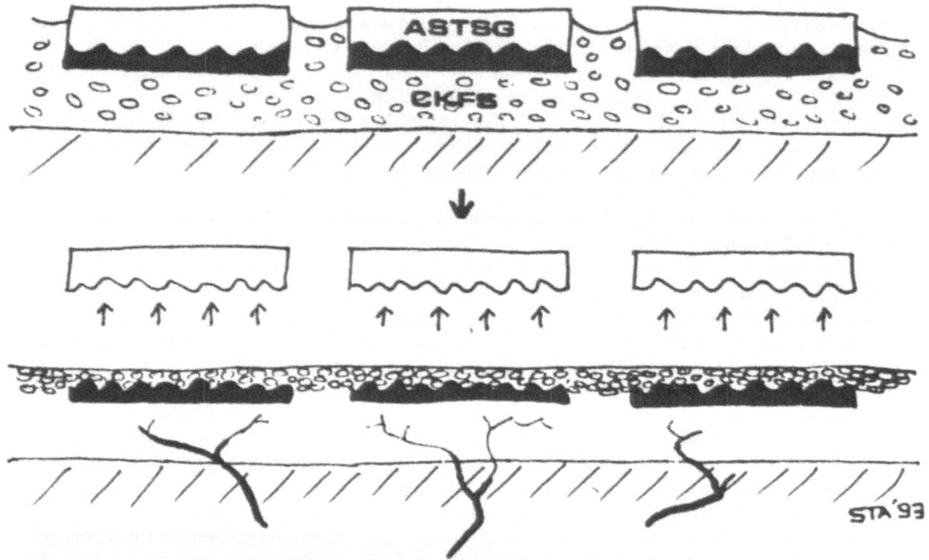

Abb. 2. Schematisierte Darstellung der Kombination der autologen kultivierten Keratinozyten-Fibrinkleber-Suspension (CKFS) mit einem geschlitzten allogenen, glyzerinisierten Spalthauttransplantat (ASTSG). Durch ihre amöboide Beweglichkeit orientieren sich die vereinzelten Keratinozyten zu einem geschichteten Neopithel. Das avitale Allotransplantat dient möglicherweise nicht nur als optimaler Schutz, sondern trägt, nach Desquamation des allogenen Epithels, auch durch Integration von Dermisanteilen zur Struktur der neuen Haut bei

schen den Schlitzen des gemeshten Transplantates aus. Die allogene Epidermis beginnt sich abzuheben, während die Fremddermis erhalten bleibt. Es waren noch Fibrinreste unter der Dermis und in den Schlitzen zu sehen. Nach kombinierter Transplantation von Keratinozyten und allogener Haut findet sich später ein geschichtetes unauffälliges Plattenepithel mit einer faserreichen Dermis, wobei nicht festgestellt werden kann, ob es sich hier um Reste der allogenen Dermis handelt (Abb. 2). Diese subbasale Neodermis weist eine reiche kapilläre Vaskularisation auf und kann, bei tief zweitgradiger Verbrennung, klar von den autochthonen Dermisresten abgegrenzt werden.

Auch nach alleiniger Keratinozyten-Fibrinkleber-Applikation ohne Leichenhaut kann ein dickes Epithel mit einer dermoepidermalen Junktionszone festgestellt werden. Das Stratum basale hat eine typische Palisadenkonfiguration. Bei maximaler Vergrößerung finden sich interzelluläre Fortsätze (Desmosomen?).

Diskussion

Die Kombination kleiner autologer Transplantatinseln mit allogener Spalthaut („chinesische Methode“, Yang et al. 1980) und auch die Übertransplantation („Sandwich“-Technik) weitmaschig geschlitzter Spalthautnetze mit Allotransplantaten (Alexander et al. 1981; Herndon u. Rutan 1992; Stark 1993), stellen konventionelle chirurgisch-mechanische Techniken dar, um die proliferative Potenz der Epidermiszellen auszunützen. Die allogene Haut dient dabei zur Schaffung eines optimalen, infektionsfreien In-vivo-Kulturmilieus, bis es schließlich zur immunogenen Abstoßung der fremden Oberhaut kommt. Parallel zu diesen chirurgischen Techniken wurden zellbiologische Techniken zur In-vitro-Herstellung einer autologen Ersatzepidermis entwickelt (Rheinwald u. Green 1975). Insbesondere bei tief drittgradigen Verbrennungen scheint das Fehlen der dermalen Komponente aber das Einheilen und die mechanische Stabilität der kultivierten Transplantate zu beeinträchtigen.

Es erscheint naheliegend, die Vorteile der „intermingled grafts" mit der großen Verfügbarkeit und Proliferationstendenz kultivierter Keratinozyten zu kombinieren (Hafemann et al. 1989).

Die vorgestellte Methodik bei 2 Patienten (Fall 1 und 3) stellt den klinischen Versuch einer Kombination dieser beiden Ansätze dar: Dabei dient zusätzlich der Fibrinkleber sowohl als Matrix und Vehikel für die Keratinozyten, wie auch zur Fixierung der allogenen Spalthauttransplantation. Analog könnte das Verfahren „Buttered Swiss-Cheese Sandwich"-Technik genannt werden, wobei die autologe Keratinozyten-Fibrinkleber-Suspension der Butter, und die geschlitzten allogenen Hauttransplantate dem (gelöcherten) Schweizerkäse entsprechen (Abb. 2).

Transplantationen mit Zelldispersionen aus Epidermozyten ohne Fibrinmatrix wurden bereits früher durchgeführt (Billingham u. Reynolds 1952). Diese Zellsuspensionen hafteten aber nicht an der Wundoberfläche. Hunyadi et al. (1988) konnten mit solchen (nichtkultivierten) Zellsuspensionen in Fibrinkleber venöse Ulzera zum Abheilen bringen, während die Kontrollsuspension ohne Fibrinkleber keinen Effekt hatte. Fibrinkleber ist in den meisten europäischen Ländern kommerziell erhältlich und hat sich zur Fixierung von autologen Hauttransplantaten bewährt. Dies gewährleistet eine innige Fixierung und Blutstillung.

Bei dem von uns beschriebenen Verfahren sind die in vitro expandierten Keratinozyten in der Fibrinmatrix eingebettet. Die amöboide Beweglichkeit von Keratinozyten in Kultur während der proliferierenden Phase lassen uns die Hypothese aufstellen, daß diese Epidermozyten sich zur mesodermalen Grenzzone hin orientieren und bis zum Auftreten einer Kontaktinhibition unter Ausbildung eines mehrschichtigen Plattenepithels proliferieren. Tierexperimentell konnte gezeigt werden, daß bei der chinesischen Mischtechnik allogene Zellen der Dermis bis zu 11 Tage nach Transplantation vital bleiben (Kistler et al. 1989). Zwar erreichten wir auch bei AKFS-Aufbringung ohne Spalthauttransplantat (und statt dessen hydrokolloidaler Verbandfolie) einen kompletten Wundverschluß. Dieses Epithel bleibt aber zunächst mechanisch empfindlich (Fall 2). Wir erwarten deshalb v. a. von der Kombination mit allogener frischer oder glyzerinisierter Spalthaut optimalere Einheilungsbedingungen, v. a. auch bei größeren Verbrennungsflächen auch nach epifaszialer Nekrektomie. Die morphologische Untersuchung, ob dies auch bei den hier vorgestellten Methoden der Fall ist, muß aber ebenso wie die Untersuchung der Rolle epidermotropher Faktoren, die der allogenen Dermis und der Basalmembran weiteren klinischen und experimentellen Untersuchungen vorbehalten bleiben.

Zusammenfassung

Die Verwendung autologer, in vitro kultivierter Keratinozytensheets hat sich zu einer Standardmethode bei der Deckung ausgedehnter Verbrennungen entwickelt. Nachteile solcher Sheettransplantate sind der lange Zeitraum bis zur ersten Verfügbarkeit sowie technische Erschwernisse bei der Aufbereitung und Aufbringung der empfindlichen Transplantate, mit einer daraus resultierenden unsicheren Einheilrate und extrem hohen Kosten.

In einer Pilotstudie transplantierten wir 8mal erfolgreich kultivierte autologe Epidermiszellen in einer homogenen Fibrinklebersuspension bei 3 tief zweit- und drittgradig verbrannten Patienten. Die Technik wurde weiterhin durch eine Kombination der Keratinozyten in der Gelphase mit übertransplantierter allogener Spalthaut modifiziert. Histologisch bildete sich ein geschichtetes Plattenepithel. Es fanden sich Hinweise, daß der Dermisanteil der allogenen Haut als Neodermis integriert wird.

Klinisch entwickelt sich bis zum 1. Verbandwechsel jeweils ein kontinuierliches Epithel, welches anfänglich aber noch mechanisch anfällig war. Langzeitergebnisse ergaben eine der Sheetgrafts zumindest ebenbürtige Hautqualität.

Fibrinklebermatrix scheint den in einem aktiv proliferierenden Zustand 2 1/2 Wochen nach Entnahme transplantierten Keratinozyten ausreichend Adhärenzstabilität zu vermitteln. Weitere Vorteile des Verfahrens sind die einfache Wiederholbarkeit und Applikation sowie eine Verkürzung der Operationszeit bei diesen schwerstverletzten Patienten.

Literatur

1. Alexander JW, MacMillan BG, Law E et al. (1981) Treatment of severe burns with widely meshed skin autograft and mesh skin overlay. J Trauma 21:433–438
2. Billingham RE, Reynolds J (1952) Transplantation studies on sheets of pure epidermal epthelium and on epidermal cell suspensions. Br J Plast Surg 5:52
3. Compton CC, Gill GM, Bradford DA, Regauer S, Gallico GG, O'Conner NE (1989) Skin regenerated from cultured epithelial autografts on full-thickness burn wounds from 6 days to 5 years after graftings. Lab Invest 60/5:600–612
4. Gallico GG, O'Conner NE, Compton CC, Kehinde O, Green H (1984) Permanent coverage of large burn wounds with autologous cultured human epithelium. New Engl J Med 311/7:448–451
5. Hafemann B, Frese C, Kistler D, Hettich R (1989) Intermingled skin grafts with in vitro cultured keratinocytes – experiments with rats. Burns 15:233–238
6. Heimbach DM (1992) A nonuser's questions about cultured epidermal autograft. J. Burn Care Rehabil 13:127–129
7. Herndon DN, Rutan RL (1992) Comparison of cultured epidermal autograft and massive excision with serila autografting plus homograft overlay. J Burn Care Rehabil 13:154–157
8. Hunyadi J, Farkas B, Bertenyi C, Olah J, Dobozy A (1988) Keratinocyte grafting: a new means of transplantation for full-thickness wounds. J Dermatol Surg Oncol 14/1:75–78
9. Kistler D, Hafemann B, Hettich R (1989) Cytogetic investigations of the allodermis after intermingled skin grafting. Burns 15:82
10. Munster AM, Weiner SH, Spence RJ (1990) Cultured epidermis for the coverage of massive burn wounds: a single center experience. Ann Surg 211/6:676–679
11. Munster AM (1992) Cultured epidermal autograft in the management of burn patients: goals and objectives. J Burn Care Rehabil 13/1:123–180

12. Nanchahal J, Ward CM (1992) New grafts for old? A review of alternatives to autologous skin. Br J Plast Surg 45:354–363
13. Odessey R (1992) Addendum: multicenter experience with cultured epidermal autograft for treatment of burns. J Burn Care Rehabil 13:174–180
14. Rheinwald JG, Green H (1975) Serial cultivation of strains of human epidermal keratinocytes: the formation of keratinizing colonies from single cells. Cell 6/3:331–343
15. Ronfard V, Broly H, Mitchel V et al. (1991) Use of keratinozytes cultures on fibrn glue in the treatment of burn wounds. Burns 17/3:181–184
16. Stark GB (1993) Cologne Burn Centre experiences with glycerol-preserved allogenic skin I: Clinical experience and histological findings (overgraft and sandwich technique). In: Hermans RP (ed) Proteedings of the Symposium on Glycerolized Allograft Skin Beverwijk/Niederlande, 25.–26. 2. 1993 (in press)
17. Woodley DT, Peterson HD, Herzog SR et al. (1988) Burn wounds resurfaced by cultured epidermal autografts show abnormal reconstitution of anchoring fibrils. JAMA 259/17:2566–2571
18. Yang C-C, Shih TS, Chu TA, Hsu W-S, Kuo S-Y, Chao Y-F (1980) The intermingled transplantation of auto- and homografts in severe burns. Burns:141

Gentamycin-Kollagen in der Behandlung infizierter Knochen- und Weichteilschäden

P. Eckert

Bereits 1942 hat Converse [2] komplexe Problematik einer kombinierten Knochen- und Weichgewebeverletzung am Knochen hingewiesen. Das Ineinandergreifen der Problemkreise Fraktur und Weichteildefekt führt unbehandelt zum chronischen Infekt. Moderne Klassifizierungen als Grundlage neuer Behandlungsstrategien offener Frakturen tragen den unterschiedlichen Besonderheiten von Knochen- und Weichgewebeschaden Rechnung. Die daraus entwickelten Behandlungsgrundsätze haben zu einer drastischen Senkung der Infektionsgefahr am Knochen beigetragen, indem die infektionsfördernden Pathomechanismen zielgerichtet berücksichtigt werden. Dies betrifft die Maßnahmen am Knochen, die Erhaltung und Wiederherstellung der Weichgewebe und adjuvante Maßnahmen.

Unter den adjuvanten Maßnahmen kommt der Antibiotikumtherapie eint hoher Stellenwert zu. Entscheidend ist die Frage, welche Antibiotikumspiegel vor Ort erreicht und für welche Zeitdauer sie erhalten werden müssen. Für die Weichgewebe ist bei guter Durchblutungsreserve diese Phase sehr kurz. Eine einmalige Antibiotikumgabe erscheint dann als adjuvante Maßnahme ausreichend oder ist sogar entbehrlich. Anders gestaltet sich die Situation, wenn bradytrophe Strukturen entzündlich betroffen sind. Aufgrund der schlechten nutritiven Versorgung erfolgt ein wesentlicher Teil der Abwehrleistung des Körpers über den Prozeß der Sequestration. Von einem adjuvant eingesetzten Antibiotikum erwartet man daher eine Wirkung per diffusionem auf die in den bradytrophen Strukturen verbliebenen Keime. Wesentlich ist daher, daß die Konzentration des Antibiotikums ausreichend hoch ist, um die minimale Hemmkonzentration (MHK) am Wirkort zu überschreiten. Weiterhin muß der Wirkspiegel längere Zeit aufrecht erhalten werden, da eine vollständige Penetration der bradytrophen Strukturen, allerdings nur erfahrungsmäßig definiert, einige Tage beansprucht. Die Verfolgung der Antibiotikumspiegel gestattet es auch in kleinen Kollektiven, die Grundvoraussetzungen für die erwartete Wirkung zu prüfen. Forderung ist dabei, daß das eingesetzte Antibiotikum das mögliche Erregerspektrum weitgehend abdeckt.

Als neue Methodik wurde die Messung von Antibiotikumkonzentrationen am eigentlichen Wirkort, nämlich im interstitiellen Raum des kontaminierten Wundareal, eingeführt, indem über Zieldrainagen direkt am Wirkort gemessen wurde. Damit wird direkt darstellbar, welche Wirkspiegel am interessierenden Ort der Wundheilung erscheinen und erhalten werden. Daraus lassen sich Rückschlüsse auf die Sättigung in den überwiegend durch Diffusion versorgten bradytrophen Gewebestrukturen ableiten. interessant sind vergleichende Betrachtungen von systemischen und lokalen Antibiotika, weiterhin die Spiegel im Serum bei lokaler Antibiotikumapplikation.

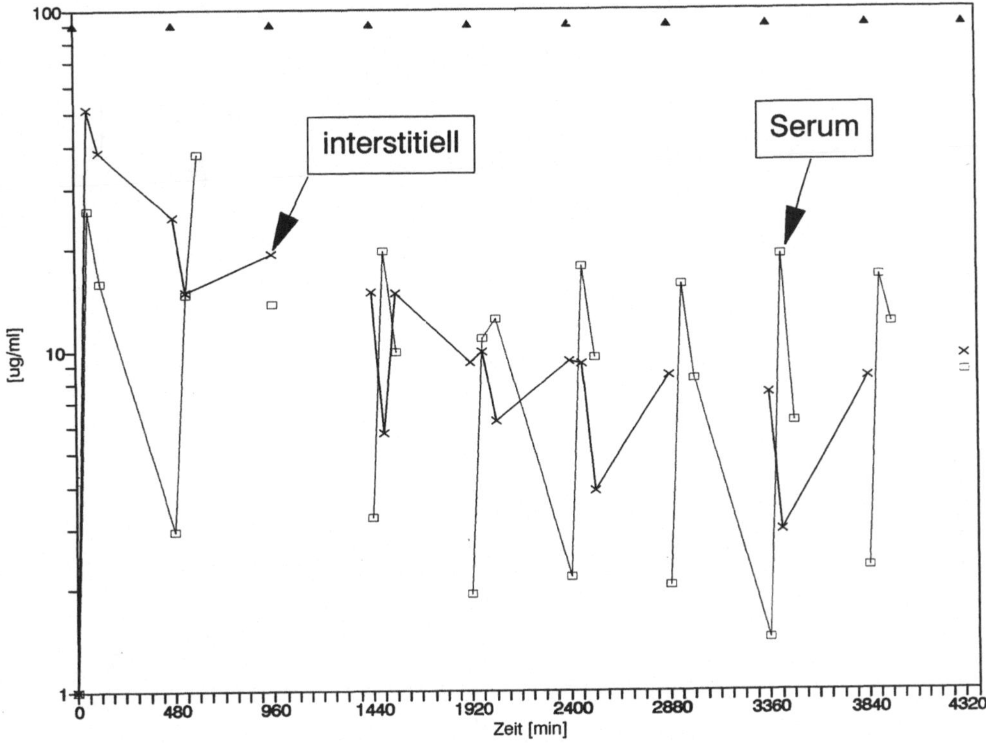

Abb. 1. Systemische Antibiotikumapplikation, Cefmenoxim 1,0 (n = 8)

Untersuchungen der interstitiellen Antibiotikakonzentrationen im Vergleich zu den Serumspiegeln wurden von uns mit gleicher Methodik publiziert [1]. Exemplarisch wird zum Vergleich die Zusammenfassung einer Untersuchungsreihe mit Cefmenoxim (Tazef®, Takeda®) in verminderter Dosis von 3x1g/die dargestellt (Abb. 1).

Resorbierbare lokale Antibiotikumträger finden aus grundsätzlichen Erwägungen und Handhabungsgründen bereits seit längerem ein besonderes Interesse. In einer eigenen Untersuchungsreihe wurden neuartige lokale Antibiotikumträger auf der Basis eines Kollagenvlieses mit Gentamycin (EMD 53 155, Merck) vor der Markteinführung mit der gleichen Methodik untersucht (Abb. 2). Hierbei wurden 3, 4 oder 5 Vliese unter die Lappenplastik mit Knochenkontakt eingebracht. Die Darstellung der Konzentrationsverläufe im Serum und interstitiell zeigt vergleichend die Mittewerte bei unterschiedlicher Anzahl der Gentamycin-Kollagen-Vliese. Lokal wer en also toxisch hohe Antibiotikumkonzentrationen freigesetzt. Die Erregerempfindlichkeit auf Gentamycin ist bei derartig hohen Konzentrationen von untergeordneter Bedeutung; auch gegen Gentamycin resistente Keime werden erfaßt. – Im Serum bleiben die Gentamycinkonzentrationen vergleichsweise niedrig. Das bedeutet aber gleichzeitig, daß Infektionen in der Umgebung durch lokale Antibiotikumträger nicht beeintlußbar sind. Phlegmonöse Randreaktionen bedürfen daher ergänzender systemischer Antibiotika.

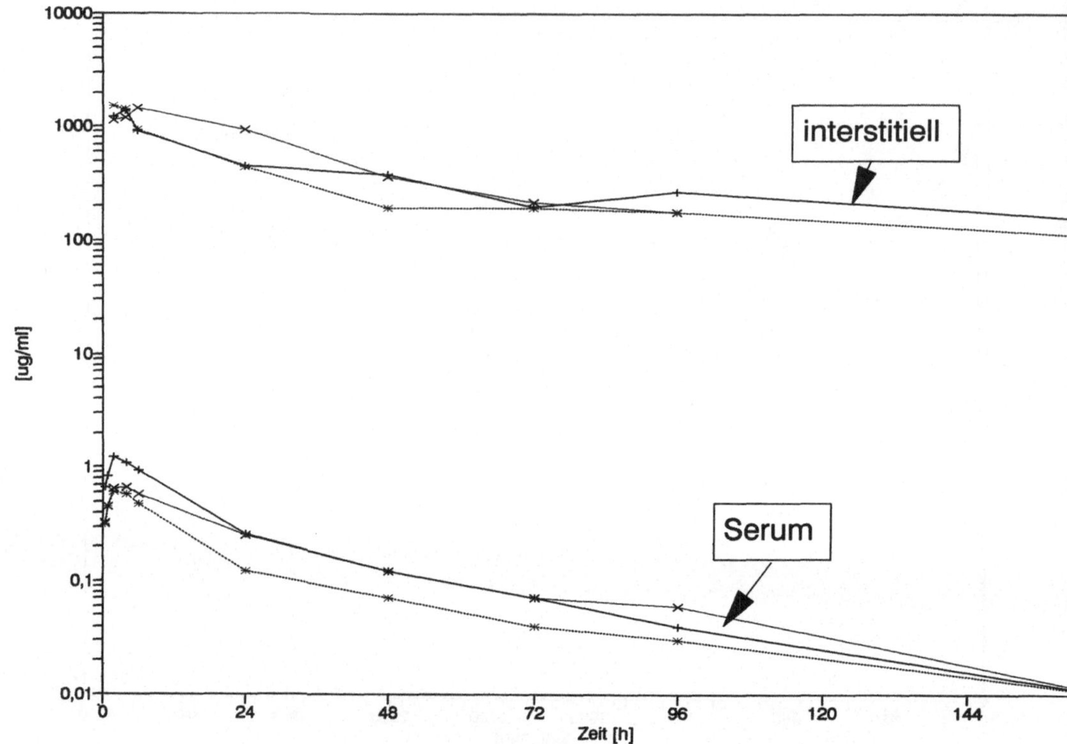

Abb. 2. Lokale Antibiotikumapplikation, EMD 53155

Nach unserer umfangreichen Erfahrung mit resorbierbaren lokalen Antibiotikumträgern werden durch diese regelmäßig hohe Mengen an serösem Exsudat verursacht. Auch bei dem hier untersuchten Gentamycin-Kollagen-Vlies (EMD 53 155, Merck) finden sich hohe Wundsekretmengen (Abb. 3). Unter anderem Gesichtswinkel wurden die großen Exsudatmengen als wünschenswert zum Erhalt einer hohen lokalen Antibiotikumkonzentration angesehen und eine Drainage als nicht wünschenswert bezeichnet. Nach unserer Überzeugung sollte das Exsudat jedoch durch Anlage von verteilten Saugdrainagen möglichst vollständig entfernt werden, damit lediglich ein kapillärer Wundspalt zurückbleibt. Schließlich wird die entscheidende Leistung der Abwehr und der Wundheilung durch die Durchblutung vermittelt. Außerdem könnten sonst länger Flüssigkeitsgefüllte Hohlräume mit der Gefahr einer Sekundärinfektion verbleiben.

Außerdem darf nicht der Stellenwert der lokalen Antibiotikumträger in der Behandlung infizierter Knochen- und Weichteilschäden vergessen werden:

- radikale Sequestrektomie,
- radikale Dekontamination,
- stabile Osteosynthese,
- exzellent durchblutete Defektdeckung,
- lokaler Antibiotikumträger; ggf systemische Ergänzung,
- großzügige Drainage, langzeitig.

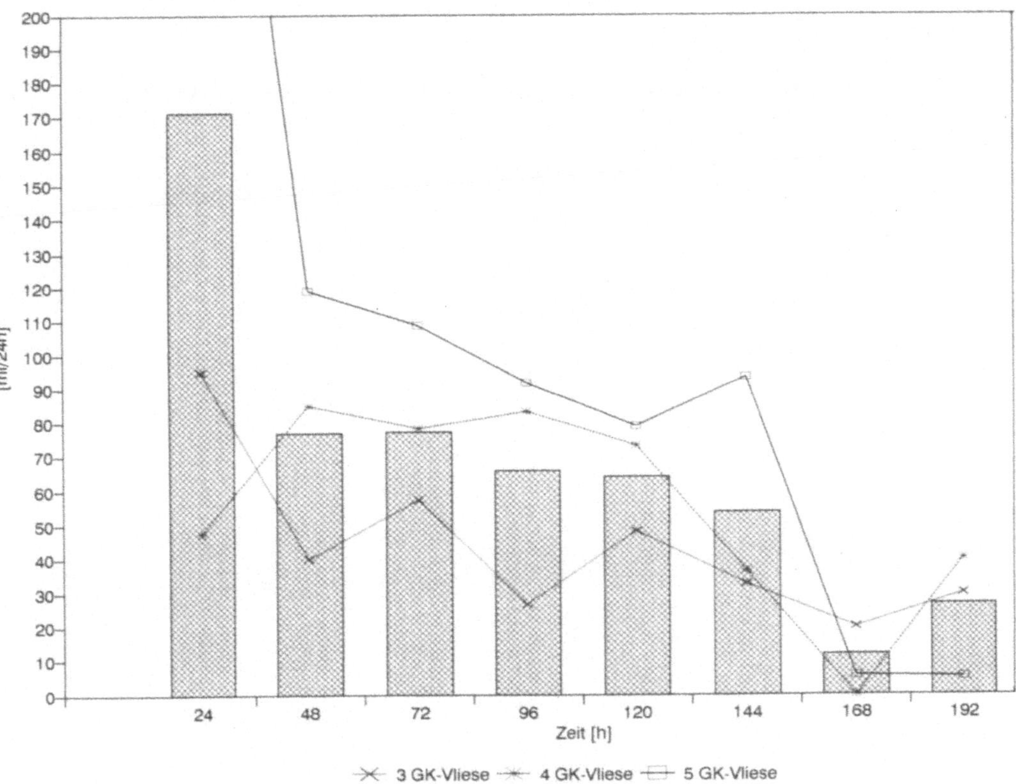

Abb. 3. Lokale Antibiotikumapplikation, Menge des Wundesekrest

Der Stellenwert lokaler Antibiotikumträger liegt also im adjuvanten Charakter; als einzige Maßnahme ohne Beachtung der übrigen Notwendigkeiten ist eine wesentliche Wirkung nicht zu erwarten. Den Nachteilen von Gentamycin-Kollagen-Vlies:

- Induktion großer Wundsekretmengen,
- dadurch langzeitige Drainage erforderlich,
- unzureichende Wirksamkeit auf phlegmonöse Randreaktionen

stehen als Vorteile gegenüber:

- toxisch hohe lokale Antibiotikumkonzentrationen,
- dadurch breites Wirkungsspektrum,
- systemisch unbedeutend niedrige Konzentrationen,
- einfache, gezielte Applikation/lange Wirkdauer,
- resorbierbar, keine Entfernung erforderlich,
- keine bindegewebige Abgrenzung.

Literatur

1. Eckert PC (im Druck) Interstitielle Cefmenoxim-Spiegel bei großen Lappenplastiken. Klinikarzt
2. Maxwell GP, Hoopes J E (1979) Management of compound injuries of the lower extremity. Plast Reconstr Surg 63:176–185

Biomechanische Untersuchungen zur Einheilung einer augmentierten Hydroxylapatitkeramik in einen Tibiasegmentdefekt beim Schaf

B. Wippermann, P. Junge, H. Zwipp und H. Tscherne

Zielsetzung

Die Auffüllung von Knochendefekten insbesondere im diaphysären Bereich stellt in der Unfallchirurgie nach wie vor ein aktuelles Problem dar. Die autologe Knochenverpflanzung gilt weiterhin als das Standardverfahren der ersten Wahl, an ihren Ergebnissen müssen sich alle Konkurrenzverfahren messen. Nachteilig bei diesem Verfahren ist einerseits die Notwendigkeit des zusätzlichen Eingriffs und andererseits die limitierte Verfügbarkeit. Der allogene Knochenersatz hat neben seiner geringeren osteoinduktiven Potenz noch den Nachteil der primären Infektionsgefahr durch AIDS [4] und Hepatitis sowie der häufigen Spätinfekte. Durch diese Entwicklungen wurde das Interesse an Knochenersatzstoffen neu belebt. Diese sollten einerseits unbegrenzt und ohne Morbidität für den Patienten verfügbar sein und andererseits den osteogenen Eigenschaften der autologen Knochenverpflanzung nahe kommen. Es gibt Hinweise in der Literatur, daß der Zusatz von Knochenmark die Einheilung von Keramiken verbessern kann [2]. In dieser Studie sollten 2 Fragen geklärt werden: 1. Kann eine Hydroxylapatitkeramik aus boviner Spongiosa (Fa. Merck, Darmstadt) einen Tibiasegmentdefekt zuverlässig überbrücken? 2. Kann die Einheilung der Keramik durch Beladung mit 0,2 g basic Fibroblast Growth Factor (BFGF) (Fa. Merck, Darmstadt), mit autologem Knochenmark oder mit einer Kombination dieser Substanzen verbessert werden?

Methoden

Als Versuchsmodell diente ein einseitiger 2 cm langer (entspricht 10 % der Knochenlänge) Tibiasegmentdefekt beim mindestens 2 Jahre alten weiblichen Schwarzkopfmutterschaf. Insgesamt wurden für diesen Versuch 48 Tiere mit einem Durchschnittsgewicht von 70,3 kg operiert. In Intubationsnarkose mit Halothan-Lachgas wurde der Tibiasegmentdefekt mit einer sonderangefertigten schmalen DC-Platte versorgt. Die Platte hatte die Dimensionen einer 8-Lochplatte, bei der die beiden zentralen Schraubenlöcher nicht angelegt waren. Insgesamt 7 Tiere konnten wegen Komplikationen proximale Tibiafraktur früh postoperativ: n=5, Pneumonie: n=1, Narkosezwischenfall: n=1) nicht ausgewertet werden. Es wurden 6 Versuchsgruppen gebildet, in denen der Defekt bei den auswertbaren Tieren wie folgt aufgefüllt wurde: 1. Keramik allein (n=7) , 2. Keramik + BFGF (n=6), 3. Keramik + autologes Knochenmark (n=8), 4. Keramik + BFGF + autologes Knochenmark (n=7), 5. autologe Spongiosaplastik vom hinteren Beckenkamm (n=7), 6. keine Auffüllung (n=6). Zusätzlich wurde eine Achillotenotomie durchgeführt, da nur so eine vorübergehende Entlastung sichergestellt werden konnte. Postoperativ wurde ein Morphinderivat zur Schmerzbekämpfung verabreicht.

Der Keramikzylinder hatte einen Durchmesser von 20 mm und eine Höhe von ebenfalls 20 mm. Nach Herstellerangaben betrug die Gesamtporosität 30–80 Vol % bei einer Porenweite von ca. 100–1500 µm. Das Porensystem war interkonnektierend, der Mittelwert aller Porendurchmesser lag bei 450 µm.

Es wurde ein rekombinanter, humaner, basischer Fibroblastenwachstumsfaktor verwandt. Das Protein hat ein Molekulargewicht von ca. 17–18 k Dalton und einen isoelektrischen Punkt von 9,8. Das monomere bFGF-Konzentrat wird mit Puffer und einem Stabilisator versetzt und anschließend lyophylisiert.

Das Knochenmark (10 ml) wurde unmittelbar präoperativ mittels Jamshidi-Punktion vom hinteren Beckenkamm gewonnen, mit 50 I.E. Heparin versetzt und der Keramikzylinder darin getränkt. Die Zylinder nahmen durchschnittlich 4,7 ml des Markes auf. Vorversuche hatten gezeigt, daß mit diesem Verfahren der Keramikkörper vollständig durchtränkt ist.

Nach 6–8 Wochen belasteten alle Tiere die operierte Extremität voll und wiesen ein normales Gangbild auf. Am Ende der 3monatigen Beobachtungszeit wurden die Tiere mit i.v.-Injektion von T61 getötet. Beide Tibiae wurden explantiert, von anhängendem Weichgewebe befreit und die Implantate entfernt. Die beiden Knochenenden wurden in Modellgips eingegossen, so daß der Defektbereichund proximal sowie distal davon 1 cm frei blieb. Damit waren auch sämtliche Schraubenlöcher eingegossen. Es erfolgte die Torsionsprüfung der Tibiae in einer Materialprüfmaschine im Seitenvergleich mit der nichtoperierten Gegenseite bis zum Versagen mit einer Winkelgeschwindigkeit von 20°/min. Es wurde mit einem X/Y- Schreiber eine Drehmoment-Winkel-Kurve aufgezeichpet und ausgewertet. Der Frakturtyp wurde nach White et al. [5] in 4 Gruppen eingeteilt: Typ I: bindegewebiges Versagen im Defektbereich; Typ II: knöchernes Versagen im Defektbereich; Typ III: knöchernes Versagen durch Defekt und angrenzenden Knochen; Typ IV: knöchernes Versagen außerhalb des Defektbereiches.

Ergebnisse

Bei der manuellen Prüfung des Defektes zeigte sich von den 41 Präparaten eine bindegewebige Heilung in insgesamt 14 Fällen. Davon entfielen auf die einzelnen Gruppen: Keramik: 3/7, Keramik + FGF: 2/6, Keramik + Mark: 1/8, Keramik + Mark + FGF: 3/7, Spongiosa: 0/7, Leerdefekt: 5/6. In der Mehrzahl der Präparate mit bindegewebiger Heilung war es zu einer Lockerung der Platte gekommen, so daß wir davon ausgehen, daß eine Ausheilung nicht mehr eingetreten wäre. Bei der biomechanischen Prüfung wiesen diese Präparate eine sehr geringe Steifigkeit und niedrige Drehmomentwerte auf (entsprechend Typ I). Die Verteilung der Frakturmechanismen ist in Abb. 1 zusammengefaßt. Die Mittelwerte und Standardabweichungen des maximal erreichten Drehmomentes, ausgedrückt in % der intakten Gegenseite, sind in Abb. 2 zusammengefaßt. Die statistische Analyse mittels Kruskal-Wallis-Test ergab einen signifikanten Unterschied zwischen den Versuchsgruppen. Im Newman-Keuls-Test fand sich jeweils kein Unterschied zwischen den Gruppen Keramik + Mark und Spongiosa einerseits, sowie zwischen den übrigen

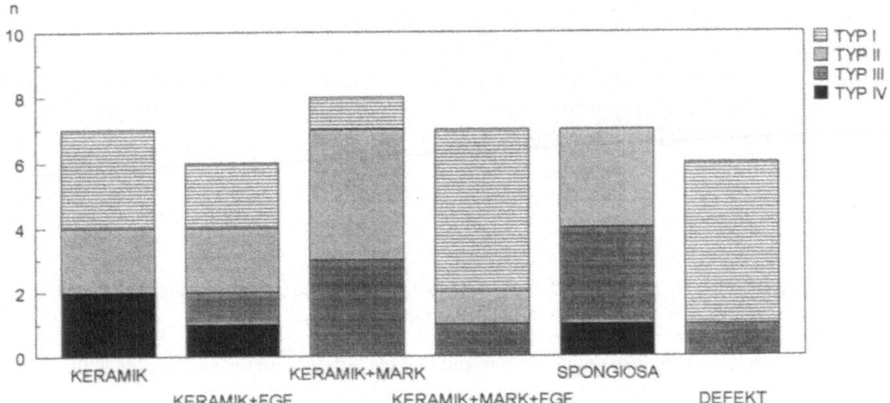

Abb. 1. Verteilung der Frakturtypen bei der Torsionsprüfung nach White et al. [5]. Typ I: bindegewebiges Versagen im Defektbereich; Typ II: knöchernes Versagen im Defektbereich; Typ III: knöchernes Versagen durch Defekt und angrenzenden Knochen; Typ IV: knöchernes Versagen außerhalb des Defektbereichs

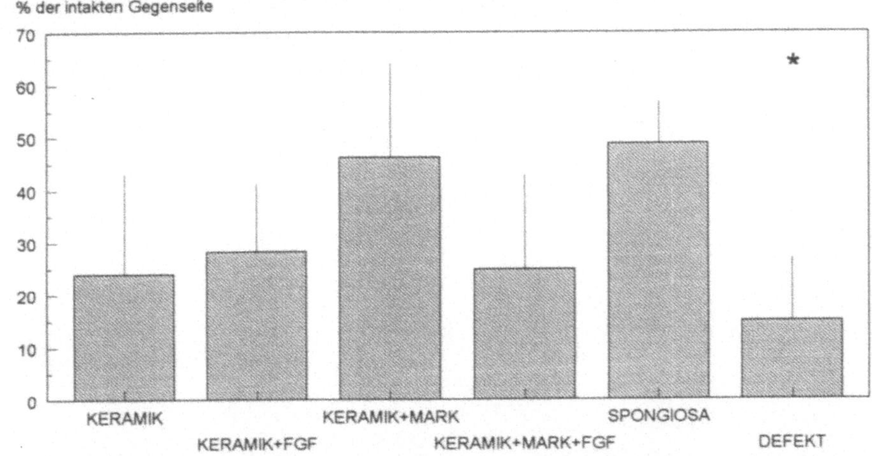

Abb. 2. Maximales Drehmoment (Mittelwert und Standardabweichungen) bei der Rotationsprüfung in den einzelnen Versuchsgruppen (* = stat. signifikant $P < 0{,}05$)

Keramikgruppen andererseits. Alle Gruppen unterschieden sich signifikant von dem Leerdefekt.

Zusammenfassung

Die osteoinduktive Wirkung von Knochenmark und BFGF ist in der Literatur mehrfach nachgewiesen [1,3]. Unsere Ergebnisse zeigen, daß die hier geprüfte Keramik in der 3-Monats-Kontrolle allein nicht in der Lage ist, einen Tibiasegmentdefekt von etwa 10 % der Schaftlänge verläßlich zu überbrücken. Der Zusatz von BFGF brachte zwar eine geringe, aber nicht signifikante Verbesserung des biomechanischen Verhaltens. Die mit autologem Knochenmarkaspirat getränkte Keramik ergab mit der autologen Spongiosaplastik vergleichbare Werte. Da autologes Knochenmark durch Beckenkammpunktion leicht und in großer Menge bei geringem Komplikationsrisiko zu gewinnen ist, scheint uns diese Kombination auch für den klinischen Einsatz sehr vielversprechend.

Literatur

1. Connolly JF, Guse R, Tiedemann J, Dehne R (1991) Autologous marrow injection as a substitute for operative grafting of tibial nonunions. Clin Orthop 266:259
2. Grundel RE, Chapman MW, Yee T, Moore DC (1991) Autogeneic bone marrow and porous biphasic calcium phosphate ceramic for segmental bone defects in the canine ulna. Clin Orthop 266:244
3. Jingushi S, Heydemann A, Kana SK, Macey LR, Bolander M (1990) Aciidc fibroplast growth factor injection stimulates cartilage enlargement and inhibits cartilage gene expression in rat fracture healing et al. J Orthop Res 8:364
4. Simonds RJ, Holmberg SD, Hurwitz RL et al. (1992) Transmission of human immunodeficiency virus type I from a seronegative organ and tissue donor. New Engl J Med 326/11:726
5. White AA III, Panjabi MM, Southwick WO (1977) The four biomechanical stages of fracture repair. J Bone Joint Surg [Am] 59:188

Anwendung der Hydroxylapatitkeramik Endobon – ein Erfahrungsbericht (1991–1993)

L. Pohl, U. Brehsan und W. Senst

An dieser Stelle soll über erste klinische Erfahrungen bei der Anwendung der Hydroxylapatitkeramik Endobon® im Klinikum Frankfurt/Oder berichtet werden. Seit 1991 haben wir in 22 Fällen Endobon eingesetzt. Indikationen sahen wir bei 15 Frakturen, bei 4 juvenilen Knochenzysten, bei einer Arthrodese sowie in 2 Fällen zur Auffüllung der Spongiosaentnahmestelle am Becken (Tabelle 1).

Hauptindikationen bei den Frakturen waren Tibiakopffrakturen, Humeruskopffrakturen und Pilontibialfrakturen (Tabelle 2).

In 8 Fällen wurde zusätzlich autologe Spongiosa transplantiert (Tabelle 3).

2 klinische Beispiele: Im ersten Fall handelt es sich um eine ausgedehnte juvenile Knochenzyste am distalen Oberschenkel bei einem 11jährigen Jungen (Abb. 1a, b). Nach Ausräumung der Zyste wurde der Defekt mit 7 Endobon®-Zylindern sowie autologer Spongiosa aufgefüllt (Abb. 1c–d). Bereits nach 4 Wochen zeigt sich eine deutliche Kallusbildung, die Lage der Keramik ist unverändert (Abb 1e, f). In der Röntgenkontrolle nach 6 Monaten ist der Defekt bei guter Integration der Keramik knöchern durchbaut (Abb. 1g, h).

Im zweiten Fall handelt es sich um eine Pilontibialfraktur. Nach Rekonstruktion der Gelenkfläche wurde der knöcherne Defekt mit 3 Endobon®-Zylindern und autologer Spongiosa aufgefüllt (Abb. 2a, b). 3 Monate später zeigt die Röntgenkontrolle die beginnende Durchbauung der Fraktur bei unveränderter Lage der Keramik (Abb. 2c, d). Auf der Röntgenkontrolle 1 Jahr nach dem Unfall ist die Fraktur knöchern konsolidiert, die Keramikkörper sind gut integriert (Abb. 2e, f).

Abschließend läßt sich feststellen, daß wir in dem kurzen Zeitraum der klinischen Anwendung von Endobon® keine negativen Erfahrungen machen mußten.

Tabelle 1. Indikationen zum Einsatz von Endobon®, n=22 Fälle (1991–1993)

	n
Knochenzyste	4
Beckenkamm	2
Frakturen	15
Arthrodese	1

Tabelle 2. Indikationen zum Einsatz von Endobon®, n=15 Frakturen (1991–1993)

	n
Tibiakopf	5
Humeruskopf	2
Pilontibial	2
Kalkaneus	1
Pathologischer Bruch	1
Sonstige	4

Tabelle 3. Endobon® augmentiert mit autologer Spongiosa, n=8 Fälle (1991–1993)

	n
Knochenzyste	4
Tiboakopffraktur	2
Pilontibialfraktur	1
Arthrodese	1

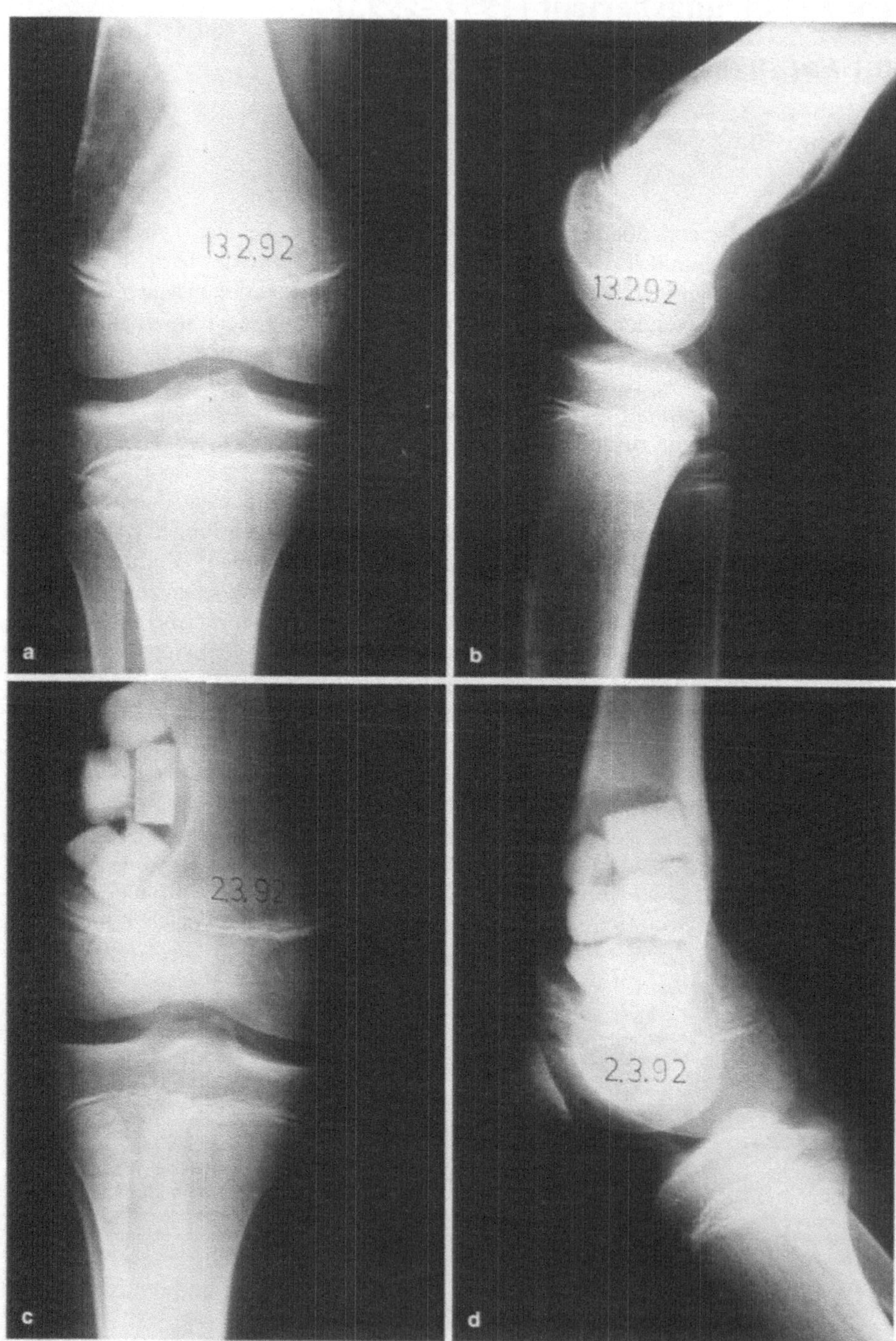

Abb. 1a–h. Ausgedehnte juvenile Knochenzyste am distalen Oberschenkel

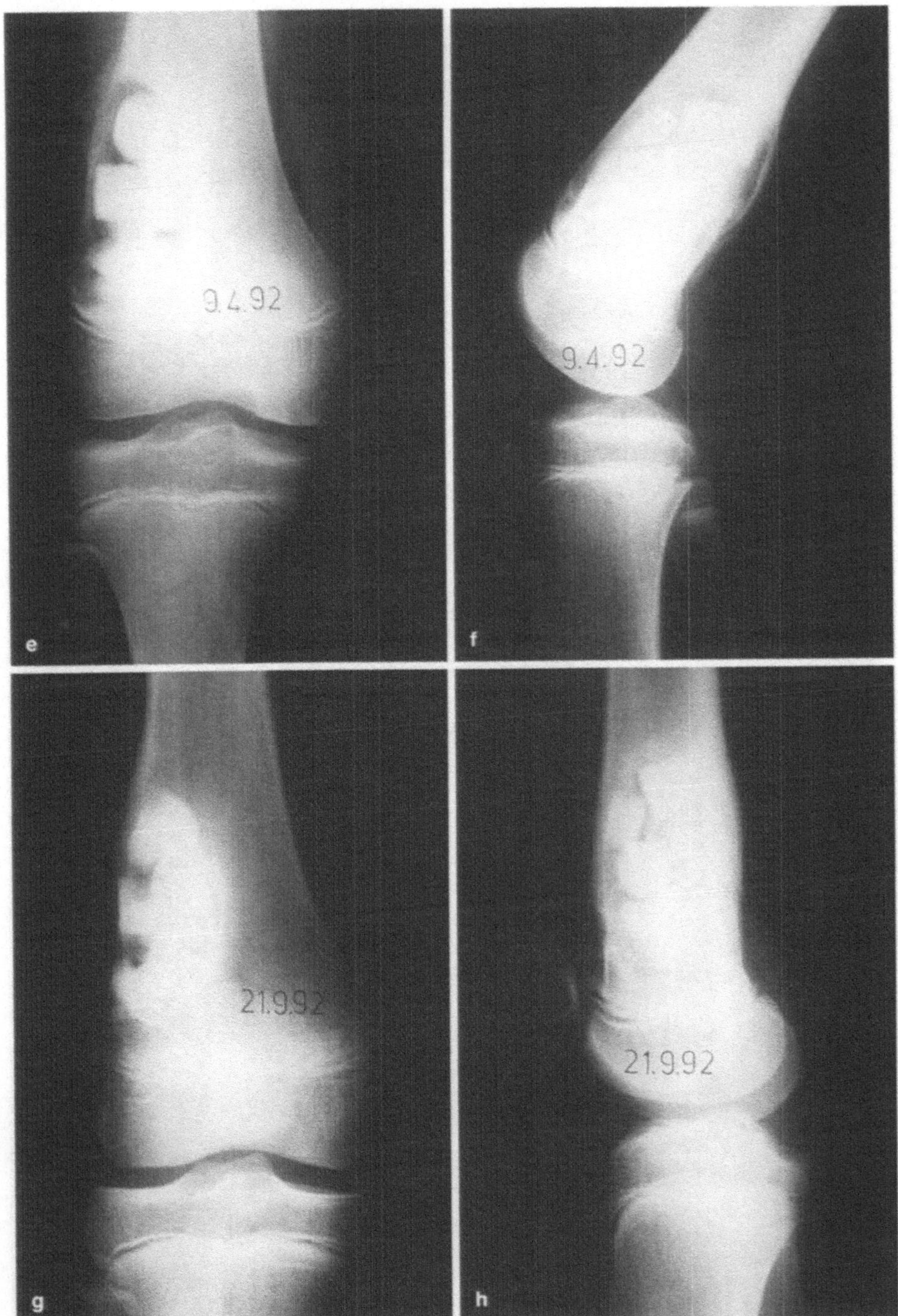
9.4.92
9.4.92
21.9.92
21.9.92
e
f
g
h

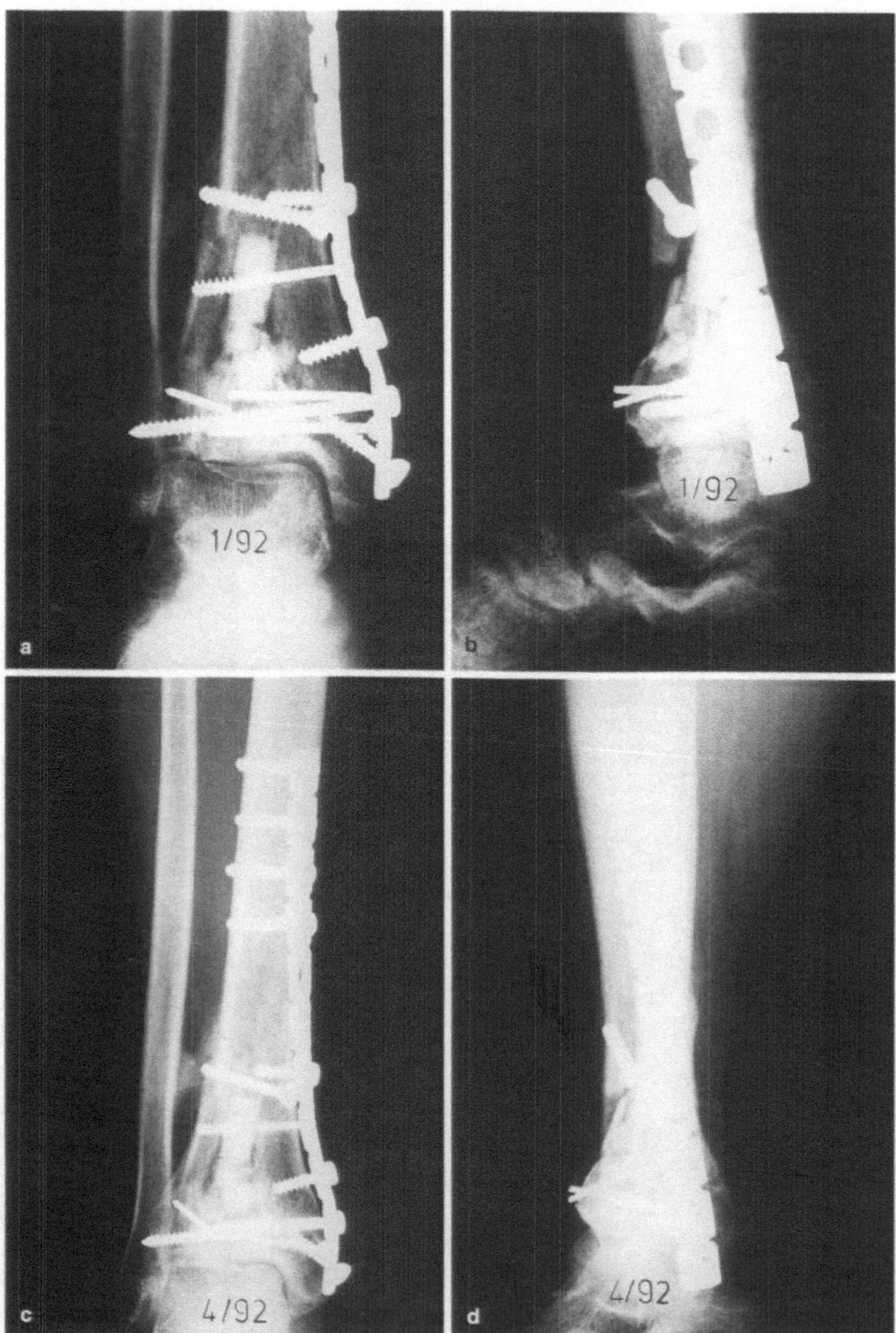

Abb. 2a–f. Pilontibialfraktur

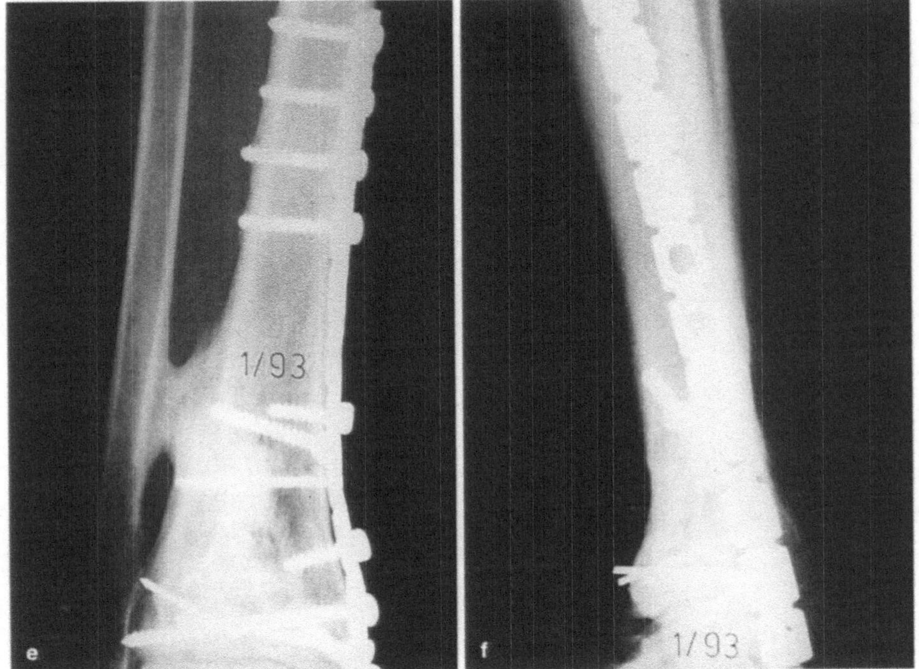
1/93
1/93
e
f

Teil V

Intramedulläre Osteosynthesen

Intramedulläre Osteosyntheseverfahren im Spiegel der letzten 30 Jahre – Entwicklungstendenzen

E. Brug

Die Entwicklung der intramedullären Osteosyntheseverfahren im Spiegel der letzten 30 Jahre darzustellen, wäre nicht viel mehr, als die Chronik einer bestimmten Technik der Knochenbruchbehandlung aufzuzeichnen, was auch durch eine schön bebilderte Abhandlung der verschiedenen Varianten der Markraumschienung und der zahlreichen Weiterentwicklungen der eigentlichen Marknagelung Küntschers nicht viel interessanter würde.

Was mir das aufgetragene Thema jedoch besonders reizvoll macht, ist das sich in all den 30 Jahren in jenem „Spieglein an der Wand" gleichzeitig mitspiegelnde andere Verfahren, das – obwohl von „hinter den sieben Bergen" doch lange so dominant war, daß unsere hier darzustellende Technik lange Zeit ein Aschenbrödeldasein führte.

Doch von der Allegorie zu den Fakten, wobei ich vor allen Dingen die Begriffe fokussieren möchte, die einerseits in der anfänglichen Kontroverse zwischen intra- und extramedullärer Osteosynthese, andererseits während der Weiterentwicklung der Marknagelung diskutiert wurden.

Primäre Knochenheilung

Wer Küntschers Vortrag [12] auf dem Deutschen Chirurgenkongreß 1963 über die primäre Knochenheilung nachliest, muß über lange Passagen den Eindruck bekommen, auch er sei wie die meisten seiner chirurgischen Zeitgenossen und wie fast alle der jüngeren Generation von der neuen Philosophie überzeugt worden; gerade er, dessen Hauptforschungsgebiet der Kallus war [15].

So erklärt er nicht nur das Wesen der sog. primären Heilung und wie sie zu erzielen ist, so verständlich, als hätte er sich die neue Ideologie schon selbst zu eigen gemacht, sondern geht sogar noch weiter, indem er sagt: „Wir müssen Herrn Allgöwer voll und ganz zustimmen: Das Ideal ist, mit wenig Kallus auszukommen. Es erscheint als erstrebenswert, möglichst die primäre Knochenheilung zu erreichen...", und stellt dies noch mit der Fortsetzung des Satzes in Frage „... und es erhebt sich die Frage, können wir diese Praxis als Ziel einer Behandlungsmethode aufstellen?".

Er konzidiert zwar noch im folgenden „die schönen Untersuchungen von Herrn Allgöwer", warnt aber fast im gleichen Atemzug – und dies schon vor 30 Jahren – vor den Folgen. „Wenn wir in äußerster Konsequenz bei jedem Bruch die primäre Knochenheilung erzwingen wollen, so führt dies zur Verwendung einer ganz erheblichen Zahl von Schrauben und recht großen Platten. Das bedeutet aber große Operationswunden mit entsprechender Weichteil- und Periostschädigung."

Er betont weiter die Bedeutung des Periosts für die Knochenernährung und warnt vor der daraus resultierenden „Infektionsgefahr, die proportional zur Wundgröße" wächst.

Er schließt seinen Vortrag damit, daß er „aus all diesen Gründen Bedenken gegen diesen Weg habe". Er habe „einen anderen eingeschlagen".

Die, die ihm folgten und ähnlich dachten, waren eine oft belächelte Minderheit.

Zur gleichen Zeit hatte ein orthopädisch-chirurgischer Heißsporn, der aus anderen Gründen zu trauriger Berühmtheit gelangt ist, ein Markraumschienungsverfahren entwickelt, das sich erst recht nicht durchsetzen konnte [3]. Denn seine Bündelnagelung – aus der Intention entwickelt, die Indikation der Marknagelung auf die metaphysennahen Frakturen auszuweiten, ohne die Markhöhle aufbohren zu müssen – wurde von Küntscher selbst gar als „Pinselnagelung" diskriminiert und von der AO wegen vermeintlicher Instabilität abqualifiziert, dankenswerterweise jedoch im Manual als Alternative zur Platte am Humerus erwähnt.

Wir damals jungen Assistenten und Ableger der Erlanger Schule mußten uns für unsere Berichte über die Bündelnagelung nicht etwa der Ergebnisse wegen, sondern unseres für die damalige Zeit nonkonformistischen Bekenntnisses wegen Kritik gefallen lassen, die von nachsichtiger Jovialität bis zur Ablehnung von Publikationen reichte.

Heute kommt die Methode aus Frankreich als eine Art Dernier cri zu uns zurück – für uns, die wir sie an der oberen Extremität und lange Zeit bei kindlichen Femurfrakturen unbeirrt, da mit gutem Erfolg praktiziert haben, nicht mehr als ein alter, aber gern getragener Hut.

Stabilität

Die Traumatologie der 60er Jahre wurde also dominiert von den Richtlinien der AO.

Dogma der Lehre war die sog. primäre Knochenbruchheilung als Ausdruck absoluter Frakturimmobilisierung, erzeugt durch interfragmentäre Kompression.

Jedes andere Verfahren wurde ungeachtet seiner Vorteile, wie frakturferne Applikation und Weichteilschonung, einzig an dem Kriterium Stabilität, gemeint war aber Rigidität, gemessen.

Die von Küntscher in dieser Zeit in schöner Regelmäßigkeit vorgetragenen und publizierten Aussagen zur Marknagelung [11–15], im einzelnen zur Technik, Form des Nagels, Indikation, Aufweitung der Markhöhle, zum Postulat der absolut gedeckten Technik und zu den zahlreichen Weiterentwicklungen, schienen damals in den Wind geredet und wurden anscheinend von nur wenigen gelesen. Heute sind diese Aussagen hochaktuell.

Als Trendwende könnte man das Jahr 1968 angeben, als Küntscher [13] seinen heute viel zitierten Vortrag auf dem Chirurgenkongreß in München hielt. Er beginnt ihn mit dem Satz: „In der Frakturbehandlung ist der Irrtum weit verbreitet, daß zur Heilung Druckkräfte erforderlich seien." Er fährt fort: „Die Kompression ist nur insoweit wirksam, als sie eine stabile Osteosynthese bewirkt. Keineswegs ist sie aber für die Bruchheilung erforderlich!"

Verriegelung

Und er zeigt in diesem Vortrag über die „Marknagelung der Trümmerbrüche", daß nagelungsbedingte Bruchspaltdistraktionen bis zu 18 mm keineswegs zur Pseudarthrose führen, sondern zur Heilung durch Kallus. Beobachtungen, die ihn im Verein mit der trotz aller Weiterentwicklungen limitierten Indikation für den Nagel zur Entwicklung seines Detensors führten, den er in jenem Vortrag recht lapidar so vorstellt: „Das Gerät ist äußerst einfach konstruiert. Ein Marknagel trägt an seinen beiden Enden zwei quere Durchbohrungen. Durch diese werden mittels zweier seitlicher Stiche zwei Bolzen eingeführt. Das ist alles."

Der Sitzungsvorsitzende quittierte diesen Vortrag, der als die Geburtsstunde des Verriegelungsnagels angesehen wird, mit dem Satz: „Herr Küntscher, Sie sind ein bewundernswerter Mann, der Tag und Nacht nur in Knochen und Stahl grübelt, aber es kommt viel dabei heraus."

Daß Küntscher den schon 1953 von Modny [17] vorgestellten, quer verriegelbaren Kreuzschienennagel kannte, ist möglich, und daß Herzog [4] schon Anfang der 40er Jahre eine Querverriegelung des Küntscher-Nagels mit Kirschner-Drähten vorgeschlagen hatte, tut seinem Verdienst keinen Abbruch, auch schmälert es das Verdienst von Klemm nicht, der 1969 auf die Publikation dieses Vortrages stieß und zusammen mit seinem Freund und Konassistenten Schellmann [19] die Idee aufgriff, um damit die erste infizierte Pseudarthrose zu behandeln.

Küntscher schlug den beiden als methodische Beschreibung den Begriff „Trümmerbruchnagel" vor, die jedoch im Hinblick auf eine beabsichtigte größere Indikationsbreite den Namen „Verriegelungsnagel" wählten [19].

1973 kam das erste Nagelset auf den Markt.

Besuche von Kempf und Grosse aus Straßburg führten zur Modifikation des Systems und in den folgenden Jahren nicht nur zur Verbreitung, sondern geradezu zu einem weltweiten Boom.

Die Vision Küntschers von der Stabilisierung langstreckiger Trümmerbrüche von kleinsten Zugängen aus ohne zusätzliches Weichteiltrauma war tägliche Praxis geworden.

Zahlreiche Kurse in Straßburg, aber auch die überzeugenden Ergebnisdemonstrationen von Grosse auf Vorträgen in aller Welt bewiesen die Effizienz des Konzeptes „Verriegelungsnagel".

Weitere Entwicklungen, die über die sich lediglich im Design unterscheidenden Nagelsysteme von Klemm u. Schellmann [6] sowie Grosse und Kempf [1,5] hinausgingen, brachten keinen weiteren Fortschritt, sondern entsprangen vorwiegend kommerziellem Konkurrenzstreben der einschlägigen Industrie.

Indikationen und Technik, wie sie in dem Manual von Grosse [1] dargestellt sind, haben sich bewährt und scheinen ausgereift.

Technik

Die Diskussion, ob frische Frakturen offen oder gedeckt genagelt werden sollen, ist eindeutig zum grundsätzlich gedeckten Vorgehen entschieden.

Die Frage nach den Insertionsstellen, besonders am Femur, sollte ebenfalls klar beantwortet sein, und zwar nicht durch theoretische Spekulationen, sondern durch gesetzmäßig sich ergebende Komplikationen beim Abweichen von den Idealstellen. Sie im Zusammenhang mit einem modifizierten Nagel neu zu definieren, trägt nicht zur Verbesserung der Methode bei, kompliziert sie allenfalls.

Auch scheint es kein Problem mehr zu sein, die Verriegelungsbolzen einzubringen. Von der sog. Freihandmethode von Klemm u. Schellmann [6] über das Straßburger Zielgerät, das am Bildverstärker montiert wurde, bis zu allen möglichen justierbaren Geräten, die ohne Durchleuchtung auskommen sollen, scheint sich der Kreis zur verbesserten Freihandmethode vorläufig geschlossen zu haben.

Markraumaufweitung

Aktuell ist derzeit allerdings wieder die Frage der Markraumaufbohrung.

Küntscher hatte seine Technik ursprünglich ohne Aufbohrung konzipiert, ist aber seit 1952 dazu übergegangen und schrieb 1962 in seiner Praxis der Marknagelung [11]: „Wenn man schon gezwungen ist, auf zuweiten, so soll man dies auch gründlich tun.“

Es sei der gleiche Aufwand, ob man bis 10 oder 12 mm aufbohre, hätte dann aber den Vorteil höherer Stabilität durch einen dicken Nagel.

3 Jahre vorher schrieb er bereits [10], daß es nach seiner Erfahrung mit hunderten von Fällen nicht schade, wenn selbst nur noch eine dünne Kompakta mit Periostüberzug stehenbleibe.

Die Intention dieser weiten Aufbohrung war natürlich, über die Stabilität hinaus die Indikation möglichst weit in Richtung Metaphysen auszuweiten, was ohne Verriegelung auf diese Weise erkauft werden mußte.

Ein erstes Umdenken wurde eingeleitet durch die experimentellen Erkenntnisse der Arbeitsgruppen um Stürmer [20] und um Pfister [18] die übereinstimmend nachwiesen, daß ein zentraler avitaler Kortexzylinder die Folge des Aufbohrens ist, und letztlich durch die Ergebnisse von Wenda [20] über den Nachweis und Effekt von Knochenmarkeinschwemmungen bei Operationen im Bereich der Femurmarkhöhle.

Der Zwang zum – zumindest extremen Aufbohren – besteht ohnehin nicht, wenn der Nagel verriegelt wird, er also nicht im Sinne der mechanischen Definition, also der elastischen Verklemmung, genutzt wird, sondern im Küntscherschen Sinn als Detensor, also einer Art Fixateur interne.

Ob das Aufbohren durch Gefäßzerstörung und damit Abschwächung der Infektabwehr das Infektionsrisiko erhöhe, ist vielfach diskutiert worden. Behauptet wurde dies von Hackethal [3], der darin eine Rechtfertigung für die nicht aufbohrbare Bündelnagelung sah, aber auch von Küppermann und immer wieder von Arens [7].

Küntscher ließ sich bei 0,3 % Infektionen bei 1.984 aufgebohrten Nagelungen nicht beirren.

Er empfahl in seiner Praxis der Marknagelung von 1962 sogar die Nagelung bei offenen Frakturen, ohne dies in seiner 1972 überarbeiteten, nicht erschienenen Auflage zu korrigieren.

Er konzidierte zwar die Möglichkeit, „daß der Nagel von der Wunde her Keime mitnimmt und auf seinem Wege in die Markhöhle verstreut", seine Ergebnisse, aber auch die von Grosse [2] und Vecsei [21], die ebenfalls Frakturen mit schwerem offenes Weichteilschaden nageln, scheinen diese Bedenken jedoch nicht zu bestätigen.

Ein von der AO speziell für offene Frakturen konzipierter ungebohrter, also solider Nagel, der ohne Markraumaufbohrung eingebracht wird, liegt seit 4 Jahren vor.

Krettek et al. [8] haben damit vermutlich die meisten Erfahrungen: Bis 1991 wurden 24 zweit- und drittgradig offene Frakturen auf diese Weise versorgt ohne Osteomyelitis. Es bleibt zu wünschen, daß nach einer 80fachen Fallzahl die Infektionsquote nicht höher ist als 0,3 %, wie bei Küntschers 1.984 aufgebohrten Nagelungen.

Dem Verfasser ist bei aller Anfangseuphorie die Nagelung zweit- und drittgradig offener Frakturen noch zu riskant.

Wir haben 84 zweit- und drittgradig offene Frakturen mit einem Monofixateur nicht nur ebenfalls ohne Infektion versorgt, sondern auch ohne Angst vor der postoperativ zu verantwortenden Infektion.

Es ist zu hoffen, daß man mit der jetzt propagierten erweiterten Indikationsstellung der Marknagelung nicht wieder mal das Kind mit dem Bade ausschüttet und letztlich wieder den Preis der Monomanie bezahlt.

Literatur

1. Grosse A (Hrsg) (1981) Handbuch der Verriegelungsnagelung, Howmedica, Malvaux-Brüssel
2. Grosse A (1992) Verriegelungsnagelung der Femurfrakturen, 6. Chirurgentag in Münster am 31. 10. 1992
3. Hackethal KH (1961) Die Bündelnagelung. Springer, Berlin Göttingen Heidelberg
4. Herzog KT (1991) Verlängerungsosteotomie unter Verwendung des cutan gezielt verriegelten Marknagels. Hefte Unfallheilkd, 42:226–234
5. Kempf I, Grosse A, Beck G (1985) Closed locked intramedullary nailing. J Bone Joint Surg [Am] 67:709–720
6. Klemm K, Schellmann W (1972) Dynamische und statische Verriegelungsnagelung des Marknagels. Unfallheilkunde 75 :568–575
7. Knobloch J v, König H, Arens, W (1978–1980) Bericht über die Versorgung von frischen Unterschenkelfrakturen mittels Küntscher-Marknagelung ohne Aufbohrung. Untersuchung von 129 Fällen aus der BG-Unfallklinik Ludwigshafen/Rhein aus den Jahren 1978–1980. Manuskriptüberlassung eines nicht publizierten Vortrages
8. Krettek C, Haas N, Schandelmeier P, Frigg R, Tscherne H (1991) Der unaufgebohrte Tibianagel (UTN) bei Unterschenkelfrakturen mit schwerem Weichteilschaden, Unfallchirurg 94:579–587
9. Küntscher G, Maatz R (1945) Technik der Marknagelung. Thieme, Leipzig
10. Küntscher G (1959) Die Technik des Aufweitens der Markhöhle. Chirurg 30:28–35
11. Küntscher G (1962) Praxis der Marknagelung. Karger, Germing/München. (Reprint 1982, 1972 überarb, nicht publ, 1. Aufl)
12. Küntscher G (1964) Primäre Knochenbruchheilung. Langenbecks Arch 308:452–461
13. Küntscher G (1968) Die Marknagelung des Trümmerbruches. Langenbecks Arch 322:1063–1069
14. Küntscher G (1968) Zur Frage der Infektion nach Aufweitung der Markhöhle. Chirurg 39:236–240
15. Küntscher G (1970) Das Kallusproblem. Enke, Stuttgart

16. Maatz R, Lentz W, Arens W, Beck H (1983) Die Marknagelung und andere intramedulläre Osteosynthesen. Schattauer, Stuttgart New York
17. Modny MT, Lewert AH (1986) Transfixation intramedullary nail. Orthop Rev 15:55–60
18. Pfister U, Rahn BA, Perren SM, Weller S (1979) Vaskularität und Knochenumbau nach Marknagelung langer Röhrenknochen. Akt Traumatologie 9:191–195
19. Schellman N W, Persönliche Mitteilung
20. Stürmer KM, Schuchardt W (1980) Neue Aspekte der gedeckten Marknagelung und des Aufbohrens der Markhöhle im Tierexperiment, II, III. II. Unfallheilkunde 83:346–352, 433–445
21. Vecsei V, Persönliche Mitteilung
22. Wenda K, Ritter G, Ahlers J, Issendorf WD von (1990) Nachweis und Effekte von Knochenmarkeinschwemmungen bei Operationen im Bereich der Femurmarkhöhle. Unfallchirurg 93:56–61

Grenzen der intramedullären Osteosyntheseverfahren

H.-W. Stedtfeld

Die Frage nach den Grenzen der intramedullären Osteosynthese kann in zweierlei Richtung untersucht werden: nach außen und nach innen. Die Abgrenzung dieses Osteosyntheseprinzips gegen andere Verfahren unter verschiedenen Gesichtspunkten ist die äußere Abgrenzung. Nach innen lassen sich unter dem Sammelbegriff Marknagelung verschiedene charakteristische Marknagelungsverfahren gegeneinander abgrenzen.

Jeder Versuch, die Möglichkeiten und Grenzen der einzelnen Verfahren auszuloten, unterliegt einer subjektiven Verzerrung durch den jeweiligen Anwender bestimmter Verfahren. Es ist doch bekannt, daß die mit den einzelnen Operationsverfahren erzielbaren praktischen Ergebnisse sehr stark abhängig sind von der individuellen Ausbildung und praktischen Erfahrung des einzelnen Operateurs. Über unseren eigenen individuellen Erfahrungshorizont hinaus müssen wir uns gegenseitig zugestehen, daß mit jeweils von uns selbst nicht verwendeten Verfahren in der Hand des Geübten gleichwertige, manchmal vielleicht sogar bessere Behandlungsergebnisse erreichbar sind. Insofem muß ich von Beginn an feststellen, daß mit dem Versuch der Grenzziehung zwischen intramedullären und anderen extramedullären Osteosyntheseverfahren auf der einen Seite und zwischen verschiedenen intramedullären Verfahren auf der anderen nicht ein Anspruch auf Objektivität und allgemeine Verbindlichkeit erhoben werden kann.

Anatomische Grenzen

Intramedulläre Osteosyntheseverfahren werden an den langen Röhrenknochen angewendet. Damit haben wir schon die erste Grenzlinie. Die Frakturen der kurzen Röhrenknochen werden, wenn sie überhaupt osteosynthetisiert werden müssen, entweder mit Kirschner-Draht-Stellungsosteosynthesen oder mit den miniaturisierten Konkurrenzverfahren der Marknagelung, d. h. mit der Schrauben- und Plattenosteosynthese oder mit der externen Fixation erfolgreich behandelt. An den langen Röhrenknochen dagegen gehört die Marknagelung zumindest zu den Standardverfahren, wenn sie nicht gar das wichtigste unter den möglichen Verfahren darstellt.

Grundsätzlich ist festzustellen, daß Frakturen innerhalb des diaphysären Knochenabschnittes erfolgreich mit einer intramedullären Osteosynthese behandelt werden können. Die Evolution hat für den Bereich der Diaphyse die Frakturheilung über die peri- und endostale Kallusbildung entwickelt. Annähernd 30 Jahre lang war es gegen die wortstarken Verfechter der Doktrin der „primären" Frakturheilung das große Anliegen Küntschers und der Anhänger der Marknagelung, die naturgegebe-

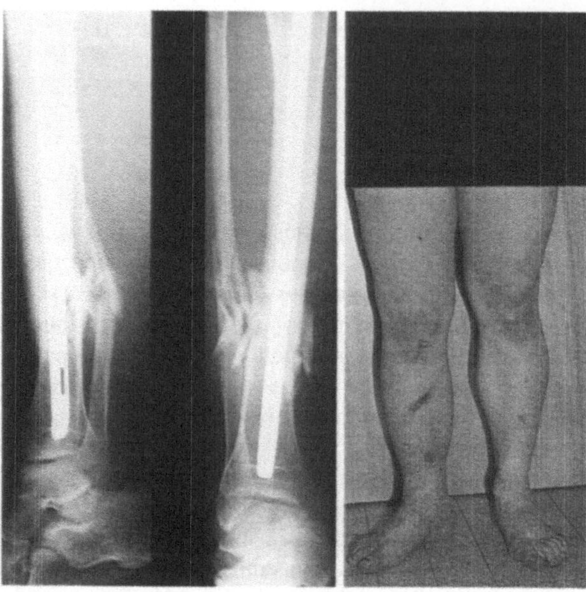

Abb. 1. Typischer Effekt der Überschreitung der Indikationsgrenze des Küntscher-Nagels (stabile Frakturform im mittleren Schaftdrittel) bei einer instabilen distalen Tibiaschaftfraktur: Verkürzung, Außenrotationsdrehfehler

ne Kallusheilung in der Osteosynthese zu nutzen. Daß die Kallusheilung durch die Füllung des Markraumes mit einem Nagel nicht beeinträchtigt wird, war schon lange vor Küntscher entdeckt worden. Doch um die Nagelung des Markraumes zu einem erfolgreichen Therapieverfahren heranreifen zu lassen, mußten einige Probleme gelöst werden: z. B. das der Reposition und der präliminären Fixation des frakturierten Röhrenknochens für das gedeckte Einbringen des Nagels in die Markraumröhre, das Problem der Bioverträglichkeit des Nagelmaterials, das Problem der Verankerung des Nagels im Röhrenknochen usw.

Mit konsequenter Ausschöpfung der aktuellen technologischen Entwicklungen auf dem Gebiet der Strahlendiagnostik (Bildwandler), der Lagerung des Patienten auf dem Operationstisch (Extensionstisch), der Implantatmetallurgie (korrosionsfester V2A-Stahl) und der eigenen Entwicklung eines elastisch verformbaren und selbstverklemmenden (zunächst im Querschnitt V-förmigen, später rundhohlen und längsgeschlitzten) Nagels gelang es Küntscher erstmals, die Marknagelung erfolgreich und systematisch zur Behandlung diaphysärer Frakturen der langen Röhrenknochen einzusetzen [14]. Uns ist heute allen bekannt, daß der Bogen der Marknagelung oder des „Küntscherns", wie man sich früher auszudrücken pflegte, in den ersten Jahren des Übereifers überspannt wurde. Die anatomischen Grenzen dieses Verfahrens wurden weniger durch logische Ableitung als über schlechte klinische Ergebnisse beim Überschreiten dieser Grenzen herausgefunden (Abb.1). Für uns ist es heute, über 50 Jahre nach den Pionierleistungen Küntschers und seiner wichtigsten Weggefährten (Maatz und Herzog auf ärztlicher Seite und Pohl sowie mutiger Industriemanager auf fertigungstechnischer Seite) ganz klar, daß die „einfache" Marknagelung anatomisch begrenzt ist auf Frakturen im Taillenbereich der Diaphyse. Im traumatologischen Sprachgebrauch hat sich der Begriff des „Schaftdrittels" recht früh eingebürgert. Die anatomische Grenze der Küntscher-Nagelung wird von uns heute mit dem mittleren Schaftdrittel definiert.

Küntscher hat die Marknagelung an allen langen Röhrenknochen angewendet. In breitem Umfang akzeptiert wurde die Küntscher-Nagelung aber nur für die unteren Gliedmaßen. An Humerus, Radius und Ulna sind sowohl die spezielle Ausformung des Markraumes als auch die anatomischen Verhältnisse der Zugangsstellen zu problematisch für die Anwendung des Küntscher-Nagels. Hier erwuchs eine weitere Grenze für die Küntscher-Nagelung: die zwischen der unteren und der oberen Extremität, die aber durch spätere Entwicklungen ihre Gültigkeit wieder verloren hat.

Die Fibula fällt weitestgehend aus dem intramedullären Osteosynthesekonzept heraus. Im diaplysären Bereich ist sie extrem gut in der Lage, Kallus zu bilden. An der Tibia ist sie auf ganzer Länge mittels der Membrana interossea verankert. Durch eine stabilisierte Tibia wird sie selbst gut stabilisiert und nur gering axial belastet. Die einzigen klinisch besonders wichtigen Schaftfrakturen der Fibula sind diejenigen, die im Rahmen von Luxationsfrakturen des oberen Sprunggelenkes entstehen. Diese haben aber bekanntermaßen ihre eigenen therapeutischen Gesetzmäßigkeiten.

Die genannten Grenzziehungen werden wesentlich bestimmt durch die Formgebung des Küntscher-Nagels und durch die elastische Verankerung in der Markraumtaille. Wir kennen jedoch alle mittlerweile eine große Anzahl völlig anders geformter Markraumnägel und wissen – wie auch schon Küntscher selbst –, daß das Problem der Verankerung eines Nagels auch anders zu lösen ist. Küntscher selbst hat sich mit seiner Experimentierfreudigkeit an der Lösung dieses Problems in vielfältiger Weise beteiligt.

Statt der zirkulären elastischen Verklemmung besteht z. B. die Möglichkeit der Dreipunktverklemmung eines gebogenen Nagels in der Markröhre. Diese Verankerungsart wurde von Rush mit seinen Pins zu einer besonderen Schule der Marknagelung weiterkultiviert [24]. 2 der 3 Punkte können dabei außerhalb der Diaphyse, nämlich in der Metaphyse liegen. Keiner der 3 Punkte darf durch die Fraktur destabilisiert sein. Mit diesem Verfahren erschließen sich Diaphysenbereiche außerhalb der vorher gezogenen Grenzen, wie z. B. das mittlere und distale Schaftdrittel des Radius, der Schaft von Humerus und Ulna und das mittlere und distale Drittel der Fibula. Bei den meisten Frakturtypen sind allerdings für eine ausreichende Stabilität wenigstens 2 gegenläufig sich verklemmende Rush-Pins oder eine als Zuggurtung wirksame intakte Periostbrücke erforderlich. Das macht die Handhabung dieses Verfahrens, das so einfach anmutet, selbst für den Geübten so schwierig und so komplikationsträchtig für den Ungeübten.

Wird der Umfang der Nägel verkleinert und ihre Zahl erhöht, gelangen wir zu weiteren Marknagelungsverfahren mit einem ziemlich verwandten Nagelverankerungsmodus, der „Ausklinkdrahtnagelung“ nach Herzog, der Ender-Nagelung und der Bündelnagelung nach Hackethal, alles Verfahren, die eine Ausdehnung der Indikationsgrenzen bis nahe an die Metaphyse heran erlauben. Gerade die Bündelnagelung gestattet eine Indikationsausweitung auf die langen Röhrenknochen der oberen Extremität [2,26]. Das Verankerungsprinzip, das hiermit zur Markraumtaillenverklemmung und zur Dreipunktefixation hinzugekommen ist, ist die Verankerung mittels Aufspreizung mehrerer Nagelenden in der Metaphyse.

Ein ganz anderes, zunehmend genutztes Verfahren der Verankerung des Nagels ist das der queren „Verriegelung“ mittels lastaufnehmender Schrauben oder durch bestimmte aus dem Nagel hervorgehende Spreizvorrichtungen. Die Verriegelung findet statt in der Übergangszone zwischen Dia- und Metaphyse oder im Extremfall in der Metaphyse selbst. Damit verschieben sich die Indikationsgrenzen des Marknagels endgültig voll in das 1. und 3. Schaftdrittel hinein – ungeachtet der Frakturform. Auf die Bedeutung der Frakturform für die Grenzziehung zwischen bestimmten Osteosyntheseverfahren wird weiter unten eingegangen. Die Verriegelungsnagelung wird von uns heute an Humerus, Femur und Tibia angewendet. Lefèvre [14a] und andere haben aber in der letzten Zeit dieses Osteosynthesekonzept mit neuentwickelten Nageltypen auf Radius und Ulna ausgedehnt.

Die Grenze zwischen der Metaphyse und der Diaphyse läßt sich nur schwer exakt generell festlegen. Nach Heim ist als Gebrauchsfaustregel die Errichtung eines Quadrates mit der Seitenlänge des größten queren Metaphysendurchmessers geeignet [10]. Einem Vorschlag aus der Ludwigshafener BG-Unfallklinik folgend, benutzen wir in Nürnberg die Fünfteleinteilung des gesamten langen Röhrenknochens. Dies wurde bislang nicht eingehender diskutiert, wird aber offensichtlich zunehmend auch von anderen Kliniken so gehandhabt. Die Grenze zwischen dem 1. und dem 2., bzw. zwischen dem 4. und dem 5. Fünftel liegt schon im diaphysären Bereich. Die Metaphyse reicht nicht bis an diese Grenze heran. Mit dieser Grenze berücksichtigen wir allerdings gut die Regel, daß für die Verankerung des Marknagels mittels Verriegelungsschrauben in der Regel noch einige Zentimeter der Diaphyse gebraucht werden. Nur mit besonderen technischen Lösungen, lassen sich Frakturen, die bis an die dia-metaphysäre Grenze heranreichen, noch mit der Verriegelungsnagelung versorgen.

Frakturen im epi- und metaphysären Bereich sind unbestritten die Domäne der Schrauben und Plattenosteosynthese, auch wenn in einigen Fällen der gelenkübergreifende Fixateur externe hier auch seinen Platz hat. Daraus kann nicht geschlossen werden, daß die Meta-Epiphysengrenze absolut die Grenze zwischen Markraumnagelung und Plattenosteosynthese darstellt. Für uns in Nürnberg, die wir mit der Marknagelungsosteosynthese besonders intensiv ausgebildet wurden, hat diese Grenze eine gewisse Gültigkeit. Als allgemeinverbindlich sehen wir sie jedoch nicht an. Zwar haben Mißerfolge bei Frakturen im Diaphysenbereich besonders an der unteren Extremität zu einer weitverbreiteten Abkehr von der Plattenosteosynthese geführt, man muß jedoch abwarten, wie sich die Ergebnisse mit den „biologischen“ (Wortschöpfung von Ganz) Änderungen sowohl auf operationstechnischem (Überbrückung der Fraktur) als auch auf fertigungstechnischem Gebiet (minimierte Plattenauflage, Titan statt Stahl) verbessern lassen [7]. Ob sich mit diesem „biologischen“ Programm zur Rettung der Platte im Bereich der Diaphyse von Femur und Tibia die Plattenosteosynthese als gleichwertige Alternative zur Marknagelung behaupten wird und ob sich somit eine friedliche Koexistenz der beiden Osteosyntheseschulen in der Unfallchirurgie einstellt, ist derzeit nicht sicher abzusehen.

Grenzindikationen für die Verriegelungsnagelung stellen alle diejenigen Frakturen dar, die über den diaphysären Bereich von Tibia und Femur hinaus in das 1. bzw. 5. Fünftel hineinziehen. Unter Einbeziehung anderer Osteosynthesemittel (v. a. Schrauben) oder unter Ausschöpfung bestimmter technischer Kniffs (z. B. Absägen der Nagelspitze, Verwendung von Nägeln mit besonders weit distal ange-

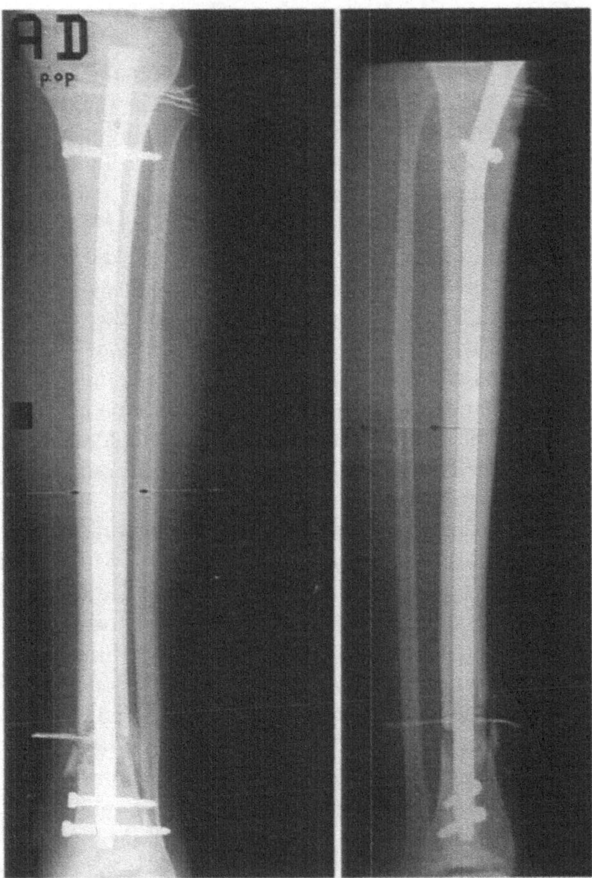

Abb. 2. Statt des Äbsägens der Nagelspitze bevorzugen wir die Verwendung eines Nagels mit „Sonderbohrung" und intakter Nagelkufe. Wie bei dieser distalen Trümmerfraktur im 5. Tibiafünftel gelingt bei minimiertem Raumbedarf noch die Verriegelung des Nagels. Die gedeckte Verriegelungsnagelung hält das operationsbedingte Weichteiltrauma gering

brachten „Sonderbohrungen", Verzicht auf eine Verriegelungsschraube o. ä.) können der Nagel und die Verriegelungsschrauben, wenn auch mit höherer Schwierigkeit, so aber doch mit großem Nutzen eingebracht werden [15]. Gerade an der distalen Tibia, wo die Plattenosteosynthese wegen der dürftigen Weichteildeckung höchst problematisch sein kann, sehen wir die gedeckte Marknagelung und Verriegelung über kleine Inzisionen als besonders vorteilhaft an (Abb. 2).

Abschließend soll eine anatomische Grenze der Marknagelung nicht unerwähnt bleiben: die Epiphysenfuge. Wenn man nicht Achsenfehlstellungen und Verkürzungen mit dem weiterem Wachstum in Kauf nehmen will, muß man diese Grenze unbedingt respektieren. Dies heißt natürlich nicht, daß das Diaphysenrohr zwischen den Epiphysenfugen für die Marknagelung tabu ist, was die Berichte über erfolgreiche Marknagelungsosteosynthesen bei kindlichen Femur- und Tibiaschaftfrakturen bezeugen [17].

Grenzverschiebungen bei offenen Frakturen

Fast 20 Jahre lang stand als Ergebnis meiner unfallchirurgischen Ausbildung für mich fest, daß die Grenze zwischen Marknagelung und externer Fixation bei bestimmten Graden der Weichteilschädigung, ganz sicher aber zwischen der erstgradig und der zweitgradig offenen Fraktur zu ziehen ist. Diese Frage wurde m. E. im deutschsprachigen Raum lange Zeit sehr dogmatisch angegangen. Die Kontamination der Frakturzone und die Weichteilschädigung über das Ausmaß der erstgradig offenen Fraktur hinaus schlossen einfach die Marknagelung aus. Mittlerweile wissen wir nicht nur von den ersten amerikanischen Berichten [5,16,25], sondern auch von Erfahrungen in europäischen – auch deutschen – Zentren [8,11,19], daß sich offene Frakturen zwischen Grad II und Grad III B nach Gistilo u. Anderson [8a] durchaus mit einer Marknagelung versorgen lassen. Ganz ohne infektionen bleiben die Marknagelungsserien offener Frakturen auch nicht. Aber die Angaben können sich im Vergleich zu den Ergebnissen mit der extemen Fixation sowohl in bezug auf septische Komplikationen als auch Frakturheilungszeit durchaus sehen lassen. Die biomechanischen Verhältnisse für die peri- und endostale Frakturheilung sind gegenüber zumindest der mono- und bilateralen externen Fixation sehr günstig. Die Verhältnisse der Markrauminstabilisierung für die lokale gestielte Weichteildefektdeckung sind ebenfalls günstig. Der hohe Komfort und die frühzeitige gute funktionelle Einsatzfähigkeit der verletzten Gliedmaße sind für den Patienten sehr wichtig. Für uns sind sind dies alles verdrängende Pluspunkte für den Marknagel gegenüber dem Fixateur externe. Der Nachweis der durch Aufbohren des Markraumes induzierten Teilnekrose der Kortalis durch Klein et al. [12], auch wenn sie nach Brookes [4] nur vorübergehend besteht und binnen 1–2 Wochen von der periostalen Seite her kompensiert wird, unterstützt die Theorie, daß der „unaufgebohrte" Nagel dazu beiträgt, eine Markraumphlegmone zu vermeiden. Ob aufgrund dieser Theorie in Zukunft – und wieder einmal dem Vorschlag von Arens folgend [1] – auf die Aufbohrung generell verzichtet wird [21] oder ob sich hier eine neue innere Grenze etabliert – hier die Marknagelung mit Aufbohrung bei geschlossenen Frakturen, und hier Marknagelung ohne Aufbohren bei offenen Frakturen –, bleibt abzuwarten. Unsere spärlichen Erfahrungen mit dem „unreamed nail" bei drittgradig offenen Frakturen der Tibia zeigen Ergebnisse, die wir mit dem Monofixateur sicher nicht so schnell und komfortabel erreicht hätten. Ergebnisse mit dem „aufgebohrten" Nagel bei gleichgearteten offenen Frakturen haben wir früher gar nicht erst zu sammeln gewagt.

Stabile und instabile Frakturen

Als stabile Frakturen bezeichnen wir diejenigen Frakturen, deren Fragmente sich entweder primär durch Impaktierung oder sekundär nach der Reposition durch gegenseitige Abstützung nicht wieder gegeneinander verschieben. Zu diesen Frakturen zählen wir an der Diaphyse 1. die Quer-, 2. die kurze Schräg-, und 3. die Biegungsfraktur mit einem kleinen, d. h. weniger als 50 % des Kortikalisumfanges beteiligenden Biegungskeil. Diese Sichtweise lehnt sich an die Klassifikation der Schaftfrakturen an, die von der Amerikanischen Orthopaedic Trauma Association vereinbart wurde [6]. M. Müller sieht den Gesichtspunkt der Einspaltigkeit einer Fraktur als wesentlichstes Merkmal für eine relativ einfache osteosynthetische Beherrschung der Fraktur an: Folgerichtigerweise ordnet er die Einspaltbrüche – auch die instabilen – der Gruppe A zu [19]. Wir sehen dagegen die Stabilität einer Fraktur als das Hauptkriterium für den niedrigeren Schwierigkeitsgrad ihrer osteosynthetischen Versorgung an. In dieser Meinungsverschiedenheit spiegeln sich wohl die vorwiegend auf Plattenosteosynthesen einerseits und auf Marknagelungen andererseits basierenden divergierenden Erfahrungen wider.

Stabile Frakturen des mittleren Fünftels bedürfen nur der Markraumschienung durch einen einfachen Nagel. Instabile Frakturen dagegen brauchen eine zusätzliche Verankerung, die den Marknagel von einer Schiene in einen Kraftträger umwandelt und die kontrahierenden Muskelkräfte neutralisiert. So wird verhindert, daß die instabilen Frakturen unter Belastung und Muskelkontraktion zusammensintern. Alle instabilen Schaftfrakturen werden daher grundsätzlich mit einer statischen Verriegelungsnagelung versorgt, gleich in welchem Fünftel die Fraktur liegt. Befinden sich stabile Frakturen im 2. oder 4. Fünftel, wird die Verrriegelung nur auf der Seite des kurzen Fragmentes vorgenommen (proximale bzw. distale dynamische Verriegelungsnagelung), um Abkippungen des kurzen Fragmentes zu vermeiden. Wir haben hier also eine weitere Grenze, nämlich die zwischen der statischen und der dynamischen Verriegelungsnagelung. Bestehen beim Operateur Zweifel an der sicheren Fragmentabstützung, kann man ihm nur raten, den Nagel statisch zu versiegeln: „In dubio pro bolzo". Eine spätere Dynamisierung ist eine harmlosere Maßnahme als die sekundäre operative Wiedergewinnung eines Längenverlustes, der durch ein „Telescopage" der Fraktur über dem nur dynamisch verriegelten Nagel eingetreten ist.

Proximale Femurfrakturen und Marknagelung

Die Schenkelhalsfrakturen werden nicht mehr wie früher mit einem Marknagel (Smith Peterson), sondern – sofern eine Osteosynthese überhaupt in Frage kommt – mit Schrauben oder einer dynamischen Hüftschraube gut versorgt. Die trochantären Frakturen sind alternativ sowohl mit Winkelplatten, dynamischen Hüftschrauben oder einer Marknagelung zu versorgen. Vornehmlich handelt es sich bei den Patienten um alte Menschen, die eine kontrollierte Remobilisierung unter Teilbelastung des operierten Beines nicht mehr bewältigen können. Trotz Gehhilfengebrauchs vollzieht sich bei diesen Patienten die Remobilisierung nach dem Alles-oder-nichts-Gesetz. Stabile Frakturen vom Typ A1.1 und A1.2 sind schnell und komplikationsarm mit der dynamischen Hüftschraube im gedeckten Verfahren zu versorgen und erlauben direkt postoperativ die Vollbelastung des Beines (Abb.3). Instabile Frakturen dagegen neigen bei gleicher Osteosynthese zur Sinterung mit Beinlängenverlust, Schaftmedialisierung und schmerzhafter Irritation der Bursa trochanterica durch die nach lateral vorstehende Tragschraube [9]. 95°-Winkelplatten oder die Dynamische Condylenschraube (DCS) sind offene Osteosyntheseverfahren mit deutlich größerem operativem Aufwand (evtl. zusätzliche Spongiosaplastik) und erhöhten Risiken (Infekt, Materialbruch), wobei sich die DCS bei uns in allen Belangen als der 95°-Winkelplatte überlegen erwiesen hat (Tabelle 1). Demgegen-

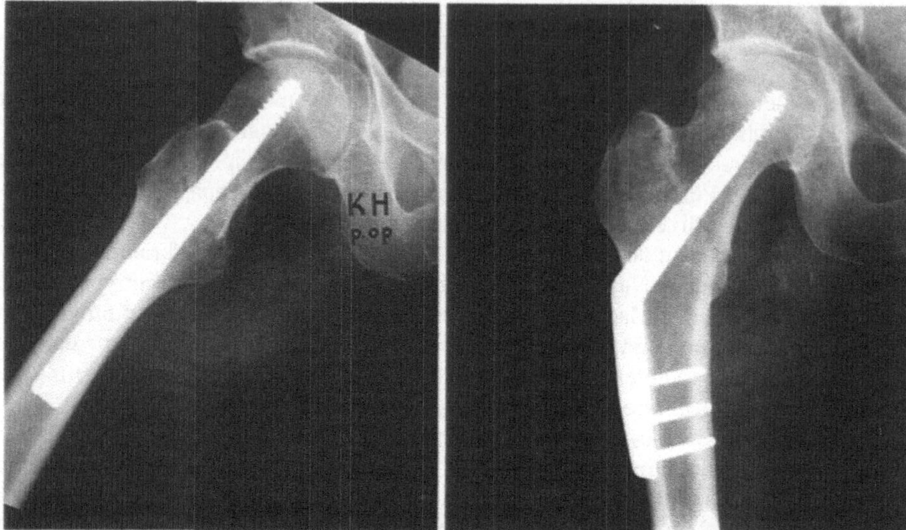

Abb. 3. Bei stabilen pertrochantären Frakturen vom Typ A1.1 und A1.2 (nach M. Müller) ist die Osteosynthese mit einer dynamischen Hüftschraube (hier: System nach Pohl) ein gedecktes Verfahren, d.h. die Fraktur wird vom Zugang her nicht eröffnet. Aufgrund der stabilen Fragmentabstützung ist eine volle Belastbarkeit direkt postoperativ erreicht

über bietet sich die Gamma-Nagelung für die sofort belastungsstabile Osteosynthese der instabilen trochantären Frakturen gerade in der Alterstraumatologie an. Ganz ungetrübt sind allerdings unsere ersten Erfahrungen mit diesem neuen Marknagel nicht: Gerade bei stärkerer Osteoporose sind einige Male intraoperativ bis spät postoperativ Nagelrandfrakturen aufgetreten, die eine erneute Osteosynthese erforderlich machten. Das entspricht Erfahrungen anderer Autoren [3,22] und läßt den Schluß zu, daß weitere Verbesserungen an diesem Implantat wie auch im Umgang mit diesem erforderlich sind. Als Alternativen gleicher Konzeption sollten die Y-Nagelung nach Küntscher und der „Classic-Nail“ nach Albert (Norwich) erwähnt werden. Die Grenze zwischen der Gammanagelung und der dynamischen Hüftverschraubung wird also von uns wie von anderen [9] zwischen instabiler und stabiler Frakturform gezogen.

Die Ender-Nagelung war bis vor einigen Jahren ein sehr verbreitetes intramedulläres Verfahren. Wir haben sie aus folgenden Gründen verlassen: Bei stabilen Frakturformen bietet das Verfahren keinerlei Vorteile gegenüber der dynamischen Hüftschraube. Im Gegenteil: Mit zunehmender Osteoporose wächst das Risiko einer Fraktur im Bereich der Einschlagstelle am distalen Femur. Bei instabilen Frakturformen ist ein Nachsintern und ein sekundärer Stellungsverlust im Außenrotationssinne sehr häufig. Halten die Nägel distal ihre Position, sind proximale Perforationen in das Hüftgelenk möglich. Weichen sie distal entsprechend der Fraktursinterung zurück, verursachen sie im Kniebereich Beschwerden oder perforieren mit hohen Infektrisiken dort die Haut [18,23]. Ich schlage daher vor, die Ender-Nagelung aus dem Arsenal der gebräuchlichen intramedullären Osteosynthesenverfahren in den Bereich der historischen Verfahren auszugrenzen.

Tabelle 1. Vergleich wichtiger Parameter zwischen der osteosynthetischen Versorgung trochantärer Frakturen mittels Kondylenplatte (6/1986–4/1990, retrospektiv erfaßt), DCS (5/89–11/90, prospektiv erfaßt) und Gammanagel (11/90–3/92, prospektiv erfaßt). Hervorzuheben sind die schnellere Remobilisierung, der kürzere Krankenhausaufenthalt, aber auch die höhere Reeingriffsquote des Gammanagels gegenüber der DCS.

	Kondylenplatte	DCS	Gammanagel
n	117	109	112
Operationszeit (min)	113	99	63
Vollebalstung (Tage)	86	59	4
Verweildauer (Tage)	54	39	24
Methodenspezifische Komplikationen (%)	18,7	6,8	7,1
Methodenunspezifische Kompliaktionen (%)	24	27	10
Reeingriffsquote vor ME (%)	17	8	16

Schlußbetrachtung

Das Problem der Grenzen der intramedullären Osteosynthese stellt sich als ein recht komplexes Problem dar, das sich aus der Vielfalt der technischen Osteosynthesevarianten ergibt und auf das die subjektiven Faktoren des Operateurs einen wesentlichen Einfluß ausüben. Sie sind für uns keine starren Grenzen, sondern sie sind fließend – sowohl im Sinne der ständigen, schleichenden Ausweitung oder Einengung durch neue technische Entwicklungen diesseits und jenseits der aktuell gebräuchlichen intramedullären Osteosyntheseverfahren, als auch im Sinne des ununterbrochenen neuen Sammelns von Erfahrungen durch jeden einzelnen Operateur. Die konsequente Analyse der mit diesem oder jenem Verfahren behandelten Frakturtypen und die kritische Verlaufsbeobachtung wird uns in die Lage versetzen, den einen oder anderen Mißerfolg von früher in der Folge zu vermeiden. Wir wissen z. B. mittlerweile, daß die Anwendung der Verriegelungsnagel um so anspruchsvoller ist, je weiter die Femur – oder Tibiafraktur nach proximal reicht. Wir konnten die Ergebnisse allein dadurch verbessern, daß diese proximalen Frakturen nur noch von erfahrenen Operateuren versorgt werden. Insbesondere die ehrliche und selbstkritische Auseinandersetzung mit unseren Mißerfolgen bei der intramedullären Osteosynthese wird uns immer wieder und immer deutlicher auf deren Grenzen stoßen.

Literatur

1. Arens W (1976) Muß und soll die frische Fraktur für die Küntscher-Nagelung aufgebohrt werden? Hefte Unfallheilkd 129:57
2. Baranowski D, Brug E (1989) Aktuelle Indikationen zur Bündelnagelung. Unfallchirurg 92:486–494
3. Bridle SH, Patel AD, Bircher M, Calvert PT (1991) Fixation of intertrochanteric fractures of the femur. J Bone Joint Surg [Br] 73:330–334
4. Brookes M (1971) The blood supply of bone. Butterworths, London

5. Brumback RJ, Ellison PS, Poka A, Lakatos R, Bathon GH, Burgess AR (1989) Intramedullary nailing of open fractures of the femural shaft. J Bone Joint Surg [Am] 71:1324–1331
6. Chapman MW, Gordon JE, Zissimos AG (1989) Compression-plate fixation of acute fractures of the diaphysis of the radius and ulna. J Bone Joint Surg [Am] 71:159–169
7. Claudi BF, Oedekoven G (1991) „Biologische" Osteosynthesen. Chirurg 62:367–377
8. Court-Brown CM, Mc Queen MM, Quaba AA, Christie J (1991) Locked intrainedullary nailing of open tibial fractures. J Bone Joint Surg [Br] 73:959–964
8a. Gustilo RB, Anderson JT (1976) Prevention of infection in the treatment of one thousand and twenty-five open fractures of long bones. J Bone Joint Surg [Am] 58:453–458
9. Guyer P, Landolt M, Keller H, Eberle C (1991) Der Gamma-Nagel bei pertröchantären Femurfrakturen – Alternative oder Ergänzung zur DHS? Akt Traumatol 21:242–249
10. Heim UFS (1987) Die Grenzziehung zwischen Diaphyse und Metaphyse mit Hilfe der Viereckmessung. Unfallchirurg 90:274–280
11. Kaltenecker G, Wruhs 0, Heinz T (1 990) Die primäre Stabilisierung offener Frakturen an der unteren Extremität mit dem Verriegelungsnagel – Ergebnisse einer Untersuchung an 91 Patienten. Akt Traumatol 20 67–73
12. Klein NW, Rahn BA, Frigg R, Kessler S, Perren SM (1990) Reaming versus non-reaming in medullary nailing: Interference with cortical circulation of the canine tibia. Arch Orthop Trauma Surg 109:314–316
13. Krettek C, Haas N, Schandelmaier P, Frigg R, Tscheme H (1991) Der unaufgebohrte Tibianagel (UTN) bei Unterschenkelfrakturen mit schwerem Weichteilschaden. Unfallchirurg 94:579–587
14. Küntscher G (1962) Praxis der Marknagelung, 1. Aufl. Schattauer, Stuttgart
14a. Lefèvre C (1992) Vortrag auf dem Verriegelungsnagel-Symposium der AIOD in Hamburg. Unterthema: Weiterentwicklungen
15. Leung KS, Shen WY, Mui LT, Grosse A, Shatin NT (1991) Interlocking intramedullary nailing for supracondylar and intercondylar fractures of the distal part of the femur. J Bone Joint Surg [Am] 73:332–340
16. Lhowe DW, Hansen ST (1988) Immediate nailing of open fractures of the femural shaft. J Bone Joint Surg [Am] 70:812–820
17. Ligier JN, Metaizeau JP, Lascombes P (1988) Elastic stable intramedullary nailing of femural shaft fractures in children. J Bone Joint Surg [Br] 74:74–77
18. Lüdtke-Handjery A, Mau C (1991) Hat die dynamische Hüftschraube zu recht die Ender-Nagelung in der Versorgung hüftgelenksnaher Femurfrakturen vom Typ A1–A3 und B2 verdrängt? Unfallchirurg 94:157–162
19. Müller ME, Nazarian S, Koch S, Schatzker J (1990) The comprehensive classification of fractures of long bones. Springer, Berlin Heidelberkew York Tokyo
20. Oedekoven G, Claudi B, Frigg R (1992) Die Osteosynthese der instabilen offenen und geschlossenen Tibiafraktur mit ungebohrtem Tibiaverriegelungsnagel. Operat Orthop Traumatol 4:86–89
21. Porten R, Schneeganss H, Schütz P (1978) Ergebnisse der Versorgung frischer Oberschenkelbrüche mit dem Küntscher-Marknagel. Symposiumsbericht. BG-Schriftenreihe 35:119–131
22. Radford PJ, Needoff N, Webb KJ (1992) The Gamma-nail compared to the dynamic hip screw for pertrochanteric fractures of the femur. J Bone Joint Surg [Br] 74:133–134
23. Raunest J, Kascher A, Derra E (1991) Die Endenagelung zur Stabilisierung pertrochantärer Frakturen im hohen Lebensalter – ein risikoarmes Verfahren? Akt Traumatol 21:16–19
24. Rush LV, Rush HL (1939) A technique for longitudinal pin fixation of certain fractures of the ulna and of the femur. J Bone Joint Surg [Am] 21:619–626
25. Whittle AP, Russel TA, Taylor JC, Lavelle DG (1992) Treatment of open fractures of the tibial shaft with the use of interlocking nailing without reaming. J Bone Joint Surg [Am] 74:1162–1171
26. Winckler S, Brug E, Baranowski D (1991) Bündelnagelung bei Unterarmfrakturen, Indikation und Ergebnisse. Unfallchirurg 94:335–341

Erfahrungen mit dem Gammanagel in der Behandlung der proximalen Oberschenkelfrakturen

T. Gelis

Der zunehmend hohe Anteil geriatrischer Patienten mit hüftgelenknahen Oberschenkelfrakturen fordert ein Osteosyntheseverfahren, das bei Frühmobilisierung nicht nur übungsstabil ist, sondern auch Vollbelastung erlaubt. Weiter sollte das Verfahren für den Patienten wenig belastend und wenig komplikationsbehaftet sein. Im Vergleich zu anderen Osteosyntheseverfahren bietet die Gammanagelung bei der Versorgung dieser Frakturen die größte Stabilität.

Vom Januar 1991 bis Dezember 1992 wurden 115 Gammanagelungen durchgeführt. Es handelte sich um 35 männliche und 80 weibliche Patienten. 69mal war die linke und 46mal die rechte Seite betroffen. Das Durchschnittsalter war mit 78,5 Jahren (29–96 Jahre) hoch, 59 Patienten (51,3 %) waren älter als 80 Jahre.

Es wurden 88 per- und 12 subtrochantäre Oberschenkelfrakturen, sowie 3 laterale und 3 mediale Schenkelhalsfrakturen, 5 subtrochantäre Osteolysen mit pathologischer Fraktur, 1 Oberschenkelpseudarthrose nach DHS und 3 Oberschenkelmehretagenfrakturen durch Gammanagelung versorgt. 9mal wurde ein langer Gammanagel implantiert. Ein Verfahrenswechsel von einem anderen Osteosyntheseverfahren zum Gammanagel erfolgte in 6 Fällen (Abb. 1). Bei der Differenzierung der pertrochantären Frakturen waren mit 33 nur 37,5 % der Frakturen A1.1- und A1.2-Frakturen nach AO und somit stabil, 62,5 % waren A2- und A3-Frakturen, die bei fehlender medialer Abstützung als instabil anzusehen sind.

Die durchschnittliche Operationsdauer, die Zweiteingriffe mit Verfahrenswechsel eingeschlossen, betrug 77 min.

Überwiegend wurden Gammanägel mit einem CCD-Winkel von 130º und 135º sowie mit 12 mm Nagelstärke verwendet. Distal wurde in 104 Fällen (90,4 %) querverriegelt.

Intraoperative Komplikationen

In 7 Fällen gab es Schwierigkeiten mit der distalen Verriegelung (6,1 %). Hierbei wurde zweimal nach frustraner Bohrung nur mit einem Querbolzen verriegelt. Intraoperativ kam es zu keinen Femurschaftfrakturen, kardiopulmonale Komplikationen traten nicht auf.

Postoperativ war bei allen Patienten Vollbelastung erlaubt. Der perioperative Blutverlust lag bei 1,5 Blutkonserven. Die durchschnittliche Krankenhausverweildauer betrug 27,8 Tage, wobei auch das hohe Durchschnittsalter der Patienten mit berücksichtigt werden muß.

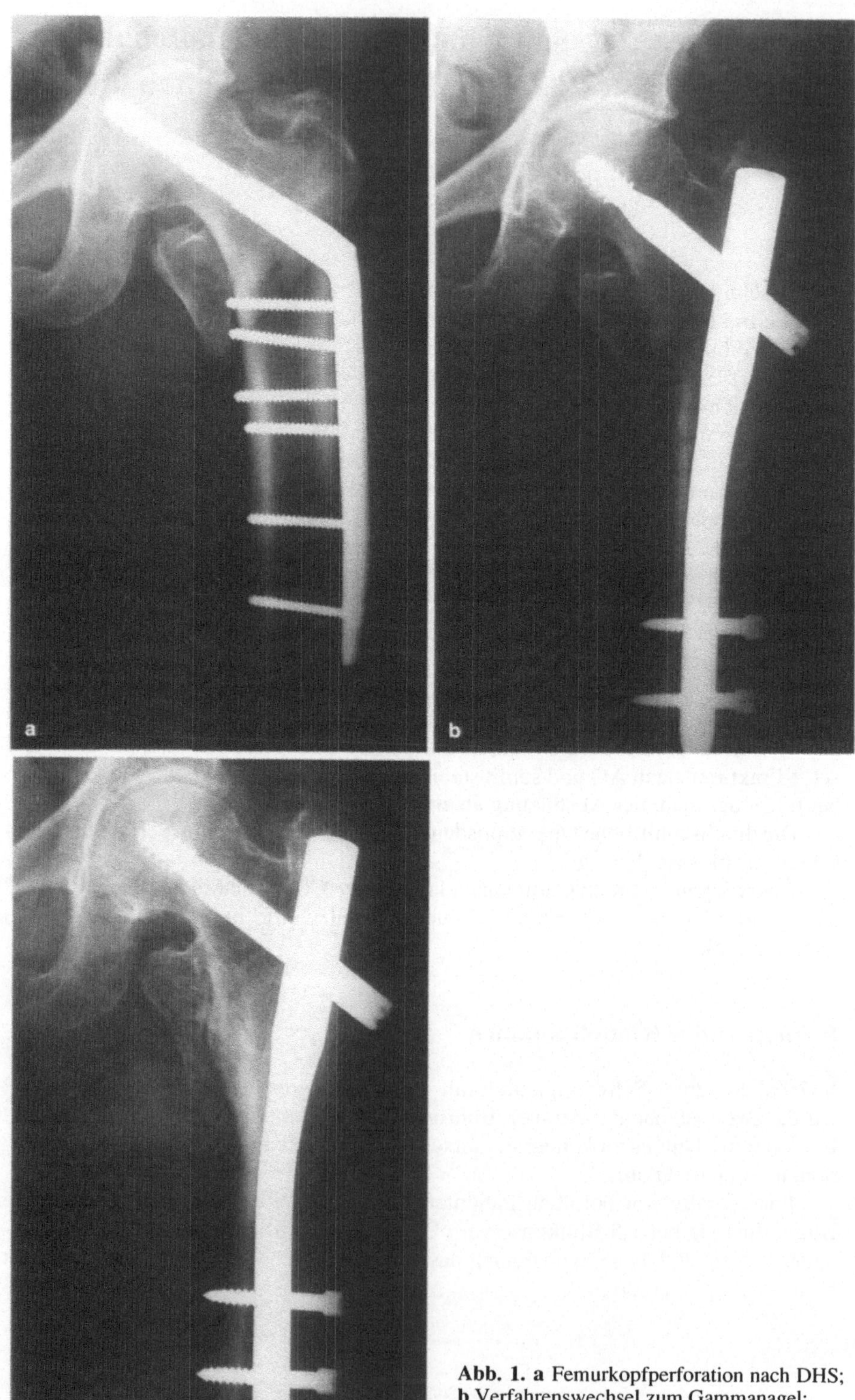

Abb. 1. a Femurkopfperforation nach DHS; **b** Verfahrenswechsel zum Gammanagel; **c** Ausheilung (Kontrolle nach 2 Jahren)

Postoperative Komplikationen

7 Patienten (6,08 %) verstarben, von denen 4 mehr als 90 Jahre alt waren. In wieviel Fällen eine fulminante Lungenembolie die Todesursache war, konnte bei nicht durchgeführter Sektion nicht geklärt werden. Tiefe Beinvenenthrombosen, alle nach dem 4. postoperativen Tag, traten in 11 Fällen (9,6 %) auf, 8 davon waren Unterschenkel- und 3 Oberschenkelthrombosen. Tiefe Beckenvenenthrombosen traten nicht auf, eine Lungenembolie wurde nicht beobachtet. An weiteren wesentlichen Komplikationen kam es in 11 Fällen (10 %) zur Pneumonie, in 10 Fällen (8,7 %) zum Apoplex und in 2 Fällen (1,8 %) zu einer Peronäusparese.

Verfahrensimmanente Komplikationen

An verfahrensimmanenten Komplikationen kam es postoperativ in einem Fall zu einer Femurschaftfraktur am distalen Nagelende (9 %) nach nicht korrekter distaler Verriegelung beim Ersteingriff. In 2 Fällen (1,8 %) perforierte die Schenkelhalsschraube durch den Femurkopf, einmal (0,9 %) lockerte sich die Schenkelhalsschraube in Verbindung mit einem massivem Hämatom. Es wurden 4 oberflächliche, nicht revisionspflichtige Wundinfekte behandelt (3,4 %). Ein posttraumatischer Knocheninfekt trat nicht auf. In einem Fall einer Mehretagenfraktur kam es zu einer exzessiven Myositis ossificans.

Reoperationen

Reoperationen (n = 6 / 5,22 %): Die Femurschaftfraktur wurde durch Osteosynthese mit langem Gammanagel versorgt und heilte problemlos aus. Bei den beiden Femurkopfperforationen wurde einmal die Schenkelhalsschraube ausgewechselt und einmal der Gammanagel explantiert und durch eine Hüftendoprothese ersetzt. Bei dem Fall mit Schenkelhalsschraubenlockerung in Verbindung mit massivem Hämatom und Verdacht auf Knocheninfekt wurde der Gammanagel entfernt und eine Reosteosynthese mit neuem Gammanagel nach einem klinisch unauffälligen Verlauf von 8 Tagen und negativer Bakteriologie durchgeführt. Der postoperative Verlauf gestaltete sich dann problemlos. Einmal (0,95 %) bei primär langem Gammanagel teleskopierte die Fraktur nach zu früher distaler Dynamisierung. Die Fraktur wurde bei liegendem Implantat extendiert und erneut distal verriegelt.

Verlauf

76 Patienten wurden postoperativ nach Hause entlassen, 15 Patienten in eine Rehaklinik verlegt, 17 Patienten kamen immobil ins Pflegeheim.

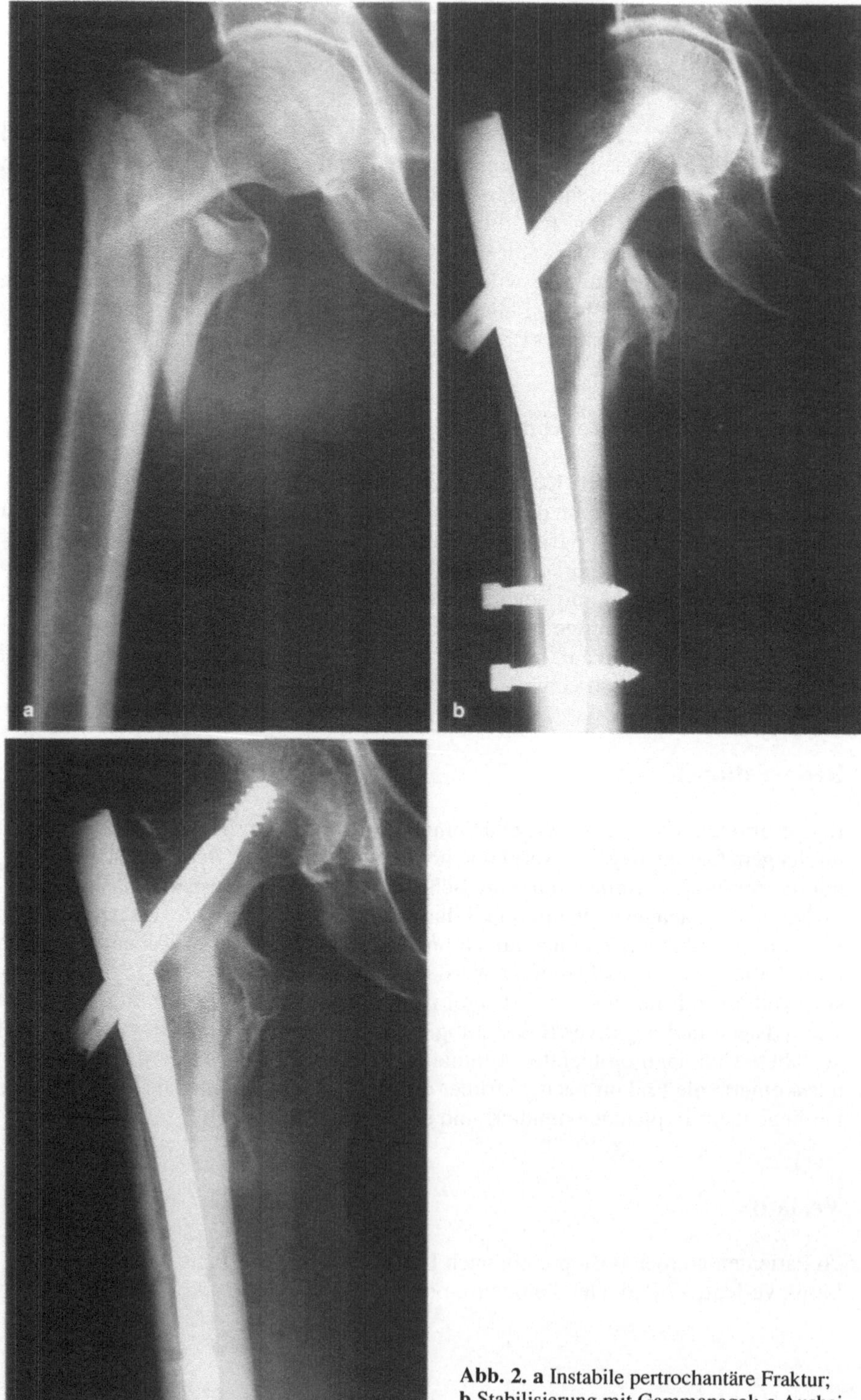

Abb. 2. a Instabile pertrochantäre Fraktur; **b** Stabilisierung mit Gammanagel; **c** Ausheilung (Kontrolle nach 1 Jahr)

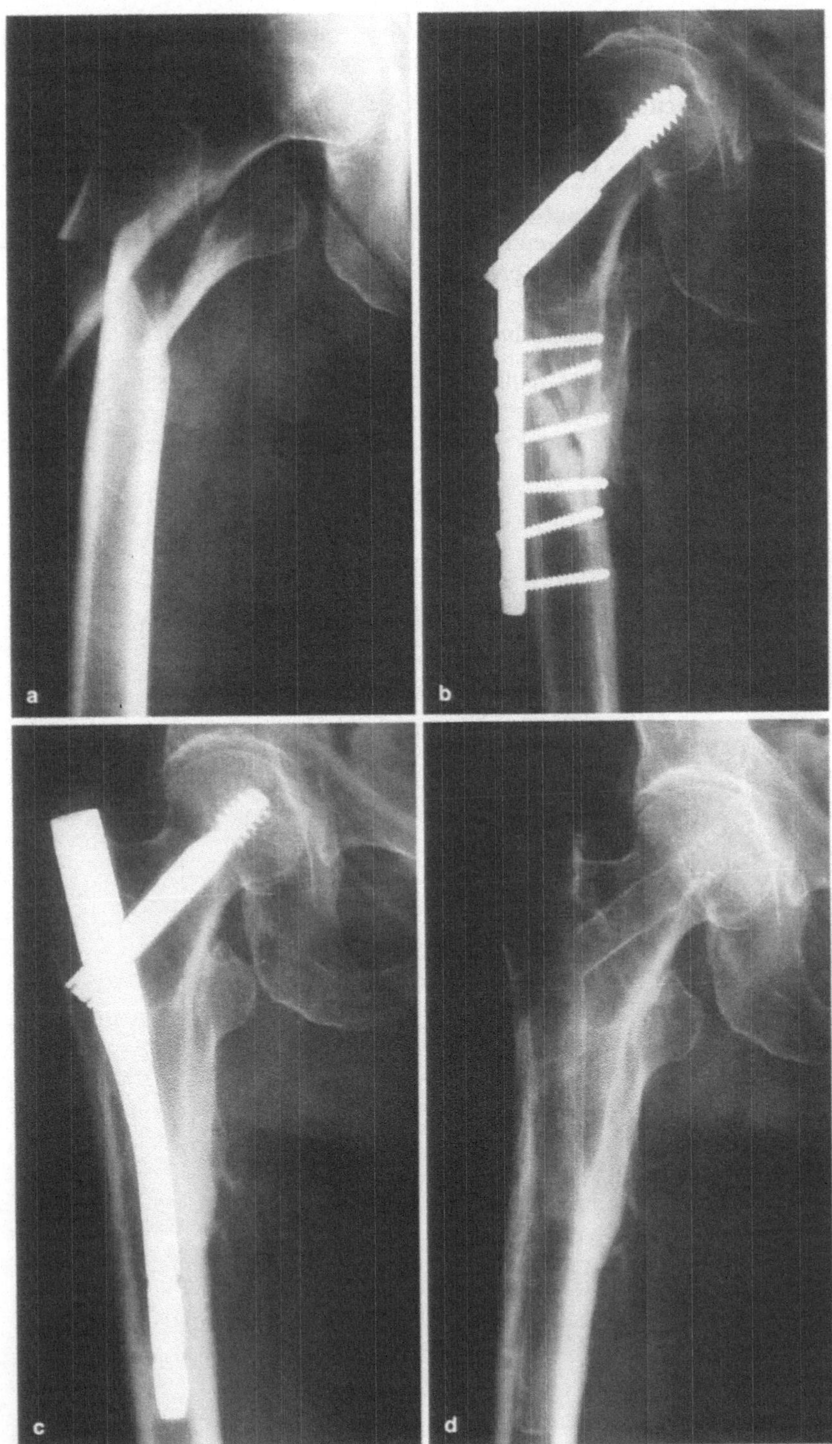

Abb. 3. a Subtrochantäre Fraktur mit großem Trochanter-minor-Fragment; **b** Implantatlockerung und Pseudarthrose nach Versorgung mit DHS nach 8 Monaten; **c** Frakturdurchbau nach Versorgung mit dem Gammanagel; **d** Ausheilungsergebnis nach Implantatentfernung

Schlußfolgerung

Die Anwendung des Gammanagels ist bei folgenden Indikationen sinnvoll:

- subtrochantären Femurfrakturen,
- instabilen pertrochantären Frakturen (Abb. 2),
- Mehretagenfrakturen des Femurs,
- Osteolysen und pathologischen hüftgelenknahe Femurfrakturen,
- hüftgelenknahen Pseudarthrosen (Abb. 3).

Der Gammanagel hat als wenig belastendes und komplikationsarmes Verfahren mit der Möglichkeit der Früh- und Vollbelastung bei alten Menschen mit hüftgelenknahen Oberschenkelfrakturen gegenüber anderen Verfahren eindeutige Vorteile.

Probleme und Komplikationen bei der Osteosynthese mit dem Gammanagel und ihre Bewältigung

L. Schroeder und R. Müller

Nach Küntscher, der von 1946–1957 Chefarzt am Krankenhaus in Schleswig war, ist die Anwendung des von ihm entwickelten Doppelnagels, dem späteren Y-Nagel, „technisch schwierig". Er hat deswegen dieses Verfahren verlassen und den Trochanternagel propagiert, dessen Biomechanik und Problematik mit Rotationsfehlstellungen dem Ender-Nagel gleicht.

Grosse u. Taglang haben dann den sog. Gammanagel entwickelt, der seit 1988 klinisch angewendet wird.

Durch die erhebliche Zunahme von instabilen pertrochantären Trümmerfrakturen, bedingt durch die veränderte Alterspyramide und durch die Osteoporose, hat der Gammanagel als belastungsstabile Osteosynthese eine weite Verbreitung gefunden. Als gedecktes Operationsverfahren können bei dieser Osteosynthese jedoch Probleme und Komplikationen auftreten.

Am Martin-Luther-Krankenhaus in Schleswig wurde im Juni 1989 mit dem Gammanagel begonnen. Mittlerweile sind 245 Patienten mit diesem Osteosyntheseverfahren versorgt worden. Das Durchschnittsalter betrug 79 Jahre, die Letalität 7,8 %. Es handelte sich vorwiegend um instabile pertrochantäre Femurfrakturen.

An Komplikationen fanden sich 4 Hüftschraubenausbrüche bei medialen Schenkelhalsfrakturen bei Kopfnekrosen, 3 Hüftschraubenausbrüche aus operationstechnischen Mängeln, 4 Rotationsfehler bei ungenügender Reposition, 7 Fissuren im Bereich des Trochanters ohne Stabilitätseinbuße sowie eine Schaftfraktur intraoperativ. Diese Komplikation konnten, durch Wechsel auf einen langen Gammanagel beherrscht werden.

Zur Vermeidung derartiger Komplikationen sollten die folgenden Punkte berücksichtigt werden:

Entscheidend für den Erfolg der Operation ist eine exakte Reposition, die fast immer geschlossen auf dem Extensionstisch möglich ist. Bei 245 Gammanägeln mußte nur 3mal offen reponiert werden. Die aufgetretenen Rotationsfehler haben ihre Ursache ebenfalls in einer ungenügenden Reposition. Bei den pertrochantären Frakturen wird üblicherweise das Bein leicht innenrotiert gelagert, so daß meistens der Schenkelhals eine waagerechte Position einnimmt. Bei den subtrochantären Frakturen ist jedoch häufig eher eine Nullstellung oder eine Außenrotationsstellung erforderlich. Hierbei ist der Zugang an dem nun dorsal liegenden Trochanter erschwert. Eine exakte Positionierung der Nageleintrittsstelle ist erforderlich, da wegen des großkalibrigen Gammanagels (17 mm) bei einem falschen Zugang Fissuren oder Sprengungen im Bereich des Trochanters auftreten können. Die Markhöhle sollte mindestens 2 mm größer aufgebohrt werden als der gewählte Gammanagel. Falls der Nagel sich nicht mit der Hand einschieben läßt, muß weiter aufgebohrt werden. Umgekehrt muß der Nagel nicht bündig im Markraum liegen. Vorzuziehen sind kleinkalibrige Nägel, also wenn möglich 12 mm mit einer Aufbohrung von 14 mm. Durch die Hüftschraube und distale Verriegelung besteht eine ausreichende Stabilität, so daß auch bei locker sitzendem Marknagel und fehlender medialer Abstützung eine Vollbelastung möglich ist. Die aufgetretene Schaftfraktur ist ebenso wie die Fissuren und Absprengungen am Trochanterbereich als Folge des Einschlagens des Nagels mit dem Hammer zu sehen.

Weitere Probleme bietet die richtige Lage der Schenkelhalsschraube. Diese soll zentral oder besser in der Nähe des Adams-Bogens liegen. Bei 171 nachkontrollierten Fällen lag die Schraube 99mal in richtiger Position, 20mal zu weit anterior, 16mal zu weit kranial und 8mal zu weit posterio, die übrigen Fälle in den Zwischenquadranten. Eine exzentrische Lage kann unter Vollbelastung zu einem Ausbruch der Schraube aus dem Hüftkopf führen. Lediglich einmal konnte durch einen Wechsel des Gammanagels das Problem gelöst werden. In den anderen Fällen war die Implantation einer Hüftendoprothese erforderlich.

Anfänglich machte die distale Verriegelung erhebliche Schwierigkeiten. Ungenügende Fixation des Zielgerätes, ungenügende Ankörnung und Druck auf die Bohrmaschine mit Verbiegung des Bohrers führten zu Fehlbohrungen. In unserem Krankengut wurde deswegen 13mal auf eine zweite Verriegelungsschraube verzichtet. 4mal kam es zur vollständigen Schraubenfehllage. Mit den neu eingeführten Bohrhülsen und durch Fifixation dieser Hülsen am Zielgerät sollte bei locker gefüführter Bohrmaschine diese Komplikation nicht mehr auftreten.

Bei gewissenhafter Einhaltung der vorgegebenen Operationsanleitung ist sicherlich die Komplikationsrate auf ein Minimum zu senken.

Der Gammanagel bietet viele Vorteile. Durch das gedeckte Operationsverfahren ist das Infektionsrisiko und die Belastung für den Patienten gering. Die Operationsdauer ist kurz, sie schwankt zwischen 30 und 60 min. Die gute Biomechanik des Gammanagels erlaubt fast immer eine sofortige Vollbelastung postoperativ, selbst bei ausgeprägter Osteoporose, bei Trümmerfrakturen und pathologischen Frakturen.

Bei Pflegenotstand und Überalterung der Bevölkerung mit Zunahme der instabilen proximalen Femurfrakturen bietet der Gammanagel durch verbesserte Pflegemöglichkeiten bei belastungsstabiler Versorgung und kurzer Hospitalisation einen positiven Ausblick.

Literatur

Grosse A, Taglang G (1990) The Gammanail Paper presented on the American Academy of Orthopedic Surgeon

Der Stellenwert der Bündelnagelung

S. Winckler

Einleitung

Als sich vor einem Vierteljahrhundert die Philosophie der sog. „primären" Knochenbruchheilung als Ziel der Frakturbehandlung immer mehr durchsetzte, wurde das Verfahren der Bündelnagelung teils vergessen oder vom allgemein dominierenden AO-Verfahren verdrängt und von deren Protagonisten zu Unrecht abgelehnt (Schweiberer 1981, persönliche Mitteilung). Vor dem Hintergrund eines neuen Frakturheilungsverständnisses, den allgemein höheren Komplikationsraten der Plattenosteosynthesen [8, 9] und dem daraus resultierenden Vormarsch der Marknagelung halten wir es an der Zeit und sind dankbar dafür, hier und zu dieser Gelegenheit den Stellenwert der Bündelnagelung darzulegen und das Verfahren als Alternative zur Platte erneut in Erinnerung zu bringen, zumal es an der oberen Extremität, speziell am Unterarm, kein der Verriegelungsnagelung der unteren Extremität vergleichbares Verfahren gibt.

Seit gut 20 Jahren bevorzugen wir bei den folgenden Indikationsbereichen die 1961 von Hackethal [5] veröffentlichte Methode der Bündelnagelung zur Versorgung von Frakturen der oberen Extremität (Abb. 1). Die Bündelnagelung ist, wie alle Nagelungen, weniger traumatisierend als die Platte, da die Einbringung und

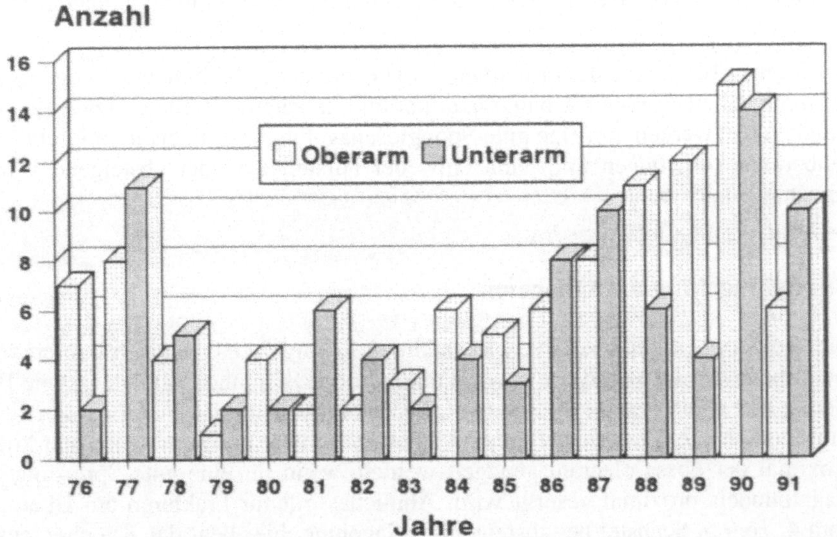

Abb. 1. Bündelnagelungen an der oberen Extremität (1976–1991)

Entfernung der stabilisierenden Implantate ohne die bekannten Risiken der Frakturherdskelettierung über nur 2–3 cm lange Weichteilzüge fern der Fraktur erfolgen. Die Infektionsrate ist gering. Aufgrund der technischen Einfachheit der Bündelnagelung ist somit auch die Operationszeit kurz, sie beträgt im Mittel 84 min. Die Operationen erfolgen, im Gegensatz zu der beschriebenen Originalmethode, einzeitig, also ohne vorherige unsterile Reposition mit dem Viermastkran, da wir die brüske Anwendung des Viermastkrans insbesondere am Oberarm durch den weniger Geübten für die Entstehung passagerer Radialislähmungen verantwortlich machen.

Vorteile des Verfahrens

- Keine Eröffnung der Fraktur (Frakturhämatom!),
- geringe Weichteiltraumatisierung,
- geringes Infektionsrisiko,
- technische einfach,
- kurze Operationszeit

Prinzip der Bündelnagelung

Der Bündelnagelung liegt das Prinzip der elastischen Verklemmung zu Grunde. Nach Hackethal wird die Verklemmung der Nägel erreicht durch die:

1. Fensterschnürung (Verklemmen der Nägel am Einschlagfenster),
2. Taillenschnürung (Verklemmen der Nägel in der Diaphysentaille),
3. Spongiosanagelung (Spreizung der Nägel im metaphysären Bereich),
4. Verkeilung (durch Kurznägel, die den fensternahen, konvergierenden Markraumtrichter auffüllen).

Bei strenger Befolgung der Prinzipien wird bei einfacher Technik und mit geringem instrumentellen Aufwand Übungsstabilität und knöcherne Heilung erzielt [2]. Die Bündelnägel werden, um eine gute Spongiosanagelung zu erreichen, in ihrem Spitzenbereich vorgebogen und dann entweder aufsteigend oder absteigend in den Knochen eingebracht.

Bündelnagelung am Oberarm

Die Indikationen zur operativen Behandlung diaphysärer Oberarmfrakturen zeigt die Tabelle 1. Einspaltbrüche sowie Frakturen mit Biegungskeil bieten keine Probleme, sofern die Fraktur im 3. oder 4. Sechstel lokalisiert ist. Frakturen am Übergang vom 2. zum 3. Sechstel können aufsteigend über ein Knochenfenster knapp proximal der Fossa olecrani genagelt werden, wenn für eine gute Spreizung des Nagelbündels proximal gesorgt wird. Ähnliches gilt für Frakturen am Übergang vom 4. zum 5. Sechstel bei absteigender Nagelung, hier liegt das Knochenfenster im Bereich des Plateaus des Tuberculum maius (nicht an seiner Spitze!).

Tabelle 1. Operative Behandlung diaphysärer Oberarmfrakturen: indikationen

Lokalisation	Geschlossen	1° offen	2–3° offen	Polytrauma
3.–4. Sechstel	Bündelnagelung	Bündelnagelung	Dynamische axiale Fixation	Bündel-nagelung?/ Dynamische axiale Fixation?
2./3. Sechstel	Bündelnagelung	Bündelnagelung		
2. oder 5. Sechstel	AO	AO		
Stückfrakturen (kurzstreckig)	Bündelnagelung Dynamische axiale fixation	Bündelnagelung Dynamische axiale fixation		
Trümmerfrakturen	Dynamische axiale Fixation	Dynamische axiale Fixation		
Nerven-, Gefäßläsion	AO	AO/Dynamische axiale Fixation		

Tabelle 2. Komplikationen bei Bündelnagelung am Oberarm

	eigene (n=92)	Literatur (n=673)
Wundheilstörungen	2,1%	1,3 %
Tiefer Infekt	1 %	0,2 %
Pseudarthrose	1%	2,1 %
Refraktur	–	–
Nagellokomotion	3,26 %	2,0 %
Iatrogene Radialisparese	0 %	1,2 %

Eigenes Krankengut (Oberarmfrakturen)

Zwischen dem 1. 1. 1976 und dem 31. 12. 1991 wurden 181 Oberarmfrakturen bei 180 Patienten operativ versorgt, davon 92 Frakturen mittels Bündelnagelung nach Hackethal (Abb. 2). Bei A2-, A3- und B2-Frakturen (AO-Klassifikation) stellt die Bündelnagelung das Osteosyntheseverfahren der Wahl dar, bei kurzer Operationszeit mit geringem Blutverlust wird in über 95 % der Fälle primäre Übungsstabilität erreicht. Die geringe Komplikationsrate (Tabelle 2) mit guten postoperativen Langzeitergebnissen bestätigt uns in der Indikationsstellung und der Wahl des Osteosyntheseverfahrens. Die risikoarme Metallentfernung wurde im Mittel nach 11,3 Monaten ausgeführt.

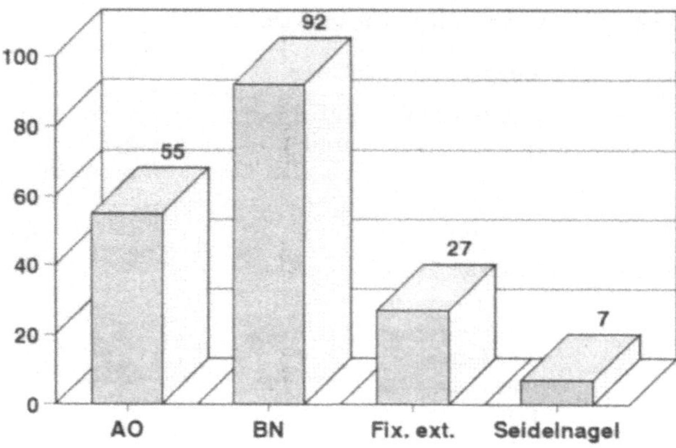

Abb. 2. Osteosyntheseverfahren bei Oberarmfrakturen (1976–1991), 181 Frakturen (180 Patienten)

Ergebnisse

Bei 51 Patienten konnte im Mittel 6,7 Jahre nach Operation das erreichte Ergebnis überprüft werden. Die Beurteilung erfolgte nach dem UCLA Shoulder Rating System [6], in 84,2 % der Fälle war das Ergebnis als „sehr gut" oder „gut" einzustufen. In 15,8 % der Fälle mußte ein befriedigendes oder mäßiges Ergebnis verzeichnet werden (Tabelle 3).

Bündelnagelung am Unterarm

Die Indikation zur Bündelnagelung am Unterarm ist gegeben bei geschlossenen und erstgradig offenen Frakturen des Radius vom 2. bis 4. Sechstel (aufsteigende Nagelung), an der Ulna vom 3. bis 5. Sechstel (absteigende Nagelung). Weiterhin bei konservativ nicht zu haltenden Brüchen und Mehrfachverletzungen der oberen Extremitäten. Zweit- und drittgradige offene, Trümmer- und Defektfrakturen nageln wir in der Regel nicht, hier kommt der Monofixateur zur Anwendung. Auch bei alten Pseudarthrosen sehen wir keine Indikation mehr zur Bündelnagelung (Tabelle 4). Prinzipiell wird die gedeckte Bündelnagelung angestrebt (Belassen des Frakturhämatoms!), der Knochen, der am leichtesten zu reponieren ist, wird zuerst intramedullär stabilisiert. Für die Nagelungen wurden 2–3 frakturpassierende Nägel benötigt (Durchmesser 2–2,5 mm), zusätzlich kam mindestens ein Verkeilungsnagel zur Anwendung.

Tabelle 3. Langzeitergebnisse (6,7 Jahre) Bündelnagelung am Oberarm (n=51)

	n	%
Sehr gut	34	65,8
Gut	9	18,4
Befriedigend	4	7,9
Mäßig	4	7,9

Tabelle 4. Indikationen nach Frakturart und Frakturlokalisation (++ gute, + relative, – Ausnahmeindikation, – – keine Indikation

Geschlossen, OI	1.	2.	3.	4.	5.	6.	Sechstel
Einspaltbrüche	–	+	+	+	–	– –	Radius
	– –	–	+	+	+	– –	Ulna
Kurzstreckige	–	–	+	+	–	– –	Radius
Mehrspaltbrüche	– –	–	+	+	–	– –	Ulna

Eigenes Krankengut (Unterarmfrakturen)

Zwischen dem 1. 1. 1976 und dem 31. 12. 1990 haben wir 231 Patienten mit 315 Frakturen des Unterarmes operativ behandelt, im Gegensatz zur operativen Versorgung des Oberarms überwog die Frakturstabilisierung nach den Richtlinien der AO (Abb. 3). Bei 95 Patienten mit 135 Frakturen des Unterarmes wurde eine Stabilisierung mit der Bündelnagelung nach Hackethal durchgeführt (Abb. 4). Zur Anwendung kamen neben der Bündelnagelung auch 22 Kombinationsosteosynthesen Bündelnagel/Platte (Abb. 5) oder Bündelnagel/Fixateur externe, bei 1 Patientin wurde von beiden frakturierten Knochen lediglich die Radiusfraktur stabilisiert (Tabelle 5). Die geringere Rigidität der Bündelnagelung bedeutet gegenüber extramedullären Verfahren einen erheblichen Vorteil, da die natürliche Knochenheilung zu einer deutlich schnelleren Frakturüberbauung führt, im Mittel 2,6 Monate gegenüber 7,5 Monate bei Plattenosteosynthesen [8] (Abb. 6). Als indirekter Ausdruck der schnellen knöchernen Heilung kann der Zeitpunkt der Metallentfernung angesehen werden, wir konnten im Mittel nach 11,5 Monaten die Bündelnägel entfernen. Refrakturen, ein besonderes Problem nach Plattenosteosynthesen, haben wir nicht zu verzeichnen. Auch die Problematik, bei landwirtschaftlich tätigen oder sonst körperlich schwer arbeitenden Patienten noch für einige Zeit nach Plattenosteosynthese der Plattenlockerung oder Pseudarthrosenentstehung durch Gipsschale oder Sarmiento-Brace vorzubeugen, besteht bei der raschen knöchernen Konsolidierung nach Bündelnagelung nicht [3].

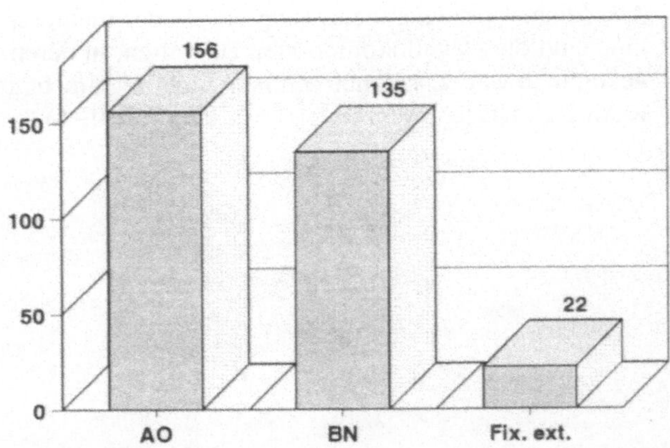

Abb. 3. Osteosyntheseverfahren bei Unterarmfrakturen (1976–1991) 315 Frakturen (231 Patienten)

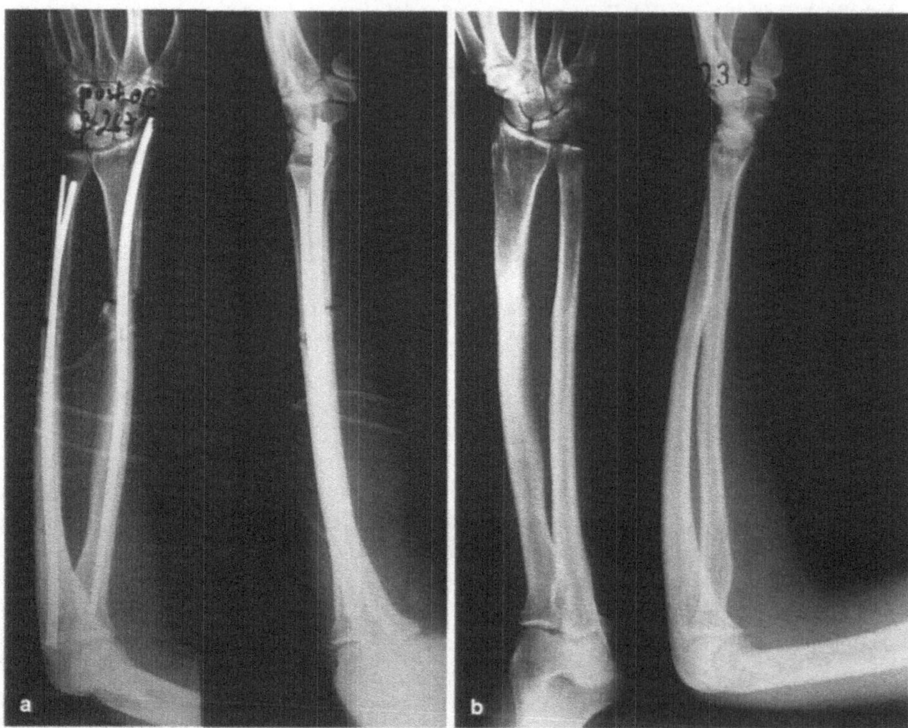

Abb. 4a–d. Krankenschwester der Klinik. Unterarmfraktur nach Skiunfall. **a** Postoperative Kontrolle, die Prinzipien der Bündelnagelung sind gut zu erkennen. **b** 3 Jahre postoperativ. **c, d** Sehr gutes funktionelles Ergebnis

Die postoperative Komplikationsrate ist insgesamt niedrig, tiefe Infekte gehören zu den Seltenheiten. Brückenkallus kann sowohl nach konservativer als auch nach operativer Therapie auftreten, als Hauptursachen für die Entstehung sind Schädel-Hirn-Traumen und Verletzungen der Membrana interossea anzusehen [4]. Als Zeichen der Nichtbeachtung eines oder mehrerer Prinzipien der Bündelnagelung sind die Nagellokomotionen zu werten, in deren Folge es zu Sehnenrupturen gekommen war. Zusätzlich muß ein nicht regelrecht gewähltes Knochenfenster im Radius als Ursache verzeichnet werden (Tabelle 6).

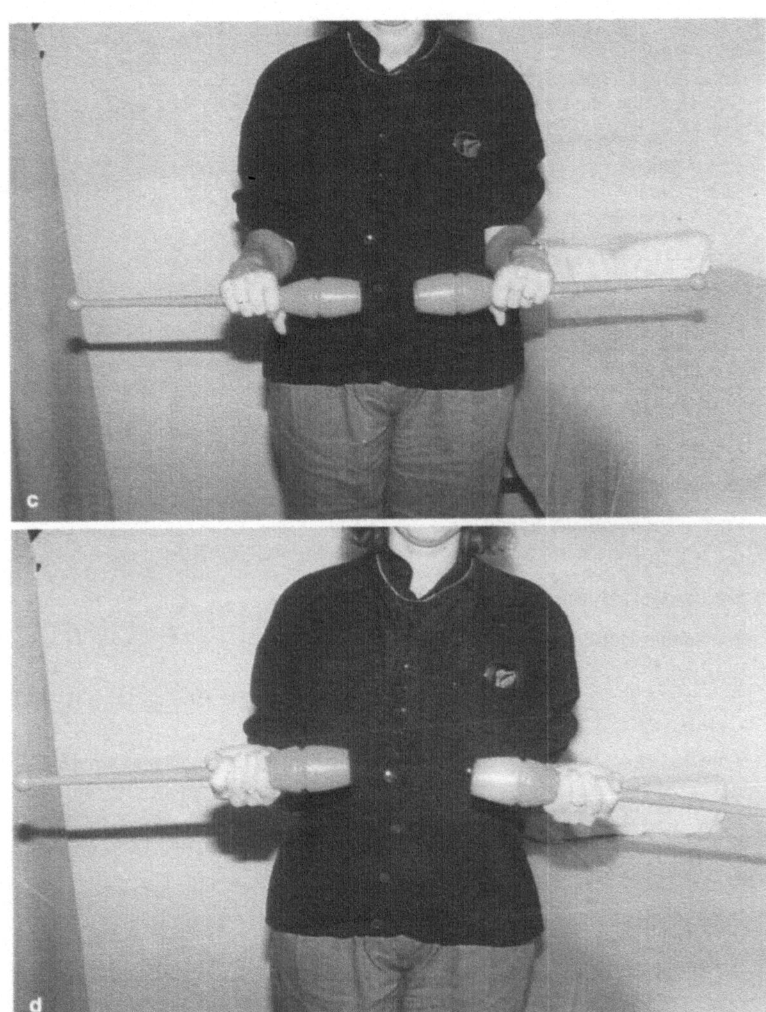
c
d

Tabelle 5. Behandlung von Vorderarmschaftfrakturen 1976–1991

135 Hackethalsche Bündelnagelungen
* 40 x Radius plus Ulna
* 21 x Radius
* 12 x Ulna
* 22 x Kombination mit anderen Ostesynthesen

Tabelle 6. Kompliaktionen bei Bündelnagelung am Unterarm

Kompliaktionen	Eigene (n=135)
Wundheilstörungen	2,2
Tiefer Infekt	1,5
Pseudoarthrose	2,2
Fraktur bei Metallentfernung	0,74
Brückenkallus	1,5
Lokomotion (Sehnenruptur)	2,2
Sensibilitätsstörungen	1,5
Metallose	0,74

Tabelle 7. Langzeitergebnisse (5,8 Jahre) Bündelnagelung am Unterarm (n=77)

AO-Bewertungsschema [7]	n	%
Sehr gut	27	35,1
Gut	31	40,2
Befriedigend	11	14,3
Mäßig	8	10,4

Ergebnisse

Im Rahmen einer klinischen Nachuntersuchung (Untersuchungszeitpunkt im Mittel 5,8 Jahre nach Operation) haben wir bei 77 Patienten das operativ erreichte Ergebnis überprüfen können. Analysiert wurden die primären Röntgenbilder, Beweglichkeit in Hand- und Ellenbogengelenk nach der Neutral-Null-Methode, subjektive Beschwerden und eine vergleichende Röntgendokumentation der Unterarme. Die Bewertung wurde nach dem Bewertungsschema der Unterarmschaftfrakturen [7] in Abhängigkeit von Bewegungseinschränkung, Funktion und Beschwerdebild vorgenommen. 75,3 % der Patienten zeigten ein „sehr gutes" oder „gutes" Ergebnis, in 24,7 % mußte ein befriedigendes oder mäßiges Ergebnis verzeichnet werden (Tabelle 7). Auch wenn zunächst die hohe Zahl mäßiger Ergebnisse überraschen sollte, so ist dieses nicht auf die Methode der Bündelnagelung zurückzuführen, sondern

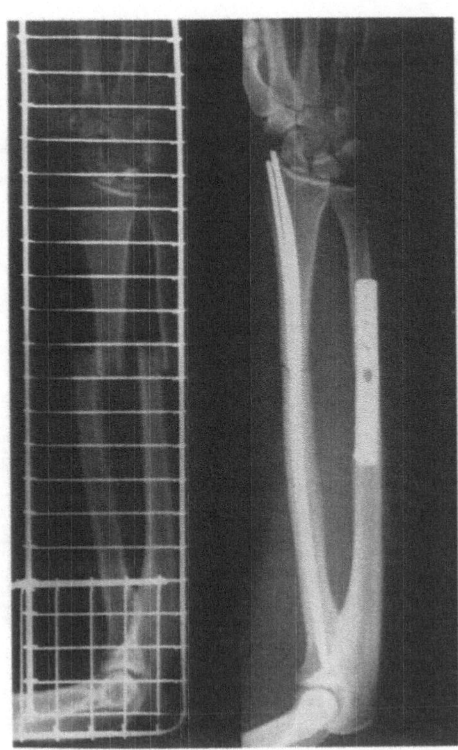

Abb. 5. Kombinationsosteosynthese bei einem 25jährigen Mann, offene Reposition der Ulna wegen Weichteilinterposition, deshalb Plattenosteosynthese

auf die Schwere der Begleitverletzungen (bei 8 von 12 Patienten führten diese Begleitverletzungen zu der Einstufung „mäßig").

Zusammenfassung

Aus der etwa 30jährigen Erfahrung an den Kliniken in Erlangen und Münster mit der Bündelnagelung nach Hackethal bei Frakturen der oberen Extremität haben wir die Überzeugung gewonnen, daß bei strenger Beachtung der aufgezeigten Indikationsspektren und unter Vermeidung der prinzipiellen Fehler [1] ein risikoarmes und wenig traumatisierendes Verfahren zur Verfügung steht, welches bei primärer Übungsstabilität zu einer raschen knöchernen Heilung führt. Als Nachteile sind ein eingeschränktes Indikationsspektrum, eine relativ hohe Strahlenbelastung und eine mögliche Metallose (deshalb primäre Verwendung von Titannägeln!) zu nennen.

Für alle nicht in das Indikationsspektrum zur Bündelnagelung fallenden Frakturen bevorzugen wir nach wie vor die Osteosynthesen nach den Richtlinien der AO oder bringen den Fixateur externe („Orthofix®") zur Anwendung.

Wichtig erscheint uns der Hinweis, daß immer dann, wenn offen reponiert werden muß, zweckmäßigerweise mit der Verplattung weitergemacht werden sollte, da die Fraktur nach Ausspülung ihres Hämatoms besser über das Stabilitätsprinzip des interfragmentären Druckes zur Heilung gebracht wird.

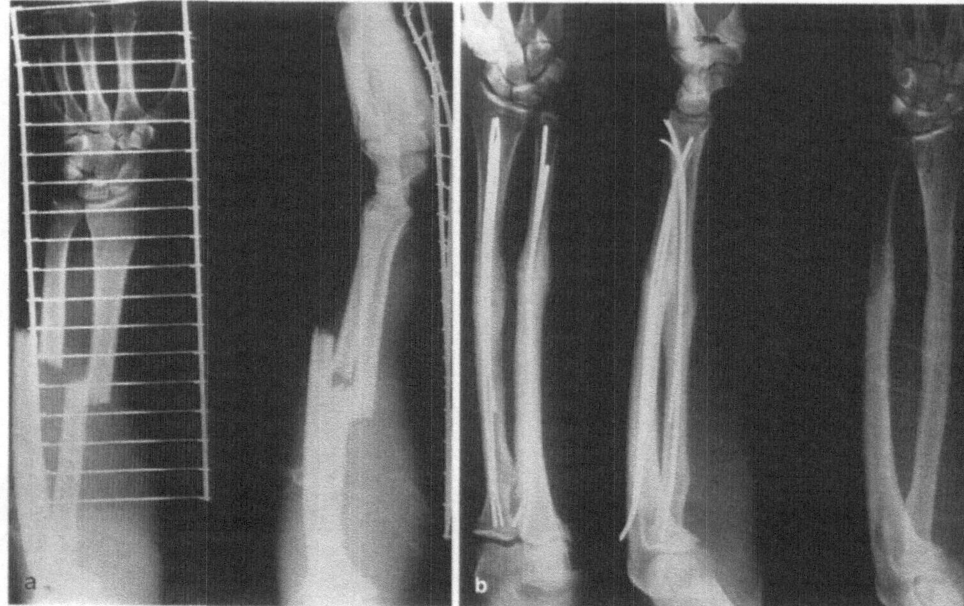

Abb. 6a,b. 25jähriger polytraumatisierter Motorradfahrer. **a** 4 Monate postoperativ deutliche Kallusbildung. **b** 7,5 Monate nach Unfall. Fraktur fest überbaut, Kallus zurückgebildet („Remodelling"). Metallentfernung. Funktion „sehr gut"

Literatur

1. Baranowski D, Strobel M (1990) Prinzipielle Fehler bei der Bündelnagelung. Chir Praxis 42:93
2. Brug E, Beck H, Marschner R (1975) Die operative Stabilisierung der Oberarmschaftfrakturen mit Bündelnagelung nach Hackethal. Monatsschr Unfallheilkd 78:245
3. Erlacher G, Schmitz H (1989) Plattenosteosynthese von Unterarmschaftbrüchen Erwachsener. Hefte Unfallheilkd 201:104
4. Ferrand J, Chitour S, Zidane Ch, Hamladji O (1967) Les synostoses radiocubitales posttraumatiques. J Chir (Paris) 94:365
5. Hackethal KH (1961) Die Bündelnagelung. Springer, Berlin Göttingen Heidelberg
6. Kay SP, Amstutz HC (1988) Shoulder hemiarthroplasty at UCLA. Clin Orthop 228:42
7. Oestern HJ, Tscherne H (1983) Ergebnisse der AO-Sammelstudie über Unterarmschaftfrakturen. Unfallchirurg 86:136
8. Schreinlechner UP, Buch J (1989) Vergleich Plattenosteosynthese-Markdrahtung am Unterarmschaft. Hefte Unfallheilkd 201:134
9. Schweiberer L (1977) Plattenosteosynthese bei Oberarmschaftfrakturen. Sammelstudie der Deutschen Sektion der AO-International. Unfallheilkunde 80:231

Experimentelle Untersuchungen zur Knochenheilung nach unterschiedlichen Techniken der Verriegelungsnagelung

M. Runkel

Seit Einführung der Marknagelung durch Küntscher 1940 hat sich dieses Behandlungskonzept bei Frakturen langer Röhrenknochen, insbesondere nach Entwicklung des Verriegelungsnagels, als Methode der Wahl durchgesetzt.

Die Aufbohrung der Markhöhle hat sich seit Jahrzehnten bewährt. In den letzten 10 Jahren wurde jedoch nur noch eine maßvolle Aufbohrung empfohlen, da durch experimentelle Untersuchungen nachgewiesen werden konnte, daß eine beträchtliche kortikale Durchblutungsstörung infolge der Aufbohrung eintritt [4,5,9,11,12].

Bis in jüngster Zeit erschien es bedenklich, auf die Aufbohrung der Markhöhle bei der Marknagelung zu verzichten, da bei der unaufgebohrten Nagelung Komplikationen wie Festlaufen des Nagels oder Sprengungen des Knochenrohres auftreten können [10]. Bei Verwendung zu dünner Marknägel mit entsprechend geringerer Stabilität wurde eine erhöhte Pseudarthroserate befürchtet.

Offene Frakturen höheren Grades gelten i. allg. als Kontraindikation für eine aufgebohrte Marknagelung, da die Aufbohrung zu einer zusätzlichen Vaskularitätsschädigung bzw. Beeinträchtigung der Knochenvitalität führt, welche das Infektionsrisiko deutlich erhöht.

In jüngster Zeit wurden nun Verriegelungsnagelungen in unaufgebohrter Technik bei höhergradig offenen Frakturen sowie bei schwerem Weichteilschaden mit neuartigen Implantaten durchgeführt, wobei über sehr gute klinische Ergebnisse mit minimaler Infektionsrate berichtet wurde [3,6,7]. Klein et al. konnten experimentell nachweisen, daß 7 h nach aufgebohrter Marknagelung ca. 70 % der Kortikalis avaskulär sind, während bei unaufgebohrter Technik nur ca. 31 % der Kortikalis nicht durchblutet waren.

Es lag daher nahe, tierexperimentell zu untersuchen, welche Unterschiede bei der Knochenheilung nach unaufgebohrter Marknagelung im Vergleich zur Knochenheilung bei Nagelung mit Aufbohrung der Markhöhle bestehen. Bisherige experimentelle Studien über die Knochenheilung bei unaufgebohrter Marknagelung wurden mit Kirschner-Drähten oder Nägeln durchgeführt, welche hinsichtlich der Stabilität mit klinisch üblichen Marknägeln nicht vergleichbar sind [1,2,13]. Von Interesse ist, wie sich die im Vergleich zur Nagelung nach Aufbohrung größere Instabilität bzw. bessere Knochenvitalität bei ungebohrter Nagelung auf die Kallusbildung und Knochenheilung auswirkt.

Material und Methoden

Bei 19 Schwarzkopfschafen mit einem Alter von ca. 4 Jahren und einem mittleren Gewicht von 65 kg wurde im September 1990 eine quere Osteotomie in Tibiamitte durchgeführt. In 9 Fällen erfolgte eine ungebohrte Marknagelung (Gruppe A) und in 12 Fällen eine Nagelung mit mäßiger Aufbohrung der Markhöhle (Gruppe B). Alle Nägel wurden statisch verriegelt, wobei darauf geachtet wurde, daß zwischen den osteotomierten Knochenenden ein Spalt verblieb. Ventral wurde mittels einer Schablone ein Spalt von ca. 1,5 mm erzeugt, dorsal war der Osteotomiespalt kleiner, da bei der Verwendung von geraden Tibianägeln zwangsläufig eine ventrale Aufklappung wegen der dorsalkonvexen Tibiaform des Schafes auftrat. Für die Nagelung kamen handelsübliche rohrförmige, ungeschlitzte Verriegelungsmarknägel mit einem Durchmesser von 8 (9) mm bei unaufgebohrter Technik und von 10 (9) mm bei aufgebohrter Technik, je nach Weite der Markhöhle zur Anwendung. Die Nägel wurden bei unaufgebohrter Technik in den meisten Fällen komplett von Hand eingeführt, selten waren einige Hammerschläge zum vollständigen Eintreiben in den Knochen erforderlich. Bei Gruppe B erfolgte die Aufbohrung 0,5–1 mm über den gewählten Nageldurchmesser hinaus. Sämtliche Operationen erfolgten am linken, extendierten Bein, das Tier befand sich in Rückenlage. Als Narkose kam eine Periduralanästhesie mit zusätzlicher Sedation bzw. eine Ketavet®-Barbiturat-Kombination zur Anwendung. Die Tiere wurden intubiert, wobei jedoch die erhaltene Spontanatmung eine Beatmung erübrigte.

Postoperativ durften die Tiere das operierte Bein nach Belieben voll belasten. Nach wenigen Tagen liefen die Tiere auf der Weide. Zum Studium der Knochenumbauvorgänge applizierten wir 4 verschiedene Fluorochrome nach 2, 4, 6 und 8 Wochen. Röntgenkontrollen wurden direkt postoperativ, nach 5 Wochen und zum Versuchsende nach 10 Wochen vorgenommen. Bei der Tötung der Tiere erfolgte eine Extremitätenperfusion mit Ringer-, Rheomacrodex®- und gepufferter Formaldehyd-(Karnovsky-)Lösung und eine Gefäßperfusion mit Tusche bzw. Mercox®. Nach Explantation und Entfernung der Implantate mit erneuter Röntgendokumentation wurde die histologische Aufarbeitung durchgeführt.

Ergebnisse

Bei ungebohrter Nagelung trat intraoperativ eine Tibiaschaftsprengung auf, so daß die Tötung des Tieres erfolgen mußte. Ein Schaf mußte nach 3 Wochen aus dem Versuch genommen werden, da nach Periduralanästhesie eine neurologische Störung am nicht operierten Bein bestand, wodurch ein Stehen bzw. Laufen des Tieres nicht möglich war.

Von 17 Tieren stand nach 10wöchiger Versuchszeit die Tibia zur histologischen Untersuchung zur Verfügung. Bei 2 Tieren in der aufgebohrten Gruppe (B) fanden sich knöcherne Heilungsstörungen. In einem Fall war eine hypertrophe Pseudarthrose aufgetreten, in einem weiteren Fall entwickelte sich nach lokalem Infekt im Osteotomiebereich trotz frühzeitiger Wundrevision eine tiefe Infektion mit Markhöhlenphlegmone. Bei der weiteren Auswertung wurde dieses Tier nicht berücksichtigt.

In den übrigen 16 Fällen mit infektfreier Knochenbruchheilung zeigte sich röntgenologisch folgender Verlauf: Bei dem nach 3 Wochen ausgeschiedenen Tier bestanden bereits erste periostale Kallusformationen proximal und distal der osteotomie, im Niveau der Osteotomie fand sich periostal jedoch noch eine bandförmige

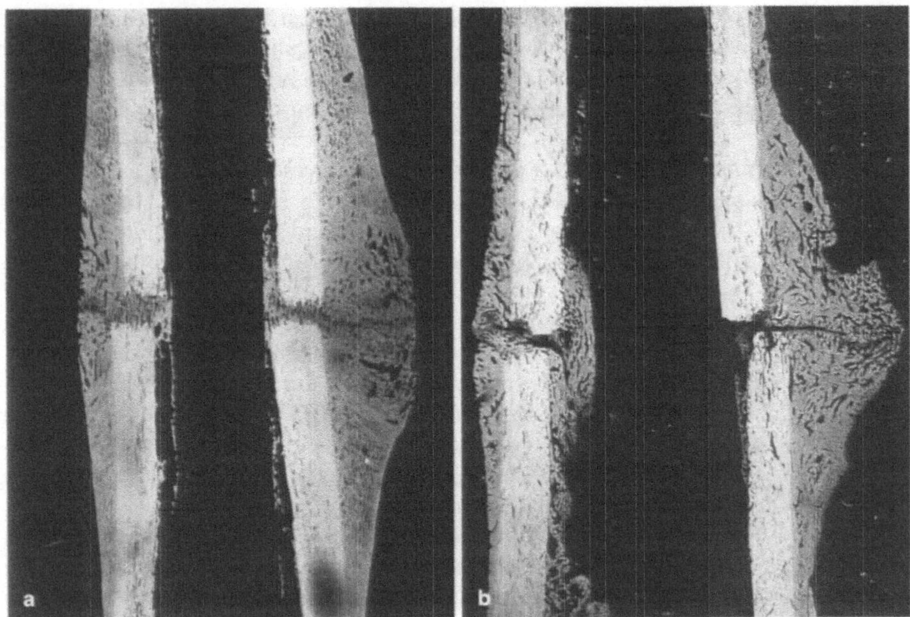

Abb. 1a,b

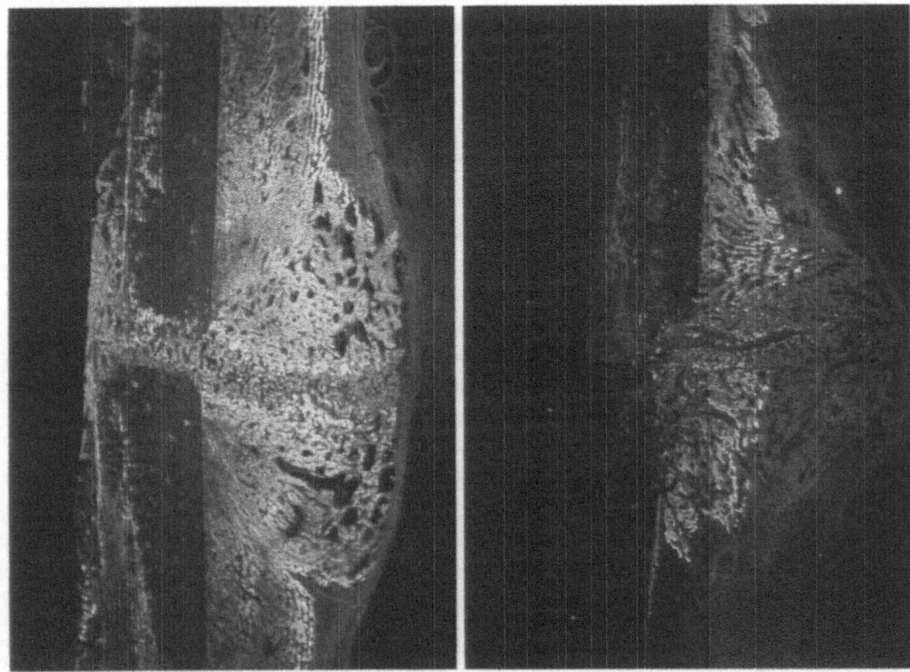

Abb. 2a,b

kallusfreie Zone. Die maximale Kallusgröße trat nach ca. 5–6 Wochen auf, um dann bis zum Versuchsende nach 10 Wochen wieder leicht abzunehmen. Grundsätzlich fanden sich dorsal und medial die größten Kallusformationen bei beiden Gruppen. Nach ungebohrter Marknagelung trat im Mittel eine deutlich größere Kallusbildung auf.

In periostaler Verlängerung der Osteotomie (Osteotomieebene) bestand zur Versuchsmitte zunächst noch eine kallusfreie Zone. Nach 10 Wochen hatte sich von periostal her – je nach Ruhigstellung der Osteotomie durch den bereits gebildeten Kallus ein partieller oder fast vollständiger Durchbau in der Osteotomieebene eingestellt.

Beim Vergleich der röntgenologischen und mikroradiographischen Befunde zeigte sich, daß insbesondere im dorsalen periostalen Kallus die knöcherne Auffüllung der anfangs kallusfreien Zone in der Osteotomieebene wesentlich ausgeprägter bei unaufgebohrter Nagelung erfolgt war (Abb. 1a). Bei den aufgebohrten Knochen fanden sich dagegen in mehreren Fällen noch kallusfreie Spalten in der Osteotomieebene (Abb. 1b), in 2 Fällen war sogar dorsal noch keine kallöse vollständige Überbrückung des Osteotomiespaltes eingetreten.

Fluoreszenzmikroskopische Untersuchungen zeigen, daß die Kallusbildung ca. 1 cm proximal bzw. distal der Osteotomie beginnt und sich dann zur osteotomie hin ausdehnt, wobei gleichzeitig eine Zunahme des Durchmessers in transversaler bzw. longitudinaler Richtung erfolgt. Bedeutsame Unterschiede zwischen beiden Gruppen erkennt man dann durch die Calceingrünmarkierung 4 Wochen nach der Osteosynthese. Bei den unaufgebohrten Knochen zeigt sich durchweg, daß zu diesem Zeitpunkt bereits die maximale Ausdehnung des Kallus im wesentlichen erreicht war (Abb. 2a), während bei den aufgebohrten Knochen häufig erst nach 6 Wochen – dargestellt mit der Rotfärbung durch Alizarinkomplexon – die Kallusapposition ihr maximales Ausmaß erreichte (Abb. 2b).

Zusammenfassung

Nach experimenteller Marknagelung ohne Aufbohrung fand sich trotz relativ großer Instabilität in allen Fällen eine zuverlässige Knochenheilung ohne Hinweis für eine erhöhte Pseudarthrosetendenz. Der zeitliche Ablauf der Knochenheilung findet bei aufgebohrter Technik im Vergleich zur unaufgebohrten mit einer Verzögerung von ca. 2 Wochen statt. Als Grund für die zeitlich später auftretenden Knochenumbauvorgänge bei aufgebohrter Nagelung ist anzunehmen, daß die ausgeprägtere Störung der kortikalen Durchblutung nach Aufbohrung eine verzögerte Revaskularisation zur Folge hat.

Unsere hier dargestellten Ergebnisse bestätigen die in den letzten Jahren postulierte Ansicht, daß eine gewisse Instabilität für die Knochenheilung von wesentlicher Bedeutung ist [8]. Die kritische Grenze der Instabilität für eine komplikationslose Knochenheilung scheint für intramedulläre Osteosynthesen wesentlich höher zu liegen, als dies bisher allgemein angenommen wurde. Hierzu sind jedoch noch weitere experimentelle und klinische Forschungen erforderlich.

Die Nagelung ohne Markhöhlenaufbohrung schädigt den Knochen weniger, sie ist somit ein „biologischeres“ Verfahren. Die Vorteile dieser Operationstechnik haben besondere klinische Relevanz bei schweren Trümmerfrakturen mit ausgeprägtem Weichteilschaden und bei offenen Frakturen, da die geringere Schädigung der Knochenvaskularität eine niedrigere Komplikationsrate von verzögerten Knochenheilungen oder Infektionen erwarten läßt. Weitere Indikationen für die ungebohrte Marknagelung können sich für Frakturen bei Patienten mit Polytrauma oder begleitendem Thoraxtrauma ergeben.

Danksagung: Der Autor dankt der Fa. E. Merck, Darmstadt, für die freundliche Unterstützung bei der Durchführung der tierexperimentellen Untersuchungen und den Mitarbeitern des AO-Forschungszentrum Davos für die Hilfe bei den histologischen Arbeiten.

Literatur

1. Anderson LD, Gilmer WS, Tooms RE (1962) Experimental fractures treated with loose and tight fitting medullary nails. Surg Forum 13:455–457
2. Braten M, Terjesen T, Svenningsen S, Kibsgaard L (1990) Effects of medullary reaming on fracture healing. Acta Orthop Scand 61:327–329
3. Claudi BF, Oedekoven G (1991) „Biologische Osteosynthesen". Chirurg 62:367–377
4. Kessler SB, Hallfeldt KKJ, Perren SM, Schweiberer L (1986) The effects of reaming and intramedullary nailing on fracture realing. Clin Orthop 212:18–25
5. Klein MPM, Rahn BA, Frigg R, Kessler S, Perren SM (1990) Reaming versus non-reaming in medullary nailing: Interference with cortical circulation of the canine tibia. Arch Orthop Trauma Surg 109:314–316
6. Krettek C, Haas N, Schandelmaier P, Frigg R, Tscherne H (1991) Der unaufgebohrte Tibianagel (UTN) bei Unterschenkelschaftfrakturen mit schwerem Weichteilschaden. Unfallchirurg 94:579–587
7. Oedekoven G, Claudi B, Frigg R (1992) Die Ostesynthese der instabilen offenen und geschlossenen Tibiafraktur mit ungebohrtem Tibiaverriegelungsnagel. Operat Ortop Traumatol 4:1–14
8. Perren SM, Cordey J (1977) Die Gewebsdifferenzierung in der Frakturheilung. Unfallheilkunde 80:161–164
9. Pfister U, Rahn BA, Perren SM, Weller S (1979) Vaskularität und Knochenumbau nach Marknagelung langer Röhrenknochen. Akt Traumatol 10:109–195
10. Pfister U, Frigg R, (1980) Die Verklemmung des Marknagels in der Markhöhle der Tibia. Akt Traumatol 10:117–121
11. Stürmer KM, Schuchardt W (1980) Neue Aspekte der gedeckten Marknagelung und des Aufbohrens der Markhöhle im Tierexperiment. II: Der intramedulläre Druck beim Aufbohren der Markhöhle. Unfallheilkunde 83:346–352
12. Stürmer KM, Schuchardt W (1980) Neue Aspekte der gedeckten Marknagelung und des Aufbohrens der Markhöhle im Tierexperiment. III: Knochenheilung, Gefäßversorgung und Knochenumbau. Unfallheilkunde 83:433:445
13. Trueta J, Cavadias AX (1955) Vascular changes caused by the Küntscher type of nailing. J Bone Joint Surg [Br] 37:492–505

Biologische Osteosynthese langer Röhrenknochen durch die Endo-Helix

R. Labitzke

W. Arens, ehemaliger Direktor der Berufsgenossenschaftlichen Unfallkliniken Ludwigshafen, erlebt eine grandiose Rehabilitation: Jahrzehntelang hat er – belächelt ob seiner Unbelehrbarkeit, beschuldigt, Instabilität mit Fehlrotation in Kauf zu nehmen – Marknägel implantiert, ohne die Markhöhle vorher aufzubohren. Jetzt haben wir auch offiziell den „unreamed nail" – eine unrühmliche Wortschöpfung, die begrifflich besser durch Kompaktnagel ersetzt wäre. Die geringere Zerstörung der Spongiosa und ihres Gefäßsystems war damals recht und ist uns heute als biologischer Vorteil billig.

Die Biomechanik lehrt, daß axiale Kräfte die besten sind und die geringsten schädlichen Kräfte erzeugen. Die Biologie lehrt, daß 3/4 eines Knochens vom Markraum her blutversorgt werden und daß wechselnde Druck-Zug-Belastungen die Osteogenese anregen. Daraus folgt:

Das optimale Implantat ist ein Markraumstabilisator, für dessen Implantation der Markraum nicht zerstört werden muß und der dank seiner limitierten Steifigkeit bzw. kontrollierten Flexibilität die Kallusbildung aktiviert.

Die Implantation bekannter Marknägel hat nicht nur die mehr oder weniger weitgehende Zerstörung des Knocheninneren zur Folge, es sind auch klinisch-morphologische Fernwirkungen als massenhafte Partikelembolien intrapulmonal und anderswo nachweisbar.

Wir verwenden seit dem 30. 4. 1990 einen korkenzieherähnlichen Markraumstabilisator, der im technischen Sinne eine Schraubenfeder ist. Wir haben ihn Endo-Helix genannt. Er ist das Ergebnis biologischer und mechanischer Überlegungen zur operativen Frakturbehandlung, für die gefordert wird, daß ein Implantat die Knochenheilung stimulieren, aber nicht schädigen solle.

Anstatt grob eingehämmert zu werden, läßt sich die Endo-Helix nach Eröffnung des Markraumes atraumatisch eindrehen. Markraumdurchblutung, Spongiosaarchitektur und Osteogenese bleiben erhalten. So einfach es allerdings war, die Ideen zu haben, so schwer ist es, sie zu verwirklichen. Schraubenfedern haben die Eigenschaft, sehr biegsam zu sein. Sie gewinnen an Stabilität durch Verwirklichung diverser konstruktiv-metallurgischer Kniffe und mit zunehmenden, möglichst langstreckigem kortikalem Innenkontakt. Inzwischen sind wir aus dem Protoypenstadium heraus und stehen am Anfang einer multizentrischen Studie, die sich mit der Osteosynthese von Oberarmschaftsfrakturen durch die Endo-Helix befaßt. Der Humerus ist als unbelasteter Knochen bestens geeignet, um klinische Erfahrungen zu gewinnen. Morphologisch-angiologische Erkenntnisse werden aus einer experimentellen Studie, die Draenert leitet, zu gewinnen sein.

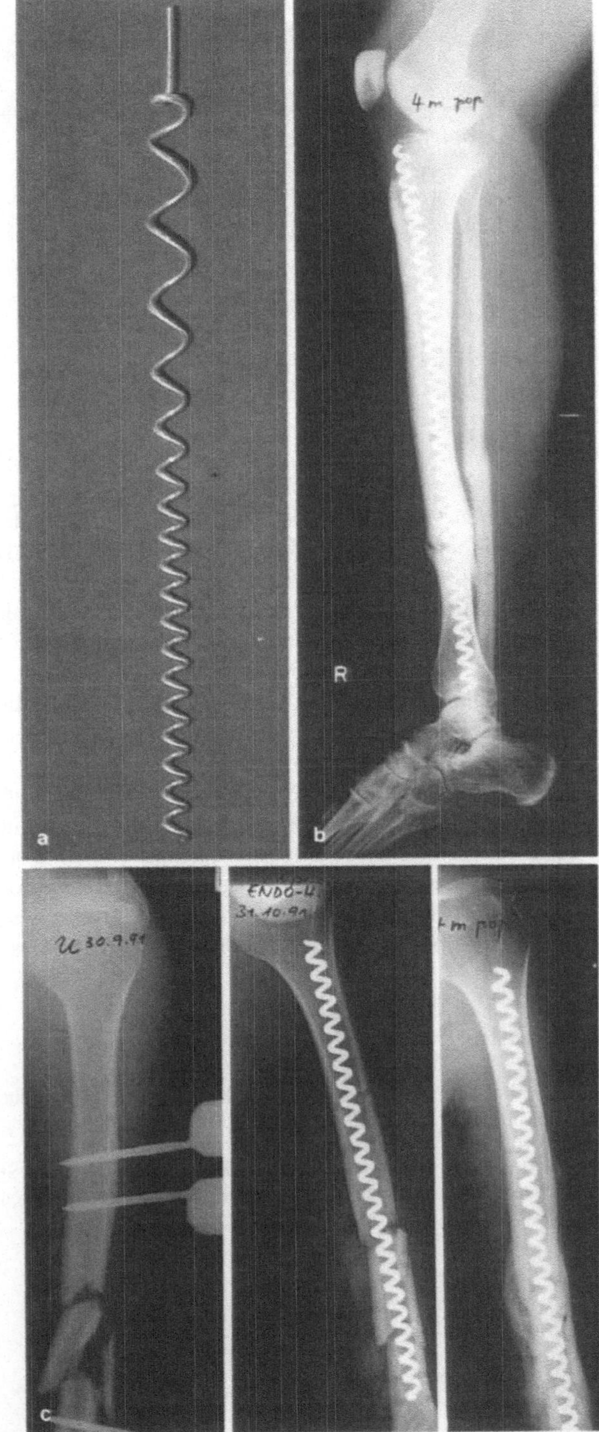

Abb. 1a–c. Endo-Helix.
a Die Windungen sind so berechnet, daß lineare Steifigkeit besteht.
b Unterschenkelfraktur.
c 25jähriger Mann, zweitgradig offene Zweietagenfraktur. Nach Stabilisierung mit dem Fixateur Radialisparese. Etwa 14 Tage später frühsekundäre Versorgung mit der Endo-Helix, die zur knöchernen und nervalen Ausheilung führte.

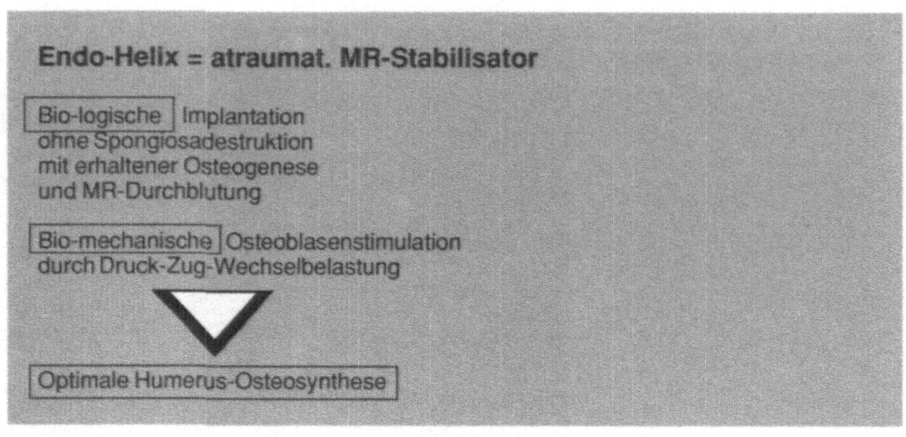

Abb. 2

Im eigenen Hause haben wir bis Ende 1992 22mal den Humerus und 12mal die Tibia mit einer Endo-Helix stabilisiert, gefolgt von der funktionsgerechten schnellen Ausheilung in 100 % (Abb. 1).
Während für den Oberarm keine gravierenden Probleme bestehen, macht die Implantation der Helix im Unterschenkel noch Schwierigkeiten. Diese ergeben sich durch das Mißverhältnis der engen Markhöhle (welche das Eindrehen erschwert und dünne Spiralen erforderlich macht) und der Belastung, der die untere Extremität unterliegt. Deshalb gehört vorerst zur Endo-Helix der Tibia obligatorisch der externe Biegschutz durch einen Brace.
Die Gegenüberstellung des unbelasteten Humerus und der belasteten Tibia ist bestens geeignet, die Probleme der Entwicklung eines Implantates aufzuzeigen. Während wir inzwischen eine relativ definitive Helix-Form für den Humerus gefunden haben, wird noch viel Rechenarbeit (M. Stiebeiner von Hoesch-Hohenlimburg) und eine Aufarbeitung der Werkstoffkunde notwendig sein, bis die Mechanik für die belastbare Endo-Helix optimiert ist. In Abb. 2 ist das Resümee dargestellt.

Literatur

1. Labitzke R (1993) Anpassung des Knochens an dynamische Kraftträger. Internationales Symposium über das Wolff'sche Gesetz und orthopädische Pathophysiologie. Berlin, Charite, 4. bis 6. 4. 1990. In: Wolff's haw and connective tissue regulation. De gruyter, Berlin
2. Labitzke R (1993) Die ENDO-HELIX, ein Markraum-Stabilisator für Röhrenknochen. 6. Deutsch-Österreichische-Schweizerische Unfalltagung Wien, 21. bis 25. 5. 1991. Hefte Z Unfallchir 230

Die intramedulläre Schienung von Frakturen im Wachstumsalter

H.W. Keller und K. E. Rehm

Entschließt man sich zur operativen Behandlung von Frakturen im Wachstumsalter, dann stellt die intramedulläre Schienung eine beachtenswerte Alternative zu Plattenosteosynthese und externer Fixierung dar. Dabei wird ähnlich wie bei der von Rush [3] in den 30er Jahren entwickelten Markraumpinnung eine Frakturstabilisierung durch 1 oder 2 in den Markraum eingeführte Titanstifte [2] erzielt. Im Gegensatz zu den „Rush-Pins" haben diese Implantate eine gewisse Eigenelastizität und sind leicht verformbar. Ein Ende ist hockeyschlägerförmig umgebogen, was das Auffädeln und die Reposition von Fragmenten sowie die Fixierung erheblich vereinfacht. Die Stifte sind in verschiedenen Stärken erhältlich und können durch Verkürzung jedem Knochen bzw. Alter des Kindes angepaß werden. Gelegentlich können auch entsprechend präparierte Kirschner-Drähte gleichermaßen eingesetzt werden.

Das Verfahren eignet sich besonders zur Stabilisierung diaphysärer Frakturen, kann aber auch bei epiphesennahen Frakturen eingesetzt werden [1]. Besonders elegant ist die Methode bei der Versorgung von Radiushalsfrakturen, die dadurch geschlossen reponiert und zugleich fixiert werden können.

Beispiele:

1. Geschlossene proximale Oberschenkelschaftfraktur bei einem 3jährigen Knaben (Abb. 1). Bei Schaftfrakturen an den unteren Extremitäten wird durch das Einbringen von 2 sich gegenläufig kreuzenden Titanstiften Übungsstabilität erzielt. Je nach Schmerzhaftigkeit wird die Extremität innerhalb von 3–6 Wochen voll belastet.
2. Erstgradig offene Unterarmfraktur bei einem 7jährigen Knaben (Abb. 2). Zur Stabilisierung von Unterarmfrakturen wird je ein Stift in Ulna (von proximal) und Radius (von distal) eingebracht. Anschleßend wird die Extremität für ca. 2 Wochen im Oberarmgips ruhiggestellt. Bei diesem Patienten, der schon wenige Minuten nach dem Unfall (Sturz von einem Stuhl) in der Klinik war, wurde wegen der Hautperforation (erstgradig offen) eine Antibiotikatherapie durchgeführt..
3. Radiushalsfraktur bei einem 16jährigen Mädchen nach Sturz vom Fahrrad (Abb. 3a). Bei der Radiushalsfraktur werden mit dem an der Spitze hockeyschlägerartigen umgebogenen Stift bzw. einem entsprechenden präparierten Kirschner-Draht (Abb. 3b, c) Reposition und Fixation zugleich erreicht. Wir legen zusätzlich für etwa 2 Wochen einen Oberarmgips an, bevor die Patienten mit der Krankengymnastik beginnen.

Diskussion

Das vorgestellte Verfahren der endomedullären Schienung eignet sich über die dargestellten Standardindikationen hinaus grundsätzlich auch zur Stabilisierung suprakondylärer Humerus- und Femurfrakturen. Dabei werden dann die beiden

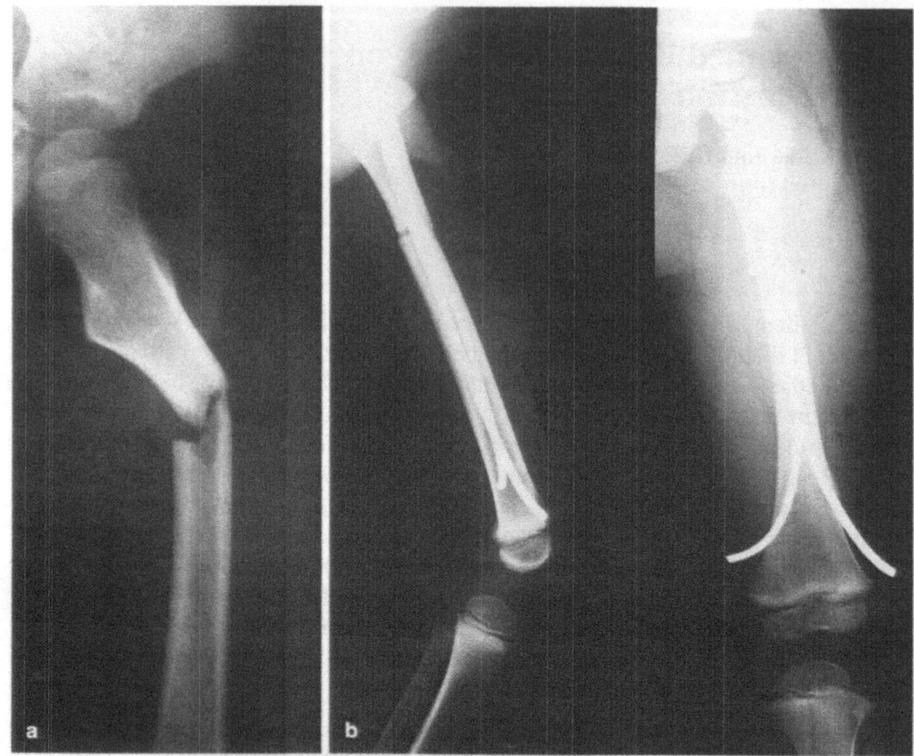

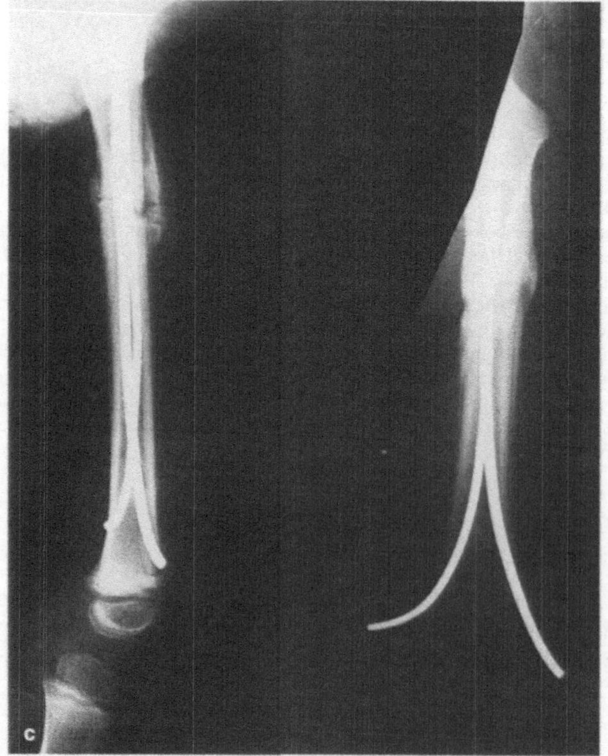

Abb. 1a–c. Geschlossene proximale Oberschenkelschaftfraktur bei 3jährigem Jungen.
a Unfallaufnahme,
b postoperativer Situs,
c 6 Wochen postoperativ

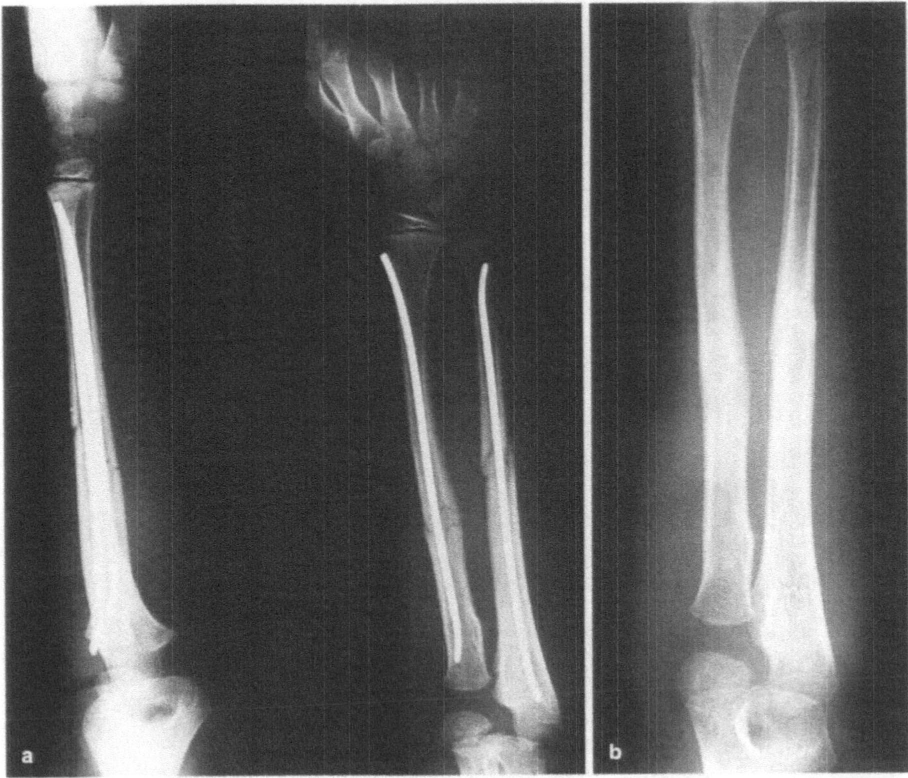

Abb. 2a,b. Erstgradig offene Unterarmfraktur bei 7jährigem Jungen. **a** Postoperativ, **b** Situs nach Metallentfernung 10 Wochen nach Unfall

Stifte von diaphysär eingebracht und müssen – je nach Frakturlokalisation – u. U. die Wachstumsfugen perforieren, ähnlich wie es auch bei der Kirschner-Draht-Fixierung der Fall wäre. Wir haben außerdem operationspflichtige Klavikulastückfrakturen und distale Radiusfrakturen mit den elastischen Titanstiften stabilisiert. Alle derart behandelten Frakturen sind in kurzer Zeit ohne Komplikationen abgeheilt.

Die Endomedulläre Schienung ist in der Hand des geübten (Erfahrungen mit der „Pinnung" nach Rush [3] oder der Ender-Nagelung sind hier von Vorteil) schnell durchführbar. Nachteilig ist die obligatorische intraoperative Durchleuchtung, deren Ausmaß bei exakter Operationsplanung aber sehr begrenzt bleibt. Implantatbruch oder -dislokation haben wir bisher nicht beobachtet. Dennoch sind wir bemüht, die Metallentfernung frühestmöglich ca. 6–8 Wochen nach der Implantation durchzuführen. Trotzdem waren die Stäbe zu dem Zeitpunkt derart fest im Knochen verankert, daß eine Lokalanästhesie, die bei Kindern ohnehin problematisch ist, zur Explantation nicht ausreichte.

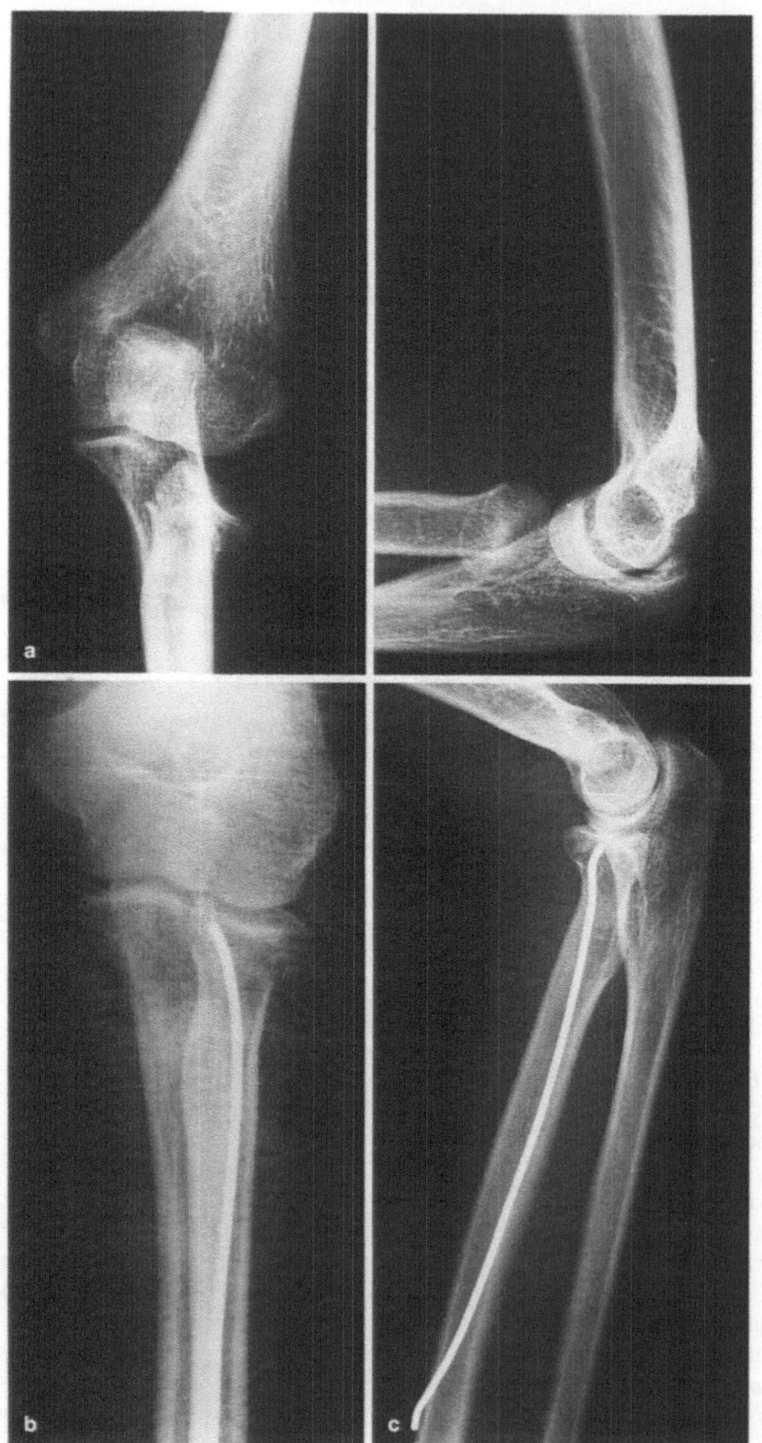

Abb. 3a–c. Radiushalsfraktur bei 16jährigem Mädchen nach Sturz vom Fahrrad. **a** Unfallaufnahmen; **b, c** postoperativer Situs

Literatur

1. Keller HW, Huber R, Rehm KE (im Druck) Die intramedulläre Schienung von Frakturen im Wachstumsalter mit einem neuen Implantat. Chirurg
2. Prevot JL (1989) L'embrochage élastique stable. Z Unfallchir 82:252
3. Rush LV (1957) Atlas der intramedullären Frakturfixation nach Rush.

Die Behandlung von Komplikationen nach intramedullärer Osteosynthese

R. Schnettler und K. Klemm

Einleitung

Die intramedulläre Osteosynthese mit Hilfe der Verriegelungsnagelung kann als Methode der Wahl in der Frakturbehandlung der langen Röhrenknochen bis hin in den 5/6-Bereich angesehen werden. Wie jedes andere Osteosyntheseverfahren birgt auch sie eine Reihe von aseptischen und septischen Komplikationen. In diesem Beitrag sollen die aseptischen Komplikationen, wie z. B. die Wahl der falschen Einschlagstelle am Oberschenkel mit der Gefahr einer Hüftkopfnekrose, das Ausbrechen der lateralen proximalen Kortikalis sowie Nagelbrüche und fehlplazierte Verriegelungsbolzen, außer Betracht gelassen werden. Es wird hier ausschließlich über die Behandlung der posttraumatischen Infektion nach intramedullärer Osteosynthese berichtet. Die knöcherne Infektion ist wegen ihrer hohen Rezidivgefahr und trotz aller Fortschritte in der Behandlung als eine der schwerwiegendsten Komplikationen in der Frakturbehandlung anzusehen.

Beim Auftreten einer Posttraumatischen Infektion nach Marknagelung müssen neben der Gewebeschädigung durch das Unfalltrauma mit Störung der Vaskularisation, dem Keimbefall und der reduzierten Abwehrlage des verletzten Organismus auch die operationstechnisch verursachten intramedullären Durchblutungsstörungen als Ursache für die Entstehung in Betracht gezogen werden.

Es soll hier über die posttraumatisch entstandene infizierte Defektpseudarthrose (Abb. 1), die Markhöhlenphlegmone nach früherer infizierter intramedullärer Osteosynthese sowie über die frühinfizierte und die infizierte intramedulläre Osteosynthese nach abgeschlossener knöcherner Konsolidierung berichtet werden.

Behandlungsmaßnahmen bei infizierter Pseudarthrose

Diese kann als Folge der offenen Frakturen oder auch nach operativer Versorgung geschlossener Frakturen auftreten und stellt die Kombination von 2 schwerwiegenden lokalen Komplikationen dar: der chronischen Osteomyelitis und der Instabilität im Bruchbereich. Während die chronische Instabilität die Knocheninfektion begünstigt, fördert die Infektion die fehlende knöcherne Konsolidierung. Diese beiden sich gegenseitig beeinflussenden Faktoren müssen somit bei der Behandlung der infizierten Pseudarthrose beherrscht werden. Häufig besteht noch zusätzlich ein ausgedehnter Hautweichteildefekt im Gebiet der infizierten Pseudarthrose – in der Mehrzahl am Unterschenkel –, so daß hier ein zusätzliches Problem therapeutisch angegangen werden muß.

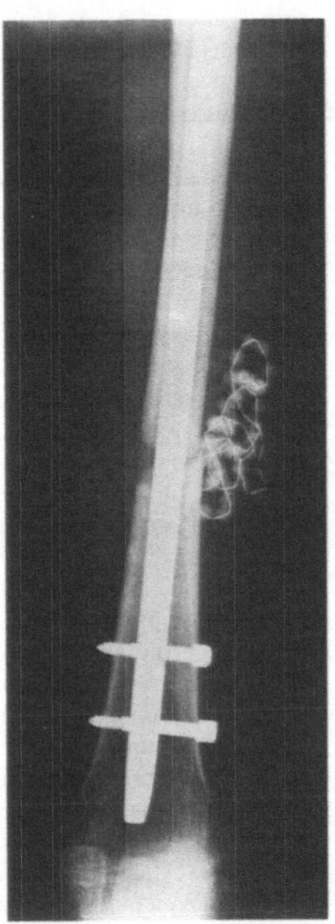

Abb. 1. Infizierte Pseudarthrose

Ziel einer jeden Behandlung muß es daher sein, durch eine geeignete Reosteosynthese die Pseudarthrose zu stabilisieren, durch lokale Herdsanierung den Infekt zu beherrschen und beim Vorliegen eines knöchernen Defektes durch geeignete Maßnahmen wie z. B. autogene Spongiosaplastik oder Kallusdistraktion die knöcherne Defektstrecke aufzufüllen bzw. zu schließen, um letztendlich eine knöcherne Konsolidierung zu. erreichen. Der Erfolg all dieser Maßnahmen kann jedoch nur dann gewährleistet sein, wenn simultan die bestehenden Weichteildefekte plastisch versorgt werden. Die entscheidendste und wichtigste Maßnahme bei der Therapie einer infizierten Pseudarthrose ist das radikale Débridement der Weichteilnekrosen einschließlich der Sequester und damit die Beseitigung von avitalem Gewebe, und sie hat absolute Priorität vor lokaler oder systemischer antibiotischer Therapie. Zurückgelassene kleinste Sequester können früher oder später ein erneutes Aufflackern des Infektes auslösen.

Die Sequestrektomie schließt die Entfernung der infizierten intramedullären Implantate mit ein, denn neben der Persistenz der Infektion durch das einliegende Implantat kann es darüber hinaus zu einer weiteren Ausbildung von Knochensequestern kommen. Nach Sequestrektomie und Entfernung sämtlichen einliegenden Metalles hat sich zur lokalen Infektsanierung die Implantation von Gentamicin-PMMA-Ketten hervorragend bewährt.

In-vitro-Untersuchungen von Wahlig u. Dingeldein [6] haben gezeigt, daß initial 600 ng/ml/Tag der Gentamicin-Base von einer einzigen Kugel der Septopal-Kette abgegeben werden. Am 10. Tag wurden noch 120 ng/ml und am 20. Tag noch 50 ng/ml gemessen; sogar am 80. Tag konnten noch 10 ng/ml in der Lösung nachgewiesen werden. Alle diese gemessenen Werte bewegen sich oberhalb der therapeutischen Konzentration von Gentamicin.

Da die Serum- und Urinspiegel nach lokaler Gentamicin-PMMA-Applikation sehr viel niedriger als nach systemischer Gentamicin-Applikation gemessen werden, bestehen bezüglich der lokalen Gentamicin-Anwendung keinerlei oto- oder nephrotoxische Nebenwirkungen.

Den ersten Schritt in der operativen Behandlung der infizierten Pseudarthrose stellt also die radikale Sequestrektomie dar; die verbleibende Höhle bzw. der Defekt wird dann mit einer oder mehreren Septopal-Kugelketten aufgefüllt, wobei für später erforderlich werdende Spongiosaplastiken die implantierten Gentamicin-PMMA-Ketten im Pseudarthrosespalt als sog. „Platzhalter" belassen werden sollten, um dann erst zum Zeitpunkt der Spongiosaplastik nach erneuter Revision und möglicher Sequestrektomie entfernt zu werden.

Da das Antibiotikum Gentamicin aus den Kugeln in das postoperative Wundhämatom austritt, ist es unbedingt notwendig, dieses nicht abzuleiten. Hohe Konzentrationen von Gentamicin können nur erreicht werden, wenn die Wunde primär verschlossen wird.

Aus diesem Grund sind offene Wundbehandlungen oder auch Spül-Saug-Drainagen in Kombination mit Septopal sinnlos und ineffektiv. Kann aufgrund eines großen Weichteildefektes ein primärer Wundverschluß nicht erreicht werden – und diese Situation ist häufig mit einer infizierten Pseudarthrose kombiniert –, so sollte der Weichteildefekt passager entweder mit synthetischer Hautfolie gedeckt werden, um dann im Intervall eine plastische Rekonstruktion des Hautweichteilmantels durchzuführen, oder es kann eine solche auch primär in Angriff genommen werden. Hier kommen insbesondere lokale Muskellappen, aber auch frei gestielte Lappenplastiken mit mikrovaskulärem Anschluß zur Anwendung. 4–6 Wochen nach diesem Ersteingriff wird dann der Zweiteingriff mit Entfernung der Ketten, Revision und Spongiosaplastik durchzuführen sein.

Die primäre Stabilisierung nach Entfernung des infizierten Marknagels hat in allen Fällen mit einer stabilen Fixateur-externe-Montage zu erfolgen.

Die Behandlung der Markhöhlenphlegmone

Die Markhöhlenphlegmone ist eine typische Spätkomplikation nach infizierter Marknagelung. Das klinische Bild ist gekennzeichnet durch dumpfe, vom Patienten als quälend empfundene und schwer zu lokalisierende Schmerzen, die als typische nächtliche Ruheschmerzen auftreten. Äußere Infektionszeichen wie Rötung oder Überwärmung fehlen in der Regel, gelegentlich läßt sich jedoch eine geringgradig ausgebildete teigige Schwellung nachweisen. Da es sich um einen abgekapselten

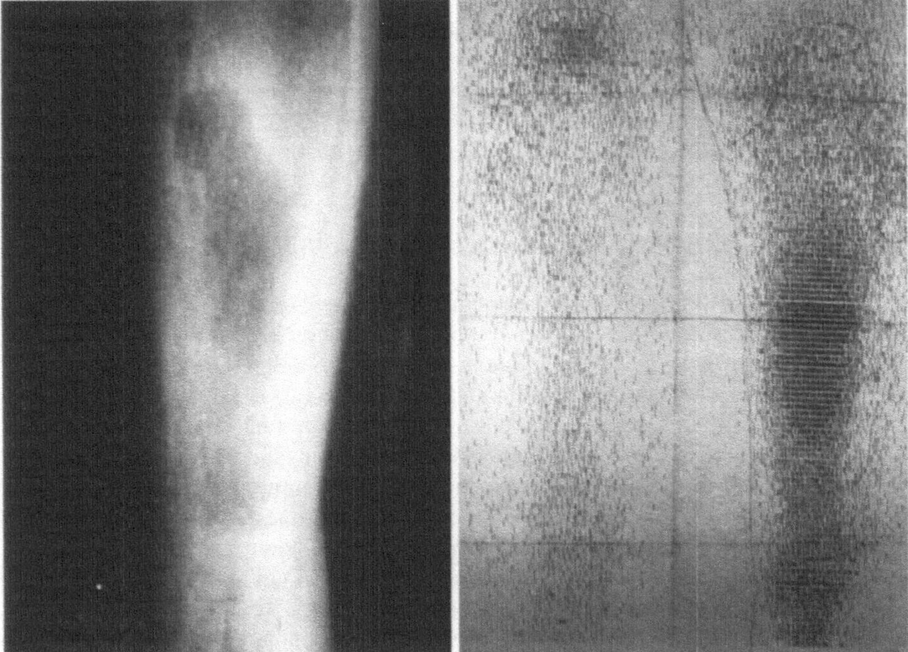

Abb. 2. Markraumphlegone **Abb. 3.** Szintigraphie

osteomyelitischen Herd handelt, gehört die Fisteleiterung nicht zum klinischen Erscheinungsbild der Markhöhlenphlegmone.

Die Röntgenaufnahmen lassen eine deutliche Sklerosierung des Knochens bis hin zur streckenweisen Obliteration der Markhöhle mit einer zentralen zystischen Aufhellungszone erkennen. Sequester sind radiologisch nicht nachweisbar.

In einer Vielzahl von Fällen wird der vom Patienten angegebene nächtliche Ruheschmerz zunächst nicht mit einer Markhöhlenphlegmone in Verbindung gebracht und häufig parenteral antibiotisch behandelt. Dadurch kann es zu einer deutlichen Beschwerdebesserung kommen, die Infektion wird jedoch nicht beseitigt und persistiert durch diese Maßnahmen. Hinweise auf eine früh infizierte Marknagelung, die charakteristischen Beschwerden wie nächtlicher Ruheschmerz und der Röntgenbefund sowie die begleitend durchzuführende Knochenszintigraphie bestätigen die Verdachtsdiagnose. Die oben angegebenen apparativen Zusatzuntersuchungen markieren darüber hinaus die Ausdehnung des osteomyelitischen Herdes (Abb. 2 und 3).

Die zügig durchzuführende operative Sanierung sollte in Blutsperre erfolgen; die Trepanationsstelle bei einer Markhöhlenphlegmone mit abgekapseltem Herd ergibt sich aus dem Röntgenbefund und dem Knochenszintigramm. Durch mehrere Probebohrungen läßt sich die Ausdehnung der Markhöhlenphlegmone feststellen. Bei der Eröffnung des osteomyelitischen Herdes schießt der unter Druck stehende Eiter aus dem Bohrloch. Die zuvor angelegten Bohrlöcher werden mit der Fräse zu einem ovalen Kortikalisfenster erweitert, und nach sorgfältiger Kürettage und Ausspülung der osteomyelitischen Abszeßhöhle wird diese je nach Größe mit einer Septopal®-Kette von geeigneter Länge vollständig ausgefüllt und mit einer Überlaufdrainage komplettiert. In einem zweiten Eingriff wird die implantierte Gentamicin-PMMA-Kette entfernt, dann nochmals kürettiert und anschließend eine autogene Spongiosaplastik zur Defektauffüllung durchgeführt.

Die Behandlung der frühinfizierten intramedullären Osteosynthese

Im Falle einer frühinfizierten Verriegelungsnagelosteosynthese ist es sinnlos, den Infekt mit der lokalen Implantation von Septopal-Ketten im Bereich der Einschlagstelle sowie der distalen Verriegelungen sanieren zu wollen. Hier kann es sinnvoll sein, den Nagel zunächst zu belassen und eine Spül-Saug-Drainage anzulegen.

Nach Infektberuhigung und knöcherner Konsolidierung, die sich häufig durch die Ausbildung eines sog. Reizkallus dokumentieren läßt, wird man den Nagel entfernen und die infizierte Markhöhle mit dem Markraumbohrer ausbohren. Durch dieses Vorgehen gelingt es, randständige lamelläre Sequester zwischen dem Knochenrohr und dem Marknagel loszulösen und danach herauszuspülen. Das erneute Aufbohren der Markhöhle um 1–2 mm stärker als der Durchmesser des entfernten Marknagels ist am besten geeignet, ein späteres Rezidiv zu verhüten.

Nach Beendigung des Débridements wird eine Gentamicin-PMMA-Kette von geeigneter Länge mit einem speziellen Applikator bis zum tiefsten Punkt der Markhöhle vorgeschoben, so daß über die gesamte Länge des Markkanals die lokal-antibiotische Behandlung wirksam werden kann (Abb. 4). Das untere Kettenende wird aus der Operationswunde herausgeleitet, so daß die Kette innerhalb von 10 Tagen gezogen werden kann. Dies ist wichtig und ratsam, um eine Einscheidung der Kugeln durch Granulationsgewebe – mit der Gefahr, daß beim Ziehen am Kettenende der Kettendraht leicht reißen kann – zu verhindern.

Infizierte intramedulläre Osteosynthese bei abgeschlossener knöcherner Konsolidierung

Auch die Spätinfektion nach Marknagellesteosynthese mit bereits abgeschlossener knöcherner Konsolidierung der Fraktur ist eine gute Indikation für die temporäre Anwendung der Gentamicin-PMMA-Kette. Auch hier wird zunächst der Marknagel entfernt und die infizierte Markhöhle mit der Markraumfräse ausgebohrt, um durch diese Maßnahme lamelläre Knochensequester vollständig entfernen zu können. Durch Instillation von physiologischer Kochsalzlösung über einen Katheter werden Bohrmehl und losgelöste Sequester aus der Markhöhle herausgespült.

Mit dem speziell gefertigten Applikator läßt sich dann mühelos eine Septopal®-Kette bis zum tiefsten Punkt der aufgebohrten Markhöhle plazieren. Speziell gefertigte Gentamicin-PMMA-Stifte sind hierfür ebenfalls bestens geeignet. Vor allem bei liegendem Fixateur externe in der Behandlung der infizierten Pseudarthrose lassen sie sich mühelos um die eingebrachten Schanz Schrauben plazieren. Dies

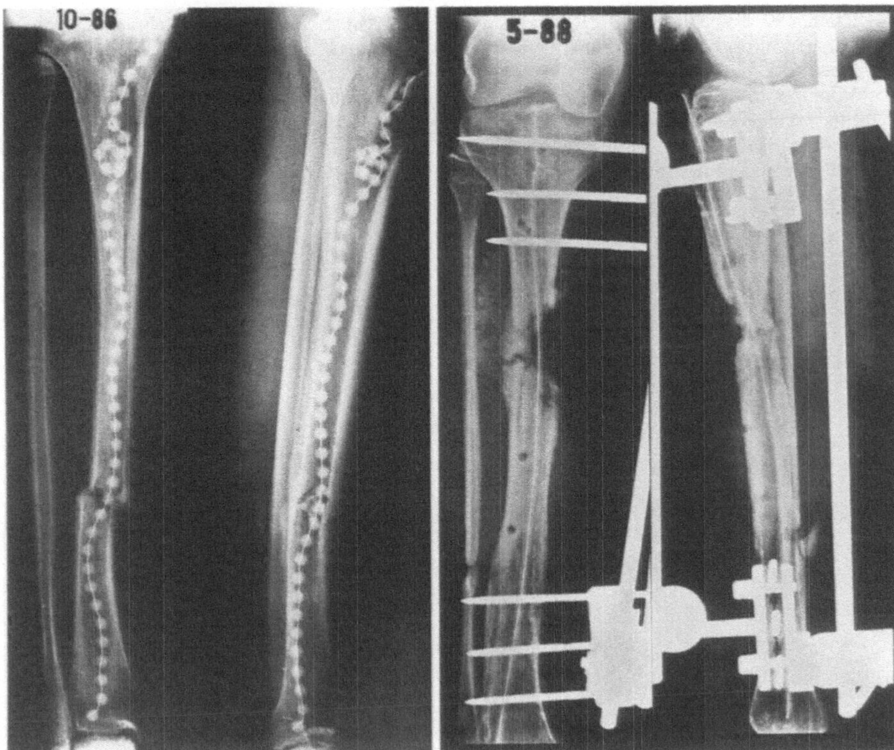

Abb. 4. Gentamicin-PMMA-Kette bis zum tiefsten Punkt

Abb. 5. Gentamicin-PMMA-Stift in Markhöhle

gelingt mit Septopal®-Ketten in vielen Fällen nicht. Gentamicin-PMMA-Stifte werden jedoch zum jetzigen Zeitpunkt noch nicht serienmäßig produziert (Abb. 5).

Von den hier aufgezeigten Maßnahmen ist die Aufbohrung und Ausspülung der Markhöhle mit Einbringen einer Septopalkette nach Entfernung eines infizierten Marknagels die beste prophylaktische Maßnahme zur Verhütung einer späteren umschriebenen Markhöhlenphlegmone, die häufig erst Jahre später klinisch in Erscheinung treten kann.

Literatur

1. Börner M, Klemm K (1987) Behandlung und Ergebnisse infizierter Pseudarthrose mit dem Fixateur und temporärer Implantation von Septopal. Hefte Unfallheilkd 189:445–450
2. Klemm K (1977) Die Behandlung chronischer Knocheninfektionen mit Gentamicin-PMMA-Ketten und -Kugeln. Unfallchirurgie (Sonderheft) 20–25
3. Klemm K (1977) Gentamicin-PMMA-Ketten, eine Alternative zur Spül-Saugdrainage bei Knochen- und Weichteilinfektionen. Langenbecks Arch Chir 345:609

4. Klemm K, Schnettler R (1991) Gentamicin-Ketten. In: Schultheis KH, Rehm KE, Ecke H (Hrsg) Chirurgische Infektionen von Knochen, Gelenken und Weichteilen. Degruyter, Berlin New York, S 44–57
5. Voorhoeve A, Stöhr C (1973) Ergebnisse bei der Behandlung der chronisch-eitrigen Osteomyelitis mit einem Palacos-Gentamicin-Gemisch. Münch Med Wochenschr 115:924:930
6. Wahlig H, Dingeldein E (1983) Antibiotics and polymethylmethacrylate – an effective drug delivery system in orthopedic surgery. Proc. 13th Int. Congr. of Chemotherapy, Vienna 1983, vol 43, pp 1–5